英汉互查

English-Chinese
/Chinese-English
Translation Vocabulary
on Oncology

肿瘤学词汇

主　编　闫春梅
副主编　王海林
编　委　田　瑜　周梅英　尉志民

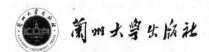

兰州大学出版社

图书在版编目(CIP)数据

英汉互查肿瘤学词汇／闫春梅主编. —兰州:兰
州大学出版社,2013.5
ISBN 978-7-311-04103-8

Ⅰ.①英… Ⅱ.①闫… Ⅲ.①肿瘤学—词汇—英、汉
Ⅳ.①R73-61

中国版本图书馆 CIP 数据核字(2013)第 096357 号

策划编辑	梁建萍	
责任编辑	郝可伟	
封面设计	刘 杰	

书　　名　**英汉互查肿瘤学词汇**
作　　者　闫春梅　主编
出版发行　兰州大学出版社　(地址:兰州市天水南路 222 号　730000)
电　　话　0931-8912613(总编办公室)　0931-8617156(营销中心)
　　　　　0931-8914298(读者服务部)
网　　址　http://www.onbook.com.cn
电子信箱　press@lzu.edu.cn
印　　刷　兰州德辉印刷有限责任公司
开　　本　880 mm×1230 mm　1/32
印　　张　12.375
字　　数　401 千
版　　次　2013 年 5 月第 1 版
印　　次　2013 年 5 月第 1 次印刷
书　　号　ISBN 978-7-311-04103-8
定　　价　38.00 元

(图书若有破损、缺页、掉页可随时与本社联系)

前　言

　　肿瘤是 21 世纪危害人类健康的头号杀手,力图攻克肿瘤是当前医务工作者奋斗的重要目标,随着科技的进步,肿瘤学的发展也十分迅速,但语言沟通上的鸿沟,给国际国内的交流带来困难,许多有经验的医师因为语言方面的障碍,不能及时获取新进展,推广自己的经验,阻碍了医学前进的脚步。特别是近年来,新技术、新方法、新的名词不断出现,临床医师、在校医学专业学生急需一本比较系统的肿瘤学专用词汇书。编写本书的目的正是为解决上述问题,以促进中外科技交流,加快肿瘤学的发展。编者结合自己多年从事肿瘤学工作的经验,参考了国内外出版的英汉词典、英语词典、医学专业词典及有关书籍,从中汲取了一些有用的资料,特别注意收集了国外有关肿瘤学的一些最新名词,使本书包含了 4000 余条有关肿瘤学的专业名词,并收集、整理了肿瘤治疗方面常用的一些药物注解,具有一定的实用价值。

　　《英汉互查肿瘤学词汇》实际上是一本词典,但又比词典多了一些改进,即有些新的专门名词或术语不作为一个单词列出来,而把它们与有关的词连贯起来组成词组,这样便于查考和理解。另外,在有些新名词的中文译名后加了括号,注释了相应的曾用名,这样有助于读者的实际应用。希望通过这本简明扼要、方便实用的工具书,读者能从中汲取新的知识和取得新的进步。

　　由于许多学科正在进行专业名词审订工作,因此本书有些名词难免与各科专业名词不尽相符,可能译得不妥;甚至错误,恳请读者提出宝贵意见,以便今后修订。

    本书编纂过程中先后得到许多同仁以及有关部门和出版社同志们的大力协助,在此一并致谢。

闫春梅

2012 年 12 月

使用说明

一、本词汇英汉部分按英文字母顺序编排,遇有两个以上单词构成的词组和短语按连写词顺序编排。汉英部分按汉字拼音顺序编排。

二、首词第一个字母前后有阿拉伯数字时,仍按英文字母顺序编排。

三、一条英文词有几个同义译名时,译名之间以逗号分开。

四、英文词后面圆括号内的大写英文字母表示该名词的通用缩写,如 Diaminobenzidine(DAB)。

五、译名后圆括号内的字为注释或曾用名,如喜树碱(抗肿瘤药)、棕色脂肪瘤(冬眠瘤)。

目　录

肿瘤学词汇（英汉）

A

ABC technique　卵白素－生物素复合物(免疫过氧化酶)技术

aberrant goiter　迷走性甲状腺肿,副甲状腺肿

aberrant mongolian spot　迷走性蒙古斑

abl virus　小鼠白血病病毒

Abrikossoff tumor　阿布里科索夫瘤,良性颗粒细胞性肌母细胞瘤

acantha　棘,刺

acanthoadeno carcinoma　棘腺癌,鳞化腺癌

acantholytic variant of squamous carcinoma　棘层松解型鳞癌

acanthoma　棘皮瘤

acanthoma adenoides cysticum　囊性腺样棘皮瘤

acanthoma alveolare(auspitz)　腺泡状棘皮瘤

acanthoma basal cell　基底细胞棘皮瘤

acanthoma basosquamous cell　基底鳞状细胞棘皮瘤

acanthoma clear cell　透明细胞棘皮瘤

acanthoma dermal　皮肤棘皮瘤

acanthoma inquinale　腹股沟棘皮瘤

acanthoma invasive　浸润性棘皮瘤

acanthoma subepidermal　表皮下棘皮瘤

acanthoma verrucosa sebor rhoeica　脂溢性疣状棘皮瘤

acanthomyosarcoma　棘肌肉瘤

acanthosis　棘皮症

acanthosis bullosa　大疱性棘皮症

acanthosis invasive　浸润性棘皮症

acanthosis nigricans　黑色棘皮症

acanthosis nigricans,adult(malignant)type　成人(恶性)型黑色棘皮症

acanthosis nigricans,juvenile type　幼年型黑色棘皮症

acanthosis papulosa nigra　黑色丘疹性棘皮症

acanthotic nevus　棘皮痣

Acephalocystis racemosa　葡萄胎

acervuloma　脑沙瘤

acestoma　瘢痕瘤

achloromonocytoma　非绿色瘤性单核细胞瘤

acidocytoma　嗜酸细胞癌

acidophilic　嗜酸的

acidophilic adenoma　嗜酸性腺瘤

acidophilic adenomatosis　嗜酸性腺瘤病

acinar　腺泡的

acinar adenoma　腺泡性腺瘤

acinar adenomatoushyperplasia　腺泡腺瘤性增生

acinar adenosis　腺泡性腺瘤（乳腺）

acinar cancer　腺泡性癌

acinar cell adenoma　腺泡细胞腺瘤

acinar cell carcinoma　腺泡细胞癌

acinar rhabdomyosarcoma　腺泡性横纹肌肉瘤

aclarubicin　阿柔比星（抗肿瘤药）

acoustic　听的

acoustic nerve tumor　听神经瘤

acoustic neurilemmoma　听神经鞘瘤

acoustic neurinoma　听神经鞘瘤

acoustic neuroma　听神经瘤

acoustic neurofibroma　听神经纤维瘤

acquired　获得的

acquired adenoma　获得性腺瘤

acquired immunodeficiency syndrome （AIDS）　获得性免疫缺陷综合征（艾滋病）

acquired sebaceous adenoma　获得性皮脂腺瘤

acquired tufted hemangioma　获得性丛状血管瘤

Acrel ganglion　阿克雷尔腱鞘囊肿（腕伸肌部）

acrocentric chromosome　近端着丝点染色体

acrochondroma　肢端软骨瘤

acrochordon　软垂疣

acrokeratosis　肢端角化症

acrokeratosis verruciformis　疣状肢端角化症

acronine　阿克罗宁(抗肿瘤药)

actinic reticuloid（AR）　光化性网状细胞增生症

actinic tumor　光化性瘤

actinomycin　放线菌素

actinomycin C　放线菌素 C(抗肿瘤药)

actinomycin D　放线菌素 D,更生霉素(抗肿瘤药)

actinomycin F2　放线菌素 F2(抗肿瘤药)

actinomycoma　放线菌肿(非真性肿瘤)

actinoreticulosis　光化性网状细胞病

acuminata verruca　尖锐湿疣

acute　急性的

acute carcinoma　急性癌

acute childhood leukemia　急性儿童期白血病

acute differentiated histiocytosis（Letterer-Siwe disease）　急性分化性组织
细胞增生症(累－赛病)

acute erythremia　急性红细胞增多症

acute erythremic myelosis　急性红细胞增多性骨髓组织增生

acute erythroblastosis　急性有核红细胞增多

acute erythrocytic leukemia　急性红细胞白血病

acute erythromegakaryocytic myelosis　急性红细胞－巨核细胞性骨髓组织
增生

acute goiter　急性甲状腺肿

acute granulocytic leukemia　急性粒细胞白血病

acute hemocytoblastosis　急性血母细胞增生

acute infantile reticuloendo-theliosis　急性婴儿网状内皮细胞增生症

acute leukemia　急性白血病

acute lymphadenosis　急性淋巴组织增生

acute lymphoblastic leukemia（ALL）　急性淋巴母细胞白血病

acute lymphocytic leukemia 急性淋巴细胞白血病

acute megakaryoblastic leukemia 急性巨核母细胞白血病

acute megakaryocytic leukemia 急性巨核细胞白血病

acute megakaryocytic myelosis 急性巨核细胞性骨髓组织增生

acute monocytic leukemia 急性单核细胞白血病

acute myeloblastic leukemia 急性粒细胞白血病

acute myelocytic leukemia 急性中幼粒细胞白血病

acute promyelocytic leukemia 急性早幼粒细胞白血病

acute stem cell leukemia 急性干细胞白血病

adamantinoma 釉质上皮瘤

adamantinoma cysticum 囊性釉质上皮瘤

adamantinoma of long bones 长骨釉质上皮瘤

adamantinoma pituitary 垂体釉质上皮瘤

adamantinoma solidum 实质性釉质上皮瘤

adamantoblastoma 成釉细胞瘤

adduct 加合物

adenoacanthoma 腺棘皮癌

adenoadamantoblastoma 腺性成釉细胞瘤

adenoameloblastoma 腺成釉细胞瘤

adenocarcinoma 腺癌

adenocarcinoma acinic 腺泡细胞腺癌

adenocarcinoma adenogenous 腺源性腺癌

adenocarcinoma adenoides cysticum 腺样囊性腺癌

adenocarcinoma adenomatosum 腺瘤性腺癌

adenocarcinoma adenosqua-mous cell 腺鳞状细胞腺癌

adenocarcinoma alveolar 腺泡性腺癌

adenocarcinoma anaplastic 未分化腺癌

adenocarcinoma annular constrictive 环状缩窄性腺癌

adenocarcinoma arsenical 砷性腺癌

adenocarcinoma atypical 不典型性腺癌

adenocarcinoma bronchioloalveolar 细支气管-肺泡腺癌

adenocarcinoma bronchiolorum 细支气管腺癌

adenocarcinoma bronchogenic 支气管源性腺癌

adenocarcinoma cervical gland type　宫颈腺型腺癌

adenocarcinoma colloid　胶样腺癌

adenocarcinoma cribriform　筛状腺癌

adenocarcinoma cylindrical cell　圆柱细胞腺癌

adenocarcinoma cylindroma type　圆柱瘤型腺癌

adenocarcinoma cystadenocarcinoma　囊腺癌性腺癌

adenocarcinoma cystic　囊性腺癌

adenocarcinoma dark-cell　黑色细胞腺癌

adenocarcinoma differentiated　分化性腺癌

adenocarcinoma diffuse　弥漫性腺癌

adenocarcinoma embryonal　胚胎性腺癌

adenocarcinoma endometriumlike　子宫内膜样腺癌

adenocarcinoma follicular　滤泡性腺癌

adenocarcinoma gelatinous　胶样腺癌

adenocarcinoma goblet cell　杯状细胞腺癌

adenocarcinoma granular cell　颗粒细胞腺癌

adenocarcinoma gyriform　脑回样腺癌

adenocarcinoma hypernephroid　肾上腺样腺癌

adenocarcinoma infiltrating　浸润性腺癌

adenocarcinoma in situ　原位腺癌

adenocarcinoma large duct type　大导管型腺癌

adenocarcinoma Lucke　路克腺癌(蛙的肾癌)

adenocarcinoma mesonephric origin　中肾源性腺癌

adenocarcinoma metastatic　转移性腺癌

adenocarcinoma mucinous　黏液性腺癌

adenocarcinoma mucoepider-moid　黏液表皮样腺癌

adenocarcinoma nodular　结节性腺癌

adenocarcinoma oxyphilic　嗜酸性腺癌

adenocarcinoma pleomorphic cell　多形细胞腺癌

adenocarcinoma renal (Grawitz tumor)　肾腺癌(格腊维次瘤)

adenocarcinoma signet-ring　印戒细胞腺癌

adenocarcinoma smallduct　小导管腺癌

adenocarcinoma ulcerative　溃疡性腺癌

adenochondroma 腺软骨瘤

adenocystic basal cell carcinoma 腺样囊性基底细胞癌

adenocystic carcinoma 腺样囊性瘤

adenocystoma 囊腺瘤

adenocystoma lymphomatosum 淋巴瘤性囊腺瘤

adenocystoma teratoid 畸胎样囊腺瘤

adenocystosarcoma 腺囊肉瘤(叶状囊肉瘤)

adenoendothelioma 腺内皮瘤

adenoepithelioma 腺上皮瘤

adenofibrolipochondromyxoma 腺纤维脂肪软骨黏液瘤

adenofibroma 腺纤维瘤

adenolipoma 腺脂肪瘤

adenolymphoma 腺淋巴瘤

adenoma 腺瘤

adenoma adrenal 肾上腺腺瘤

adenoma adrenal cortical 肾上腺皮质腺瘤

adenoma adrenal medullary 肾上腺髓质腺瘤(嗜铬细胞瘤)

adenoma apocrine 大汗腺腺瘤

adenoma basophil 嗜碱性腺瘤

adenoma ceruminous 耵聍腺腺瘤

adenoma chloride-secreting papillary 分泌氯化物的乳头状腺瘤

adenoma chromophil 腺嗜色性瘤

adenoma chromophobe 嫌色性腺瘤(垂体瘤)

adenoma cylindroid form 圆柱瘤型腺瘤

adenoma cyst 囊腺瘤

adenoma embryonal 胚胎性腺瘤

adenoma fetal(microfollicular adenoma) 胎儿性腺瘤,微小滤泡性腺瘤
(甲状腺瘤)

adenoma hiterotopic 异位性腺瘤

adenoma Hürthle cell 许尔特累细胞腺瘤(甲状腺瘤)

adenoma islands of Langerhans 朗格汉斯胰岛腺瘤

adenoma lupiform 狼疮样腺瘤

adenoma lymphomatosum 淋巴瘤性腺瘤

adenoma mixed　混合性腺瘤

adenoma multiple（adenoma tosis）　多发性腺瘤，腺瘤病

adenoma myoepithelial　肌上皮性腺瘤

adenoma oncocytic　膨大细胞性腺瘤

adenoma pituitary　垂体腺瘤

adenoma psammosum　沙粒性腺瘤

adenoma pseudomucinous　假黏液性腺瘤

adenoma racemose　葡萄状腺瘤

adenoma serous　浆液性腺瘤

adenoma sudoriferum　汗腺腺瘤

adenoma toxic　毒性腺瘤

adenoma tubulare testiculare ovarii　卵巢睾丸性管状腺瘤（男性细胞瘤）

adenoma umbilicale　脐腺瘤

adenoma vascular　血管性腺瘤

adenomatoid　腺瘤样的

adenomatoid goiter　腺瘤样甲状腺肿（结节性甲状腺肿）

adenomatoid granulosa-theca cell tumor　腺瘤样粒层 - 卵泡膜细胞瘤

adenomatoid hyperplasia　腺瘤样增生

adenomatoid polypus　腺瘤样息肉

adenomyoepithelial adenosis　腺肌上皮乳腺病

adenomyoepithelioma　腺肌上皮瘤

adenomyosis　子宫腺肌病（子宫内膜异位症）

adenomyxochondrosarcoma　腺黏液软骨肉瘤

adenomyxoma　腺黏液瘤

adenomyxosarcoma　腺黏液肉瘤

adenoncus　腺肿腺病

adenophyma　淋巴结肿

adenosarcoma　腺肉瘤

adenosis　乳腺病

adenosis sclerotisans mammae　乳腺硬化性乳腺病

adeno-squamous basal cell carcinoma　腺鳞状基底细胞癌

adeno-squamous cell adeno carcinoma　腺鳞状细胞腺癌

adenovirus　腺病毒

adipocele　脂肪疝

adipofibroma　脂肪纤维瘤

adipoma　脂肪瘤

adipoma dolorosa(Dercum disease)　痛性脂肪瘤(德尔肯病)

adipomatosis　脂肪瘤病

adiposity　肥胖症

adiposity hamartomatous　错构瘤性肥胖症

adrenal adenoma　肾上腺腺瘤

adrenal corticaladenoma　肾上腺皮质腺瘤

adrenal lymphoma　肾上腺淋巴瘤

adreson　可的松

adriamycin(ADM), doxorubicin　阿霉素,多柔比星(抗肿瘤药)

adult liposarcoma　成熟性脂肪肉瘤

adult T cell lymphoma　成人 T 细胞淋巴瘤

advanced adenocarcinoma　进行性腺癌

aesthesioneuroblastoma　感觉神经母细胞瘤

aetiology　病因学

affinity histochemistry　亲和组织化学

aflatoxins　黄曲霉毒素

AFP　甲胎蛋白

AFP variants　甲胎蛋白分子变异体

African children lymphoma　非洲儿童淋巴瘤

age-standardised death rate　年龄标化死亡率

AIDS related body cavity based lymphoma　艾滋病相关体腔淋巴瘤

alazopeptin　丙氨肽[霉]素(抗肿瘤药)

aleukemia　假性白血病

alkylating agents　烷化剂

all-trans retinoic acid (ATRA)　全反式维甲酸(抗肿瘤药)

altretamine　六甲蜜胺(抗肿瘤药)

alveolar cell adenoma　腺泡细胞腺瘤

amelanotic malignant melanoma　无黑色素的恶性黑色素瘤

American Association of Cancer Research (AACR)　美国癌症研究协会

Ames test　艾米试验(检查突变试验)

amethopterin 甲氨蝶呤(抗肿瘤药)

amifostine 氨磷汀(抗辐射药)

amine precursor uptake and decarboxy lation (APUD) cell tumor 摄取胺前体脱羧细胞瘤(神经内分泌细胞瘤)

aminoglutethimide 氨鲁米特,胺麸精(抗肿瘤药)

amitosis 无丝分裂(直接分裂)

amnioma 羊膜瘤

amphicrine carcinoma 双向分化癌

amphidiploid 双二倍体(染色体)

ampullary carcinoma 壶腹癌

amputation 截断术

amputation neuroma 截断性神经瘤

amsacrine 安吖啶(抗肿瘤药)

amyloidoma 淀粉样瘤

anal cancer 肛门癌

anal fistula carcinoma 肛瘘癌

anaphase 核分裂后期

anaplasia 间变,去分化

anaplastic large cell lymphoma (ALCL) 间变性大细胞淋巴瘤

anaplastic lymphoma kinase (ALK) 间变性淋巴瘤激酶

anastrozole 瑞宁得(抗肿瘤药)

anatomic wart 解剖疣

ancitabine 安西他滨,环胞苷(抗肿瘤药)

Andersen syndrome 安德森综合征(支气管扩张、胰腺囊肿、维生素 A 缺乏)

androblastoma 睾丸母细胞瘤(男性母细胞瘤)

androgen 雄激素

androgen dependent prostate cancer (ADPC) 雄激素依赖型前列腺癌

androgen independent prostate cancer (AIPC) 非雄激素依赖型前列腺癌

androgen receptor (AR) 雄激素受体

androma 男性细胞瘤(卵巢)

androstenedione 雄(甾)烯二酮

aneuploid 非整倍体(染色体)

aneurysm 动脉瘤

aneurysm cirsoid 蔓状动脉瘤

aneurysmal 动脉瘤的

aneurysmal bone cyst 动脉瘤性骨囊肿

angeioma 血管瘤

angiectasia 血管扩张

angiectasia congenital dysplastic（Klippel-Trenaunay syndrome） 先天性形成障碍性血管扩张(克－特综合征)

angioblastoma 成血管细胞瘤

angiocavernoma 海绵状血管瘤

angiocentric lymphoma 血管中心性淋巴瘤

angiochondroma 血管软骨瘤

angiocyst 血管囊肿

angioderma pigmentosum 色素性干皮病

angioendothelioma 血管内皮瘤

angiofibroblastoma 血管成纤维细胞瘤

angiofibrolipoma 血管纤维脂肪瘤

angiofibroma 血管纤维瘤

angiofibroma juvenile 幼年性血管纤维瘤

angiofibroma nasopharyngeal 鼻咽血管纤维瘤

angiofibrosarcoma 血管纤维肉瘤

angioglioma 血管神经胶质瘤

angiogliomatosis 血管神经胶质瘤病

angiogliosis 血管神经胶质增生病

angiohamartoma 血管错构瘤

angioimmunoblastic lymphadenopathy（AILD） 血管免疫母细胞性淋巴结病

angioimmunoblastic T cell lymphoma 血管免疫母细胞性 T 细胞淋巴瘤

angiokeratoma 血管角质瘤

angiokeratoma Mibelli 梅贝利血管角质瘤

angiokeratosis 血管角化病

angioleiomyoma 肌血管平滑瘤

angiolipofibroma 血管脂肪纤维瘤

angiolipoma　血管脂肪瘤

angiolymphangioma　血管淋巴管瘤

angioma　血管瘤

angioma capillary　毛细血管瘤

angioma cherry　樱红色血管瘤

angioma cutis　皮肤血管瘤

angioma encephalic　脑血管瘤

angioma hepatis　肝血管瘤

angioma-like type carotidbody tumor　血管瘤样型颈动脉体瘤

angioma mixed　混合性血管瘤

angioma multiple　多发性血管瘤

angioma myxofibrotic capillary　黏液纤维性毛细血管瘤

angioma ossificans　骨化性血管瘤

angioma placental　胎盘血管瘤

angioma plexiform　丛状血管瘤

angioma spider　蜘蛛状血管瘤

angioma telangiectodes　毛细管扩张性血管瘤

angiomatoid fibrous histiocytoma　血管瘤样纤维组织细胞瘤

angiomatosis　血管瘤病

angiomatosis cephaloretinal　脑视网膜血管瘤病

angiomatosis cephalotrigeminal　脑三叉神经血管瘤病

angiomatosis cerebelloretinal　小脑视网膜血管瘤病

angiomatosis congenital dysplastic　先天性发育不良性血管瘤病

angiomatosis Goldstein heredo-familial　戈尔茨坦遗传家族性血管瘤病

angiomatosis hamartomatous　错构瘤性血管瘤病

angiomyeloma　血管骨髓瘤

angiomyofibroma　血管肌纤维瘤

angiomyolipoma　血管肌脂肪瘤（肾瘤）

angiomyoneuroma　血管肌神经瘤

angiomyosarcoma　血管肌肉瘤

angiomyxoma　血管黏液瘤

angiopoietin - 1（Ang - 1）　血管形成素 - 1

angiosarcoma　血管肉瘤

angiosarcomatosis　血管肉瘤病

angiostatin　血管抑制素

angiotropic large B cell lymphoma　嗜血管性大 B 细胞淋巴瘤

angiotropic lymphoma　嗜血管性淋巴瘤

aniline　苯胺

aniline cancer　苯胺癌

aniline tumor　苯胺瘤

ankyrin　锚蛋白

anlage tumor　突变瘤

annular leiomyoma　环状平滑肌瘤

anogenital Paget disease　肛门生殖区佩吉特病

antibody　抗体

antibody monoclonal　单克隆抗体

antibody polyclonal　多克隆抗体

antichymotrypsin　抗糜蛋白酶

antigen　抗原

antigen presenting cell（APC）　抗原呈递细胞

anti-idiotype　抗独特型抗体

antilymphocytic serum　抗淋巴细胞血清

antimetabolitas　抗代谢类药物

antimitotic　抗有丝分裂的

antioncogene　抗癌基因

antioxidants　抗氧化剂

antiserum　抗血清

antitrypsin　抗胰蛋白酶

antitumor antibiotics　抗肿瘤抗生素

aortic body tumor　主动脉体瘤

APC gene　结肠腺瘤性息肉基因

Apo 2 ligand（TRAIL）　凋亡素 2 配体

apocrine　大汗腺

apocrine adenocarcinoma　大汗腺腺癌

apocrine adenoma　大汗腺腺瘤

apocrine carcinoma　大汗腺癌

apoptosis　细胞凋亡

apoptosis signal regulating kinase（ASK）　细胞凋亡信号调节激酶

apoptotic　细胞凋亡的

apoptotic body　凋亡小体

apoptotic index（AI）　细胞凋亡指数

apoptotic peak　凋亡峰

appendical neuroma　阑尾神经瘤

APUDoma　神经内分泌细胞瘤

arachis hypogaea agglutinin（PNA）　花生凝集素

arachnoid angioma　蛛网膜血管瘤

Aran cancer　阿郎癌（白血病并发眼眶绿色瘤）

araneous nevus　蜘蛛痣

arborescens cystosarcoma　树枝状囊肉瘤

archblastoma　主胚层瘤

areolar cancer　蜂窝状癌

argentaffine carcinoma　嗜银细胞癌

argentaffinic　亲银性

argentaffinoma　嗜银细胞瘤

argyrophilic　嗜银性

argyrophilic nucleolar organizer regions（AgNOR）　核仁组成区嗜银蛋白

aromatase　芳香酶

arrhenoblastoma atypical type　非典型男性细胞瘤

arrhenoma　男性细胞瘤（卵巢）

arsenic　砷

arsenical　砷的

arsenical adenocarcinoma　砷性腺癌

arsenical dermatosis　砷性皮肤病

arsenical keratoma　砷性角质癌

arsenical keratosis　砷性角化病

arsenic cancer　砷性癌

arsenic trioxide　三氧化二砷（抗肿瘤药）

arterial hemangioma　动脉性血管瘤

arterio-venous angioma　动静脉性血管瘤

ascites　腹水

ascites carcinoma　腹水癌

ascites carcinoma Ehrlich　艾氏腹水癌

ascites carcinoma Krebs　克来柏斯腹水癌

ascites carcinoma Yoshida　吉田腹水癌

Askin tumor　阿斯金肿瘤(神经内分泌肿瘤)

asparaginase　门冬酰胺酶(抗肿瘤药)

astroblastoma　星形母细胞瘤

astrocytoma　星形细胞瘤

astrocytoma grade Ⅰ　星形细胞瘤Ⅰ级(原纤维性及原浆性星形细胞瘤)

astrocytoma grade Ⅱ　星形细胞瘤Ⅱ级(星形母细胞瘤)

astrocytoma grade Ⅲ and Ⅳ　星形细胞瘤Ⅲ级和Ⅳ级(多形性神经胶质母细胞瘤)

astrocytoma pilocytic　纤维状细胞星形细胞瘤

astrocytoma piloid　纤维状(毛样)星形细胞瘤

astroglioma　星形胶质瘤

ataxia telangiectasia　毛细血管扩张性共济失调

atheroma　粉瘤

atomic force microscope (AFM)　原子力显微镜

atypia　异型,非典型

atypical　非典型的

atypical adenocarcinoma　非典型性腺癌

atypical choriocarcinoma　非典型性绒毛膜癌

atypical chronic lymphocytic leukemia　非典型性慢性淋巴细胞白血病

atypical fibrohistiocytic proliferation　非典型性纤维组织细胞增生

atypical fibroxanthoma　非典型性纤维黄色瘤

atypical giant cell tumor　非典型性巨细胞瘤

atypical hyloma　非典型性髓质瘤

atypical hyperplasia　非典型增生

atypical intraductal hyperplasia (AIDH)　导管内非典型增生

atypical junctional nevus　非典型性交界痣

atypical lobular hyperplasia　非典型小叶增生

atypical lymphoma　非典型性淋巴瘤

atypical proliferative serous tumor　　非典型增生性浆液性肿瘤

atypical pseudoepitheliomatous hyperplasia　　非典型假上皮瘤性增生

atypical squamous cell of undetermined significance（ASCUS）　不明意义的非典型鳞状细胞

atypical sympathicoblastoma　　非典型交感神经母细胞瘤

atypical type arrhenoblastoma　　非典型性男性细胞瘤

autochthonous　　原处发生的

autochthonous blastoma　　原处发生性胚细胞瘤

autochthonous teratoma　　原处发生性畸胎瘤

autocrine　　自泌

autoimmune　　自身免疫

autoimmune hemolytic anemia（AIHA）　　自身免疫性溶血性贫血

automatic DNA sequencer　　DNA 自动测序仪

autosomal inheritance　　常染色体遗传

autosome　　常染色体

autotaxin（ATX）　　自分泌运动因子

average life　　平均寿命

avian leucosis virus（ALV）　　禽白血病病毒

avian myeloblastosis virus（AMV）　　禽髓母细胞瘤病毒

avian myeloblastosis virus reverse transcriptase　　禽髓母细胞瘤病毒反转录酶

avidin　　抗生物素蛋白(亲和素,卵白素)

avidin-biotin complex technique（ABC technique）　　抗生物素蛋白－生物素复合物(过氧化物酶)技术

avidin-biotin staining　　抗生物素蛋白－生物素染色法

azacitidine　　阿扎胞苷(抗肿瘤药)

azathioprine　　硫唑嘌呤(抗肿瘤药)

azo　　偶氮

azo compound　　偶氮化合物

B

background　背景,本底

back mutation　回复突变

Bajardi-Taddei disease　贝－泰病(纤维淋巴血管母细胞瘤)

Balfour disease　巴尔弗病(绿色瘤)

ballen cell nevus　球状细胞痣

band　条带

banding technique　分带技术,显带技术

band shift assay　条带移位分析

basal　基底的

basal cell carcinoma　基底细胞癌

basal cell carcinoma, adeno-squamous　腺－鳞基底细胞癌

basal cell epidermoid carcinoma　基底细胞表皮样癌

basal cell hyperplasia　基底细胞增生

basal cell metaplasia　基底细胞化生

basal cell nevus　基底细胞痣

basal cell nevus syndrome　基底细胞痣综合征

basal lamina　基膜

base pair　碱基对

basic dose（BD）　基准剂量

basoloid squamous cell carcinoma　基底细胞样鳞状细胞癌

basophil　嗜碱细胞

basophil adenoma　嗜碱细胞腺瘤

basophilic hyperpituitarism　嗜碱细胞垂体功能亢进症

basophiloma　嗜碱细胞瘤(肥大细胞瘤)

Bateman disease　贝特曼病(触染性软疣)

bat mastat（BB－94）　基质金属蛋白酶抑制剂

baumycin　巴尤霉素（抗肿瘤药）

B cell　B 细胞

B cell antigen receptor　B 细胞抗原受体

B cell differentiation factor　B 细胞分化因子

B cell growth factor（BCGF）　B 细胞生长因子

B cell lymphoma of mucosa associated lymphoid tissue（MALT）　黏膜相关淋巴组织 B 细胞淋巴瘤

B cell transformation　B 细胞转化

BCG vaccine　卡介苗

BCL－2 gene　抑制细胞凋亡基因

BCNU（carmustine）　双氯乙基亚硝脲（抗肿瘤药）

Bence Jones albumosuria　本周蛋白尿（多发性骨髓瘤）

benign　良性的

benign carcinoid　良性类癌

benign chondroblastoma　良性软骨母细胞瘤

benign cylindromatous mixed tumor　良性圆柱瘤性混合瘤

benign cystosarcoma phyllodes　良性叶状囊肉瘤

benign dermal melanocytoma　良性皮肤黑色素细胞瘤（蓝痣）

benign ganglioneuroma　良性神经节细胞神经瘤

benign hemangioendothelioma　良性血管内皮瘤

benign mesenchymoma　良性间叶组织瘤

benign mesodermal tumor　良性中胚层瘤

benign mesonephroma　良性中肾瘤

benign myoblastoma　良性肌母细胞瘤

benign neuroectodermal tumor　良性神经外胚层瘤

benign prostate hyperplasia（BHP）　良性前列腺增生

benzoazene　氮烯苯酸（抗肿瘤药）

benzodet　苄氧乙亚胺三嗪（抗肿瘤药）

benzopyrene　苯并芘

betamerphalan　异芳芥（抗肿瘤药）

betamethasone　倍他米松

betel　蒌叶

betel cancer　蒌叶癌

betel chewers cancer　蒌叶咀嚼者癌

bidermoma　双胚层瘤

bilateral nevus　双侧性痣

bilateral primary breast cancer（BPBC）　双侧原发性乳腺癌

bile duct adenoma　胆管腺瘤

bile duct carcinoma　胆管癌

bioactive compounds　生物活性化合物

biologic response modifiers　生物反应调节剂

biopsy　活体组织检查

biostagine　生物分期

biotin　生物素

birthmark　胎痣

bispecific monoclonal antibody　双单克隆抗体

bitahigoidea　黄色瘤

blastoma　母细胞瘤

blastoma pluricentric　多中心性母细胞瘤

blastoma unicentric　单中心性母细胞瘤

blastomogen　致癌物质

blennoid　黏液样的

bleomycin（BLM）　博来霉素(抗肿瘤药)

blepharoadenoma　眼睑腺瘤

blepharoatheroma　眼睑粉瘤

blepharocarcinoma　眼睑癌

blood brain barrier（BBB）　血脑屏障

bloody wart　血性疣

bloom syndrome　染色体断裂综合征

blue melanoma　蓝色黑色素瘤

blue spot　蒙古斑

Blumenthal disease　布路门尔病(红白血病)

blunt duct adenosis　盲管乳腺病

B lymphocyte　B 淋巴细胞

B lymphocytic lymphoma　B 淋巴细胞淋巴瘤

body　体,小体

body cancer　癌小体

body cavity based lymphoma　体腔淋巴瘤

body chromatinic　核染色质体

body inclusion　包含体

body mass index（BMI）　体重指数

body Plimmer　普利默小体(癌细胞中小包涵体)

body psammoma　沙粒瘤小体

bolin　博宁(帕米磷酸二钠)

bone cyst　骨囊肿

bonefos　骨膦(抗肿瘤药)

boring cancer　穿通性癌(面部)

botryoid　葡萄状的

botryoid sarcoma　葡萄状肉瘤

botryoid rhabdomyosarcoma　葡萄状横纹肌肉瘤

Bournevill syndrome　布尔纳维综合征(全身性血管瘤病)

bovine leukemia virus（BLV）　牛白血病病毒

bovine papilloma virus（BPV）　牛乳头状瘤病毒

Bowen disease　鲍温病(原位鳞状细胞癌)

Boyer cyst　布瓦埃囊肿(舌骨下囊肿)

Bozzolo disease　博佐洛病(多发性骨髓瘤)

brachytherapy　近距(放射)疗法

branchial　鳃的

branchial cleft cyst　鳃裂囊肿

branchial fistula　鳃瘘

branchial cancer　鳃原癌

BRCA1 gene　与家族性乳腺癌有关的基因 1

BRCA2 gene　与家族性乳腺癌有关的基因 2

breast cancer　乳腺癌

breast conserving treatment（BCT）　乳腺癌保乳治疗

Brenner tumor　布伦纳瘤(卵巢纤维上皮瘤)

Brill-Symmers disease　布－西病(巨滤泡性淋巴瘤)

Bristowe syndrome　布里斯透综合征(胼胝体瘤综合征)

Broder classification　布罗德斯分级（癌）

bronchial adenoma　支气管腺瘤

bronchial associated lymphoid tissue（BALT）　支气管相关淋巴样组织

bronchial carcinoma　支气管癌

bronchioal veolar carcinoma　细支气管肺泡癌

bronchiolar adenocarcinoma　细支气管腺癌细支

bronchiolar carcinoma　气管癌

Brooke tumor　布鲁克瘤（囊状腺样上皮瘤）

brown lipoma　棕色脂肪瘤（冬眠瘤）

Brown-Pearce tumor　布－皮瘤（恶性皮肤癌）

brown tumor　肾上腺皮质腺瘤

brunner adenoma　十二指肠腺腺瘤

B ultrasound　B型超声波

Burkitt lymphoma　伯基特淋巴瘤

bursdal tumor　滑液瘤

busulphan　白消安,马利兰（抗肿瘤药）

Butter cancer　巴特癌（结肠肝曲部癌）

butyroid tumor　奶酪样癌

C

c-abl-bcr　引起髓性白血病的杂交基因

cachectin　恶病质素

cachexia　恶病质

cachexia cancerous　癌性恶病质

cadherin　钙黏蛋白

calcified　钙化的

calcified epithelioma　钙化上皮瘤

calcified giant cell tumor　钙化性巨细胞瘤

calcified odontoma　钙化性牙瘤

calcitonin　降钙素

Callender erythrocytic sarcoma　凯蓝德红细胞肉瘤

Call-Exner bodies　卡－埃小体(见于卵巢颗粒细胞内)

camptothecine（CPT）　喜树碱(抗肿瘤药)

canalicular　小管的

canalicularadenoma　管状腺瘤

cancer　癌

cancer acinous　腺泡癌

cancer adenoid　腺样癌

cancer *a deux*　夫妻癌,配偶癌

cancer alveolar　蜂窝状癌

cancer aniline　苯胺癌

cancer aquaticus　水癌,走马疳(非真性肿瘤)

canceration　癌变

cancer cauliflower　菜花状癌

cancer chimney-sweeps　扫烟囱工人癌,煤烟癌

cancer clay-pipe　烟管癌(唇)

cancer contact　接触性癌

cancer coset　铠甲状癌

cancer dye-worker　染工(膀胱)癌

cancer green　绿色癌

cancer hard　硬癌

cancerine　尿癌素

cancer in situ　原位癌

cancer in two　二人癌,夫妻癌

cancerism　癌体质

cancer kang　热炕癌

cancer mammary　乳腺癌

cancer nest　癌巢

cancer occultus　隐性癌

cancer occupational　职业性癌

cancerologist 癌症学家

cancerology 癌肿学

cancerometastasis 癌转移

cancerophobia 癌症恐怖

cancer paraffin 石蜡癌

cancerous 癌性的

cancerous eczema 癌性湿疹

cancer pipe-smoker 吸烟斗者癌（唇或舌部）

cancer pitch-worker 沥青工人癌（皮肤）

cancer primary 原发癌

cancer risk 癌症危险性

cancer roentgenologist 放射线工作者癌

cancer suppressor gene 抑癌基因

cancer telangiectatic 血管扩张性癌

cancer villous 绒毛状癌

canine papilloma virus 犬乳头状瘤病毒

cantharides camphor 斑蝥素

Canton tumor 广东瘤（鼻咽癌）

capecitabine 卡培他滨（抗肿瘤药）

capillary hemangioblastoma 毛细血管母细胞瘤

capusloma 被膜瘤（肾）

carboplatin（CBP） 卡铂（抗肿瘤药）

carboquone 卡波醌（抗肿瘤药）

carboxyterminal telopeptide 羧基末端终肽

carcinectomy 癌切除术

carcinoembryonic antigen（CEA） 癌胚抗原

carcinogen 致癌物质

carcinogenesis 致癌

carcinogenesis chemical 化学致癌作用

carcinogenic 致癌的

carcinoid 类癌

carcinoid benign 良性类癌

carcinoid malignant 恶性类癌

carcinoid syndrome　类癌综合征

carcinology　癌学

carcinolysin　溶癌素

carcinolysis　癌细胞溶解

carcinolytic　溶癌的

carcinoma　癌

carcinoma adenexal　附件癌

carcinoma adrenal cortical　肾上腺皮质癌

carcinoma anaplastic　间变性癌

carcinoma atypical　不典型癌

carcinoma cervical　子宫颈癌

carcinoma cholangio cellular　胆管细胞癌

carcinoma chorionic　绒毛膜癌

carcinoma clear cell　透明细胞癌

carcinoma comedo　粉刺状癌(乳腺)

carcinoma corpus　子宫体癌

carcinoma cutis　皮肤癌

carcinoma ductal　导管癌

carcinoma embryonic　胚胎性癌

carcinoma epidermoid　表皮样癌

carcinoma giant cell　巨细胞癌

carcinoma glanular cell　腺细胞癌

carcinoma granular cell　颗粒细胞癌

carcinoma hepato cellular　肝细胞癌

carcinoma infiltrating ductal　浸润性导管癌

carcinoma infiltrating lobular　浸润性小叶癌(乳腺)

carcinoma in situ　原位癌

carcinoma intraductal　导管内癌

carcinoma intraepidermal　表皮内癌

carcinoma island cell　胰岛细胞癌

carcinoma large cell anaplastic　大细胞间变性癌

carcinoma latent　隐性癌

carcinoma linguae　舌癌

carcinoma lymphoepithelial　淋巴上皮癌

carcinoma medullary　髓样癌

carcinoma metaplastic　化生性癌

carcinoma microinvasive　微小浸润性癌

carcinoma mixed type　混合型癌

carcinoma mucoepidermoid　黏液表皮样癌

carcinoma multiple primary　多发性原发癌

carcinoma multiple synchronous　多发性同时发生性癌

carcinoma nasopharyngeal　鼻咽癌

carcinoma odontogenic　牙源性癌

carcinoma penis　阴茎癌

carcinoma poorly differentiated　低分化性癌

carcinoma teratoid　畸胎样癌

carcinoma thymic　胸腺癌

carcinomatoid　癌样的

carcinomatosis　癌病

carcinomatous　癌性的

carcinomatous adenoma　癌性腺瘤

carcinomatous blastoma　癌性母细胞瘤

carcinoma with chriocarcino-matous features　伴绒毛膜癌特征的癌

carcinoma with pseudosarcomatous stroma　假肉瘤性间质癌

carcinoma with sarcomatoid changes　肉瘤样癌变

carcinomelcosis　癌性溃疡

carcinopolypus　癌性息肉

carcinosarcoma　癌肉瘤

carcinosis　癌病

carcinosis acute　急性癌病

carcinosis telangiectatic　毛细管扩张性癌病

carcinostatic　制癌的

carcinostatin　制癌菌素

cardianeurysma　心动脉瘤(非真性肿瘤)

carmofur　卡莫氟,密福禄(抗肿瘤药)

carmustine　卡氮芥

carotenoids　类胡萝卜素

carotid body tumor　颈动脉体瘤

cartilaginous　软骨的

cartilaginous metaplasia　软骨性化生

caruncle　肉阜

caruncle urethral　尿道肉阜

case control study　病例对照研究

caseoma　干酪样结核瘤(非真性肿瘤)

caspase-3（CPP3）　细胞凋亡蛋白酶

castleman disease　巨淋巴结增生

catechin　儿茶素

catechol　儿茶酚

catenin　连环蛋白组织

cathepsin D（CathD）　蛋白酶

cat-scratch disease　猫抓病

cauda tumor　马尾瘤

cavernoma　海绵状血管瘤

cavernous hemangioma　海绵状血管瘤

C banding　着丝点异染色质带（C 带）

CCNU　环己亚硝脲(抗肿瘤药)

C DNA cloning　C DNA 克隆

C DNA probe　C DNA 探针

celioma　腹瘤

celiothelioma　间皮瘤

cell　细胞

cell adhesion　细胞黏着

cell cycle　细胞周期

cell division　细胞分裂

cell line　细胞系

cell strain　细胞株

cellular　细胞的

cellular angioma　细胞性血管瘤

cellular fibroma　细胞性纤维瘤

cementoblastoma　牙骨质母细胞瘤

cementoma　牙骨质瘤

central fibrosarcoma　中枢性纤维肉瘤

central neurocytoma　中枢神经细胞瘤

centriole　中心粒

centroblastic / centrocytic lymphoma（CB/CC）　中心母细胞/中心细胞性
淋巴瘤

centromere　着丝点

centrosome　中心体

centrosphere　中心粒卫星

cephaloid cancer　脑样癌

cerebellopontine　小脑脑桥的

cerebellopontine angle neurilemmoma　小脑脑桥角神经鞘瘤

cerebellopontine tumor　听神经瘤

cerebelloretinal　小脑视网膜的

cerebelloretinal angiomatosis　小脑视网膜血管瘤病

cerebriform mononuclear cell（CMC）　脑回状核的单核细胞

cerebroma　脑瘤

cerebroside　脑苷类

cerebroside lipoidosis　脑苷脂质贮积病

ceroloma　蜡样瘤

cerulenin　浅蓝菌素（抗肿瘤药）

cerumial　耵聍的

cerumial adenoma　耵聍腺瘤

cervix carcinoma　子宫颈癌

cheiloncus　唇瘤

cheloid　瘢痕疙瘩

cheloma　瘢痕瘤

chemical mutagenesis　化学诱变

chemocarcinogenesis　化学致癌作用

chemodectoma　化学感受器瘤

chemokines　化学因子

chemopreventive agent　化学预防剂

chemoreceptor trigger zone（CTZ） 化学受体触发带

chemoresistance 化学治疗不敏感

chemosensitiver 化学治疗增敏剂

chemotherapy 化学治疗

cherry angioma 樱红色血管瘤

chi-square distribution 卡方分布

chloasma 褐黄斑

chlorambucil 苯丁酸氮芥,瘤可宁（抗肿瘤药）

chloroacetate esterase 氯乙酰酯酶

chloroleukemia 绿色瘤

chlorolymphoma 绿色淋巴瘤

chloroma 绿色瘤

choanal polyp 鼻后孔息肉

chocolate cyst 巧克力囊肿

cholangio carcinoma 胆管癌

cholangio cellular carcinoma 胆管细胞癌

cholangio-hepatoma 胆管－肝细胞癌

cholangiolar carcinoma 胆小管癌

cholesteatoma 胆脂瘤

chondro adenoma 软骨腺瘤

chondroangioma 软骨血管瘤

chondroblastic meningioma 软骨母细胞性脑膜瘤

chondroblastoma 软骨母细胞瘤

chondrocyst 软骨囊肿

chondrodystrophia 软骨发育不良

chondroendothelioma 软骨内皮瘤

chondroependymoma 软骨室管膜瘤

chondrofibroma 软骨纤维瘤

chondrolipoma 软骨脂肪瘤

chondroma 软骨瘤

chondroma congenital 先天性软骨瘤

chondroma endosteal 骨内软骨瘤

chondroma extraosteal 骨外软骨瘤

chondroma myxomatodes   黏液瘤性软骨瘤

chondroma osteoid   骨样软骨瘤

chondroma periosteal   骨膜软骨瘤

chondromatosis   软骨瘤病

chondromatosis Reichel   赖里尔软骨瘤病（膝关节囊内形成多数软骨瘤）

chondromyolipoma   软骨肌脂肪瘤

chondromyoma   软骨肌瘤

chondromyxoid fibroma   软骨黏液样纤维瘤

chondrophyte   软骨疣

chondrosarcoma   软骨肉瘤

chondrosteoma   骨软骨瘤

chorangioma   绒毛膜血管瘤

chordoma   脊索瘤

chorioadenoma destruens   恶性葡萄胎

chorio carcinoma   绒毛膜癌

chorioepithelioma   绒毛膜上皮癌

chorioid   脉络膜

chorioid carcinoma   脉络膜癌

chorioid papilloma   脉络膜乳头状瘤

choristoma   迷芽瘤

Christain syndrome   克里斯琴综合征（慢性特发性黄瘤病）

Christchur chromosome   22 号染色体异常，又称 1 - ch 染色体（22p）

chromaffinoma   嗜铬细胞瘤

chromaphoroma   色素细胞瘤

chromatid   染色单体

chromatid exchange   染色单体交换

chromatid inversion   染色单体倒位

chromatid segregation   染色单体分离

chromatid sister   姊妹染色单体

chromatid translocation   染色单体易位

chromatin   染色质

chromatin condensation   染色质凝聚

chromatinolysis   染色质溶解

chromatinorrhexis　染色质碎裂

chromatin sex　性染色质

chromatograph　色谱仪

chromatograph liquid　液相色谱法

chromatophoroma　恶性黑色素瘤

chromogene　染色体基因

chromogranin　嗜铬蛋白

chromoma　色素细胞癌

chromonema　染色丝

chromosome　染色体

chromosome aberration　染色体畸变

chromosome acrocentric　近端着丝点染色体

chromosome breakage syndrome　染色体断裂综合征

chromosome constriction　染色体缢痕

chromosome damage　染色体损伤

chromosome daughter　子染色体

chromosome deletion　染色体缺失

chromosome duplication　染色体复制

chromosome engineering　染色体工程学

chromosome exchange　染色体交换

chromosome fragmentation　染色体断裂

chromosome fusion　染色体融合

chromosome giant　巨染色体

chromosome inversion　染色体倒位

chromosome map　染色体图

chromosome mutation　染色体突变

chromosome pulverization　染色体粉碎

chromosome rearrangement　染色体重排

chromosome sex　性染色体

chromosome translocation　染色体易位

chromosome walking　染色体步移

chromosome X　X染色体

chromosome Y　Y染色体

chromosomin   染色体酸性蛋白

chromosomology   染色体学

chromosonema   染色体丝,染色体螺旋

chronic   慢性的

chronic erythremic myelosis   慢性红细胞骨髓组织增生

chronic granulocytic leukemia   慢性粒细胞白血病

chronic leukemia   慢性白血病

chronic lymphocytic leukemia   慢性淋巴细胞白血病

chronic monocytic leukemia   慢性单核细胞白血病

chronic myelocytic leukemia   慢性粒细胞白血病

chronic solar dermatosis   慢性日光性皮肤病

chronobiology   生物寿命学

chylangioma   乳糜管瘤

ciliary   睫状的

ciliary body ganglioma   睫状体神经节瘤

ciliated   纤毛的

ciliatedadeno carcinoma   纤毛性腺癌

ciliated epithelial cyst   纤毛性上皮囊肿

cis-dichlorodiaminoplatinum   氯氨铂(抗肿瘤药)

cisplatin（PDD）   顺铂(抗肿瘤药)

clear cell   透明细胞

clear cell adeno carcinoma   透明细胞腺癌

clear cell lymphoma   透明细胞淋巴瘤

clear cell sarcoma   透明细胞肉瘤

cloacogenic carcinoma   一穴肛原性癌

clonal deletion   克隆清除

clonal propagation   克隆繁殖

clonal selection   克隆选择

clonal selection theory   克隆选择学说

clonal variant   克隆变异体

clone   克隆,无性繁殖系

cloning   克隆化

cluster of differentiation（CD）system   CD系统,分化群系统

c-myc gene　c-myc 基因

cobalt-60　钴-60

cocarcinogen　辅助致癌剂

cocarcinogenesis　辅助致癌作用

cockscombpolyp　鸡冠状息肉

code　密码,编码

coding triplet　密码三联体

Codman tumor　柯德曼瘤(良性软骨母细胞瘤)

codon　密码子

cohost study　队列研究

colchicine(COLC)　秋水仙碱

collision tumor　碰撞瘤(两种不同组织来源的不同类型的肿瘤互相混合在一起)

colloid adenoma　胶样腺瘤(甲状腺瘤)

colloid carcinoma　胶质癌

colon carcinoma　结肠癌

colony stimulation factor　集落刺激因子

Columbia clinical classification(CCC)　哥伦比亚临床分期

comedo carcinoma　粉刺状癌(乳腺)

comet tail sign　彗星尾征

common　寻常的

common mole　寻常痣

common wart　寻常疣

comparative genomic hybridization(CGH)　比较基因组杂交

complex nevus　复合痣

computerized tomography(CT)　计算机体层摄影术

comutagenic activity　助诱变作用

concanavalin ensiqomis agglutinin(ConA)　伴刀豆球蛋白 A

condyloma accuminata　尖锐湿疣

confidence interval　可信限

conformation radiotherapy　适形放疗

congenital　先天的

congenital cyst　先天性囊肿

congenital wry neck　　先天性斜颈

conjugal cancer　　夫妻癌

conjunctivoma　　结膜瘤

connexin 43（CX43）　　间隙连接蛋白43

conservative surgery（CS）　　外科保守治疗

consolidation chemotherapy　　巩固性化疗

constant region　　稳定区（C区）

contact inhibition　　接触抑制

continuous hyperfraction accelerated radiation therapy（CHART）　　连续超分割加速放疗

control study　　对照研究

Cooper disease　　库柏病（慢性囊性乳腺炎）

Cooper tumor　　库柏瘤（乳腺癌）

coproma　　粪瘤（粪结）

core needle biopsy　　针芯活检

cornu cutaneum　　皮角

coronary odontoma　　牙冠牙瘤

corpus luteum cyst　　黄体囊肿

correlation　　相关

correlation coefficient　　相关系数

corynebacterium parvum（CP）　　短小厌氧棒状杆菌

coumarin　　香豆素

counter stain　　对比染色

Cowden syndrome　　考登综合征，多发性错构瘤

craniopharyngeal adamantinoma　　颅咽釉质上皮瘤

craniopharyngioma　　颅咽管瘤

C-reactive protein（CRP）　　C反应蛋白

cribriform　　筛状的

cribriform adenocarcinoma　　筛状腺癌

Crocker sarcoma-180　　克罗克尔肉瘤180

crotalin　　农吉利甲素

crown gall nodule　　冠瘿瘤

cryptoleukemia　　隐性白血病

c type virus　C 类肿瘤病毒

cure rate　治愈率

curve　曲线

Cushing syndrome　库欣综合征(①皮质醇过多症,②小脑脑桥角及听神经生瘤时引起耳鸣、重听及同侧第六、七脑神经麻痹)

cutaneous　皮肤的

cutaneous B cell lymphoma　皮肤 B 细胞淋巴瘤

cutaneous B cell pseudolymphoma　皮肤 B 细胞假性淋巴瘤

cutaneous germinal center cell-derived lymphoma(CGC-CL)　皮肤生发中心细胞淋巴瘤

cutaneous malignant lymphoma　皮肤恶性淋巴瘤

cutaneous metastatic tumor　皮肤转移性肿瘤

cutaneous pseudolymphoma　皮肤假性淋巴瘤

cutaneous T cell lymphoma　皮肤 T 细胞淋巴瘤

cutaneous tumor　皮肤肿瘤

cyclin D_1　细胞周期蛋白 D1

cyclocytidine　安西他滨,环胞苷(抗肿瘤药)

cyclooxygenase 2(COX_2)　环氧化酶 2

cyclophosphamide (cytoxan, endoxan)　环磷酰胺(抗肿瘤药)

cyclosporine A　环胞素 A(免疫抑制剂)

cyclotron　回旋加速器

cylindroma　圆柱瘤

cyst　囊肿

cystadenocarcinoma　囊腺癌

cystadenoma　囊腺瘤

cyst Boyer　布瓦埃囊肿(舌骨下囊肿)

cyst branchial　鳃裂囊肿

cyst dermoid　皮样囊肿

cyst ganglion　腱鞘囊肿

cystofibrosarcoma　囊性纤维肉瘤

cyst oophovic　卵巢囊肿

cystosarcoma phyllodes　叶状囊肉瘤

cyst Sampson　桑普森囊肿(卵巢巧克力囊肿)

cyst sebaceous　皮脂囊肿（粉瘤）

cyst thyroglossal　甲状舌骨囊肿

cytarabine　阿糖胞苷（抗肿瘤药）

cytochalasin　细胞松弛素

cytochemistry　细胞化学

cytogenetics　细胞遗传学

cytokeratin　细胞角蛋白

cytokine　细胞因子

cytokinetics　细胞动力学

cytology　细胞学

cytoma　细胞瘤

cytomegalo virus（CMV）　巨细胞病毒

cytomorphology　细胞形态学

cytonuclear classification　细胞核分类法

cytopathology　细胞病理学

cytosine　胞嘧啶

cytoskeletal filament　细胞骨架微丝

cytoskeleton　细胞骨架

cytosol　胞质溶胶

cytospin　细胞离心涂片器

cytotoxic T lymphocyte（CTL）　细胞毒性 T 淋巴细胞

cytotrophoblast（CT）　细胞滋养细胞

cytotrophoblastic carcinoma　绒毛膜上皮癌

cytovillin　细胞绒毛蛋白

D

Dabska tumor　血管内乳头状血管内皮瘤

dacarbazine（DIC）　氮烯咪胺(抗肿瘤药)

dacryadenoscirrhus　泪腺硬癌

dacyoma　泪器肿瘤

Darier dermatofibroma　达里埃皮肤纤维瘤

Darier disease　达里埃病(毛囊角化症)

dartoid myoma　肉膜样肌瘤(阴囊)

daunorubicin（daunomycin,DRN）　柔红霉素,正定霉素(抗肿瘤药)

dead domain　死亡结构域

dead signal　死亡信号

deciduo cellular sarcoma　蜕膜细胞肉瘤

deciduoma　蜕膜瘤

deciduoma malignant　恶性蜕膜瘤(绒毛膜上皮癌)

deciduomatosis　蜕膜瘤病

dedifferentiated liposarcoma　分化性脂肪肉瘤

defosfamide　地磷酰胺,磷胺氮芥(抗肿瘤药)

degradation　降解

deletion　缺失

Demons-Meigs syndrome　代－麦综合征(卵巢纤维肌瘤伴有胸腹水)

denaturation　变性

dendritic cancer　树枝状癌(乳头状癌)

dendritic cell　树枝状细胞

dental　牙的

dental exostosis　牙骨疣

dental osteoma　牙骨瘤

dentinoblastoma　牙质母细胞瘤

dentinoma　牙质瘤

Denver system　丹佛体制(染色体组型)

deoxyribonucleic acid（DNA）　脱氧核糖核酸

deoxyribonucleoside　脱氧核糖核苷

deoxyribonucleotide　脱氧核糖核苷酸

deoxyribose　脱氧核糖

dependovirus　依赖性病毒

dermal　皮肤的

dermal acanthoma　皮肤棘皮瘤

dermal neurofibroma　皮肤神经纤维瘤

dermatofibroma　皮肤纤维瘤

dermatofibroma progressive recurrent　进行性复发性皮肤纤维瘤

dermatofibroma protube-rans　隆突性皮肤纤维瘤

dermatofibrosarcoma　皮肤纤维肉瘤

dermatofibrosarcoma protube-rans　隆突性皮肤纤维肉瘤

dermatofibrosarcoma protube-rans Hoffmann　霍夫曼隆突性皮肤纤维肉瘤

dermatofibrosis　皮肤纤维瘤病

dermatomyositis（DM）　皮肌炎

dermolipoma　皮肤脂肪瘤

deroncus　甲状腺肿

desmin　结蛋白

desmoid tumor　带状瘤

desmoplastic　结缔组织增生的

desmoplastic fibroma　结缔组织增生的纤维瘤

desmoplastic small round cell tumor（DSRCT）　结缔组织增生性小圆细胞肿瘤

desmoplastic supratentorial neuroepithelial tumor of infancy　婴儿结缔组织增生性幕上神经上皮性肿瘤

desmosome　桥粒

dexamethasone（DEX）　地塞米松

diaminobenzidine（DAB）　二氨基联苯胺

dicentric　双着丝点

dichloromethotrexate　二氯甲氨蝶呤(抗肿瘤药)

dictyoma　视网膜胚瘤

didermoma　双胚层瘤

dietary fibre　膳食纤维

diethylstilbestrol　二乙基己烯雌酚

differentiation　分化

diffuse　弥漫

diffuse angioma　弥漫性血管瘤

diffuse large B cell lymphoma　弥漫性大 B 细胞淋巴瘤

diffuse lipomatosis　弥漫性脂肪瘤病

diffuse lymphangioma　弥漫性淋巴管瘤

diffuse neuroendocrine system（DNES）　弥漫性神经内分泌系统

diffuse polyposis　弥漫性息肉病

diffuse symmetrical lipomatosis　弥漫性对称性脂肪瘤病

digital mammography　数字化钼靶片

Di Guglielmo disease　迪·古格列尔莫病（急性红细胞增多症）

diktyoma　视网膜胚瘤

diktyoma glioneuromatous　胶质神经瘤性视网膜胚瘤

diktyoma teratoneuromatous　畸胎神经瘤性视网膜胚瘤

dilantin　苯妥英

dilantin fibromatosis　苯妥英性纤维瘤病

dimethyl benzanthracene（DM－BA）　二甲基苯并蒽

dimethyl hydrazine　二甲基肼

diopterin　蝶酰二谷氨酸（抗肿瘤药）

diploid　二倍体（染色体）

diplosome　双心体

disease　病

disease Abt-Letterer-Siwe　阿－勒－赛病（急性非类脂性组织细胞增多症）

disease Balfour　巴尔弗病（绿色瘤）

disease Bennett　贝奈特病（白血病）

disease Blumenthal　布鲁门塔尔病（红白血病）

disease Bonfil　邦菲斯病（霍奇金病）

disease Bowen　鲍温病（原位鳞状细胞癌）

disease Bozzolo　博佐洛病（多发性骨髓瘤）

disease Brill-Symmers　布－西病（巨滤泡性淋巴母细胞瘤）

disease Chester　切斯特病（长骨黄色瘤病）

disease Christian　克里斯琴病（慢性特发性黄色瘤病）

disease Cushing　库欣病（皮质醇过多症）

disease Di Guglielmo　迪·古格列尔莫病（急性红细胞增多症）

disease Epstein-Pel　艾－皮病（复发性假性白血病）

disease Esser-Herwig　艾－赫病（交感神经原细胞瘤）

disease Fabry   法勃雷病(弥漫性体部血管角化瘤)

disease free survival (DFS)   无病生存率

disease Henderson-Jones   汉－琼病(关节内骨软骨瘤病)

disease Hippel   希培尔病(视网膜血管瘤病)

disease Hodgkin   霍奇金病

disease Huppert   赫珀特病(原发性多发性骨髓瘤)

disease Jaffe-Lichtenstain   捷－利病(囊性骨纤维瘤病)

disease Kahler   卡勒病(多发性骨髓瘤)

disease Malherbe   马尔赫伯病(钙化上皮瘤)

disease Marek   马莱克病(鸟类淋巴瘤病)

disease Meyer   麦耶病(腺样增殖症)

disease Paget   佩吉特病(湿疹性癌)

disease Parker-Weber-Dimitri   帕－韦－迪病(脑三叉神经血管瘤病)

disease Peyronie   佩罗病(阴茎纤维瘤病)

disease Recklinghausen   雷克林霍生病(多发性神经纤维瘤病)

disease Symmers   西默斯病(巨滤泡性淋巴瘤)

disgerminoma   无性细胞瘤(卵巢)

diverticuloma   憩室瘤

DMSO   二甲基亚砜

DNA   去氧核糖核酸

DNA fiber FISH   DNA 纤维荧光原位杂交

DNA finger printer   DNA 指纹

DNA index (DI)   DNA 指数

DNA ladder   DNA 阶梯状电泳条带

DNA methylation   DNA 甲基化

DNA polymerase I   DNA 聚合酶 I

DNA sequencing   DNA 测序

docetaxel   泰索帝(抗肿瘤药)

dominant oncogenic   显性致癌的

dopa oxidase   多巴氧化酶

dopan   多潘,甲尿嘧啶氮芥(抗肿瘤药)

dormant cell   休眠细胞

dose response curve   剂量反应曲线

dot blot　点杂交

double　双

double labeling　双重标记

double blind trial　双盲试验

double minutes　双微体

double primary cancer　双原发癌

Down syndrome　唐纳综合征

doxifluridine（5－DFUR）　去氧氟尿苷（抗肿瘤药）

doxorubicin　多柔比星,阿霉素（抗肿瘤药）

drug resistance　抗药性

ductal　导管

ductal adenoma　导管腺瘤

ductal carcinoma in situ（DCIS）　导管原位癌

ductal papilloma　导管乳头状瘤

duplication　复制

durogesic　多瑞吉（镇痛药）

dysgerminoma　无性细胞瘤（卵巢瘤）

dyskeratoma　角化不良瘤

dysphagin　咽下困难

dysplasia　异型增生,结构不良

E

EB virus（EBV）　EB病毒

EB virus associated lymphoma　EB病毒相关淋巴瘤

ecchondroma　外生软骨瘤

eccrine spiradenoma　小汗腺瘤

ectodermal tumor　外胚层瘤

ectopic meningioma　异位性脑膜瘤

eczema epitheliomatosum　上皮癌性湿疹

effective　有效的

Ehrlich ascites carcinoma　艾氏腹水癌

eiloid tumor　蟠管状瘤

elastofibroma　弹性纤维瘤

elastosis　弹性组织变性

eleoma　油肿

eletromagnetic wave　电磁波

elytrophyma　阴道瘤

embryoma　胚胎瘤

embryonal　胚胎性的

embryonal carcinoma　胚胎性癌

embryonal fibrosarcoma　胚胎性纤维肉癌

embryonal hepatoma　胚胎性肝细胞癌

embryonal rhabdomyosarcoma　胚胎性横纹肌肉瘤

embryonic stem cell　胚胎干细胞

emission computerized tomography（ECT）　发射计算机体层摄影术

enameloma　牙釉质瘤

enatone　依那通（抗肿瘤药）

encephalophyma　脑瘤

enchondroma　内生软骨瘤

enchondroma multiple congenital　先天性多发性内生软骨瘤

enchondroma petrificum　骨化性内生软骨瘤（骨软骨瘤）

enchondromatosis　内生软骨瘤病

enchondrosarcoma　内生软骨肉瘤

enchondrosis　软骨疣

enclavoma　腮腺混合瘤

end-labelling　末端标记法

endodermal sinus carcinoma　内胚窦癌

endoduplication　核内复制子

endometrioid carcinoma　宫内膜样癌

endomitosis　核内有丝分裂

endoreduplication　核内再复制

endosome　胞小体

endostatin　内皮抑制素

endothelin　内皮素

endothelioma　内皮瘤

enhanced chemiluminescene（ECL）　化学发光自显影

enhancer　增强子

enkephalin　脑啡肽

enolase　烯醇化酶巢蛋白

entactin　巢蛋白

enteric adenoma　肠腺瘤

enteropathy-type T cell lymphoma（ETCL）　肠病型 T 细胞淋巴瘤

enzyme-linked immunosorbent assay（ELISA）　酶联免疫吸附试验

eosinophilic　嗜酸性

eosinophilic adenoma　嗜酸性腺瘤

eosinophilic granuloma　嗜酸性肉芽肿

ependymal glioma　室管膜神经胶质瘤

ependymoastrocytoma　室管膜星形细胞瘤

ependymoblastoma　室管膜细胞瘤

epidermal growth factor（EGF）　表皮生长因子

epidermidoma　表皮样瘤

epidermoid carcinoma　表皮样癌

epirubicin　表柔比星,表阿霉素(抗肿瘤药)

epithelial　上皮的

epithelial angiosarcoma　上皮血管肉瘤

epithelial carcinoma　上皮癌

epithelial growth factor receptor（EGFR）　上皮生长因子受体

epithelial membrane antigen（EMA）　上皮膜抗原

epithelioid hemangio endothelioma　上皮样血管内皮瘤

epithelioma　上皮瘤

epithelioma Malherbe　马尔赫伯上皮瘤

epithelioma seminale　精原上皮瘤(精原细胞瘤)

epitheliomatosis　上皮瘤病

epithelite　上皮瘢痕（放射治疗后）

epitopes　抗原决定簇，表位

Epstein-Barr nuclear antigen（EBNA）　EB 病毒核抗原

Epstein-Barr virus（EBV）　EB 病毒

Epstein-Pel disease　爱－佩病（复发型假性白血病）

epulis　龈瘤

epulis carcinomatosa　癌性龈瘤

epulis granulomatous　肉芽肿性龈瘤

epulis hemangiomatosa　血管瘤性龈瘤

epulis sarcomatosa　肉瘤性龈瘤

Erdheim tumor　埃尔德海姆瘤（颅咽管瘤）

erectile tumor　勃起组织瘤

E-rosette　E－玫瑰花结

erosive　侵蚀性

erosive adenomatosis　侵蚀性腺瘤病

erosive adenosis of thenipple　乳头部侵蚀性乳腺病

error　误差

erythroblastoma　幼红细胞瘤

erythroblastomyeloma　幼红细胞骨髓瘤

erythrocytosis　红细胞增多症

erythroderma　红皮症

erythroleukemia　红白血病

erythromycin　红霉素

erythromyeloblastosis　幼红原粒细胞增多症（鸡的肿瘤病）

erythromyelosis　红细胞骨髓病

erythrophagocytic Tr lymphoma　噬红细胞 Tr 淋巴瘤

E-selectin　E－选择素

esophagus carcinoma　食管癌

esthesinoneceroblastoma　脊神经节母细胞瘤

esthesioneuroblastoma（EN）　嗅神经母细胞瘤

estradiol（E2）　雌二醇

estramustine　雌莫司汀，雌二醇氮芥（激素类抗肿瘤药）

estriol（E3）　雌三醇

estrogen receptor（ER）　雌激素受体

estrone（E1）　雌酮

ethylenediamine　乙亚胺(抗肿瘤药)

ethyleniminoquinone　亚胺醌,癌抑散(抗肿瘤药)

etiology　病因学

etoposide（VP－16）　依托泊苷,鬼臼毒素(抗肿瘤药)

eukaryote　真核生物

euploid　整倍体

Ewing sarcoma　尤因肉瘤(骨分化差的外周神经外胚层肿瘤)

exon　外显子

exonuclease　外切核酸酶

expressed tag siters（ETS）　表达的标记位点

external coat of glycocalyx　多糖－蛋白复合物外壳

extract　提取物

extramammary Paget disease　乳腺外佩杰病

extramedullary plasmacytoma　髓外浆细胞瘤

extranodal marginal zone B cell lymphoma　结外边缘区 B 细胞淋巴瘤

extranuclear gene　核外基因

extrarenal rhabdoid tumor　肾外横纹肌样瘤

extraskeletal Ewing sarcoma　骨外尤因肉瘤

F

FAB classification system　法、美、英关于急性白血病与骨髓发育不良综合征的分类

Fabry disease　法伯雷病(弥漫性躯干部血管角质瘤)

factor Ⅷ　第八因子

factor Ⅷ related antigen　第八因子相关抗原

fadrozole 法倔唑(抗肿瘤药)

false 假的

false negative 假阴性

false positive 假阳性

false tumor 假瘤

familial 家族的

familial adenomatous polyposis（FAP） 家族性结肠腺瘤性息肉病

familial breast cancer（FBC） 家族性乳腺癌

familial polyposis 家族性息肉病

fascial sarcoma 筋膜肉瘤

fas ligandfas 配体

fas tneutrons 快中子

fatality rate 病死率

fatty acid synthase（FAS） 脂肪酸合成酶

fatty tumor 脂肪瘤

FCC gene 家族性结肠癌基因

fecaloma 粪瘤,粪结

fechner tumor 腺泡细胞腺癌(肺)

Fede disease 弗代病(舌下乳头状瘤或肉芽肿)

feeder cell 饲养细胞

feeder layer 饲养层

ferritin 铁蛋白

fetal 胎儿的

fetal calf serum（FCS） 胎牛血清

fetal fibroadenoma 胎儿性纤维腺瘤

fetal lipoma 胎儿性脂肪瘤

fetal renal hamartoma 胎儿性肾错构瘤

Feulgen reaction 富尔根反应

fibroadenoma 纤维腺瘤

fibroadenoma myxoid 黏液样纤维腺瘤

fibroadenoma pleomorphic 多形性纤维腺瘤

fibroadenoma xanthomatodes 黄色瘤性纤维腺瘤

fibroadenomyxoma 纤维腺黏液瘤

fibroadenosis　纤维腺病

fibroangioma　纤维血管瘤

fibroblast growth factor receptor 3　成纤维细胞生长因子受体 3

fibroblastoma　成纤维细胞瘤

fibrocementoma　纤维性牙骨质瘤

fibrochondroma　纤维软骨瘤

fibrochondromyxoma　纤维软骨黏液瘤

fibrocystoma　纤维囊瘤

fibroelastoma　织纤维弹性组瘤

fibroendothelioma　纤维内皮瘤

fibroepithelioma　纤维上皮瘤

fibroglioma　纤维神经胶质瘤

fibrohamartoma　纤维错构瘤

fibrohistiocytoma　纤维组织细胞瘤

fibrokeratoma　纤维角质瘤

fibroleiomyoma　纤维平滑肌瘤

fibrolipoangioma　纤维脂肪血管瘤

fibrolipoma　纤维脂肪瘤

fibrolipomatosis　纤维脂肪瘤病

fibrolipomatosis dolorosa　痛性纤维脂肪瘤病

fibroma　纤维瘤

fibroma adenocysticum　腺囊性纤维瘤

fibroma ameloblastic　釉质母细胞性纤维瘤

fibroma angiomatosum　血管瘤性纤维瘤

fibroma calcifying　钙化性纤维瘤

fibroma cavernosum　海绵状纤维瘤

fibroma chondromyxoid　软骨黏液样纤维瘤

fibroma cystic　囊性纤维瘤

fibroma desmoid　带样纤维瘤

fibroma juvenile nasopharyngeal　幼年性鼻咽纤维瘤

fibroma lipomatodes　脂肪瘤性纤维瘤

fibroma molle multiplex　多发性软纤维瘤

fibroma papillary　乳头状纤维瘤

fibromatosis　纤维瘤病

fibromectomy　纤维瘤切除术

fibromyoadenoma　纤维肌腺瘤

fibromyosis　纤维肌病

fibromyxochondroma　纤维黏液软骨瘤

fibromyxoendothelioma　纤维黏液内皮瘤

fibromyxolipoma　纤维黏液脂肪瘤

fibronectin（FN）　纤连蛋白

fibrosarcoma　纤维肉瘤

fibrosarcoma irradiation induced　放射线诱发纤维肉瘤

fibrosarcoma myxomatodes　黏液瘤性纤维肉瘤

fibrosarcoma phyllodes　分叶状纤维肉瘤

fibrosarcoma pleomorphic　多形性纤维肉瘤

fibrosarcoma vascular　血管性纤维肉瘤

fibrosis　纤维变性

fibroxanthoma　黄色纤维瘤

fibroxanthoma atypical　非典型黄色纤维瘤

filament　微丝

filioma　巩膜纤维瘤

finasteride　非那雄胺（抗肿瘤药）

fine needle aspiration（FNA）　细针穿刺

fine papillary adenofibroma　细乳头状腺纤维瘤

fissural　裂的

fissural angioma　胚裂血管瘤

fissural lymphangioma　胚裂淋巴管瘤

fixative　固定剂

flame cell　火焰状细胞

flat wart　扁平疣

Fleischmann hygroma　弗来希曼水囊瘤

floral variant of follicular lymphoma　花型滤泡性淋巴瘤

florid pappillomatosis of the nipple　乳头部增生旺盛的乳头状瘤病

flow cytometry（FCM）　流式细胞分析术

floxuridine　氟尿苷（抗肿瘤药）

fluorescein isothiocyanate　异硫氰酸荧光素

fluorescence activated cell sorting　荧光激活细胞分选术

fluorescent in situ hybridization（FISH）　荧光原位杂交

fluoxydin　氟嘧啶醇（抗肿瘤药）

flutamide　氟他胺，缓退瘤（抗肿瘤药）

follicular center cell lymphoma　滤泡中心细胞淋巴瘤

follicular lymphoma　滤泡性淋巴瘤

follicular mucinosis（FM）　毛囊黏蛋白病

folliculoid granulosa cell tumor　滤泡样粒层细胞瘤（卵巢瘤）

folliculoid T cell lymphoma　滤泡样 T 细胞淋巴瘤

folliculoma　卵泡瘤

follow up　随访

Food and Drug Administration（FDA）　（美国）食品与药物管理局

formestane　福美坦，蓝他隆（抗肿瘤药）

formylmerphalan　氮甲，甲酰溶肉瘤素（抗肿瘤药）

fotemustine　福莫司汀（抗肿瘤药）

fowl leukosis virus　鸡白血病病毒

fractionated irradiation　分割照射

fragile site　脆性位点

free radical　自由基

Freund adjuvant　福氏佐剂

Friend leukemia virus　弗罗德白血病病毒

frog tongue　蛤蟆肿（舌下囊肿）

ftorafur　呋氟尿嘧啶（抗肿瘤药）

fugitive wart　游走性疣

fulminant hemophagocytic syndrome　暴发型噬血细胞性综合征

fungating carcinoma　蕈样癌

fungus medullaris　髓样肉瘤

furtulon　氟铁龙，去氧氟尿苷（抗肿瘤药）

fusiform　梭形的

fusiform cell carcinoma　梭形细胞癌

fusiform cell sarcoma　梭形细胞肉瘤

G

galactoma　乳腺囊肿

gallbladder cancer　胆囊癌

gamma rays　γ射线

ganglioastroblastoma　神经节星形母细胞瘤

ganglioblastoma　恶性神经节瘤

gangliocytoma　神经节细胞瘤

gangliocytoneuroma　神经节细胞神经瘤

ganglioglioma　神经节神经胶质瘤

ganglioglioma congenital　先天性神经节神经胶质瘤

ganglioglioma heterotopic　异位性神经节神经胶质瘤

ganglioma　神经节瘤

ganglioma embryonale sympaticum　交感性胚性神经节瘤

ganglion　腱鞘囊肿

ganglion Acrel　阿克雷尔腱鞘囊肿（腕伸肌腱鞘囊肿）

ganglion palmar　掌腱鞘囊肿

ganglion synovial　滑囊囊肿

ganglion wrist　腕部腱鞘囊肿

ganglion euromatosis　神经节瘤病

gap junction（GJ）　间隙连接

Gardner syndrome　加德纳综合征（结肠息肉病伴软组织肿瘤等）

gastrin　胃泌素

gastrinoma　胃泌素瘤

gastrointestinal autonomic nerve tumor　胃肠自主神经肿瘤

gastrointestinal stromal tumor　胃肠道间质瘤

G banding　G显带法

gelatiniform　明胶样的

gelatiniform carcinoma　明胶样癌

gelatinous　胶状的

gelatinous adenocarcinoma　胶性腺癌

gelatinous adenoma　胶性腺瘤

gelatinous cystadenoma　胶性囊腺瘤

gelatinous cystosarcoma　胶性囊肉瘤

gemcitabine（GCB）　吉西他滨,健择,双氟去氧胞苷(抗肿瘤药)

gemmangioma　胚芽血管瘤

gene　基因

gene amplification　基因扩增

gene library　基因文库

gene locus　基因位点

gene mapping　基因定位

gene probe　基因探针

gene rearrangement　基因重排

gene silencing　基因静默

gene therapy　基因治疗

genetic　遗传的

genetically engineered antibody　基因工程抗体

genetically engineered vaccine　基因工程疫苗

genetic mutation　遗传突变

genetic susceptibility　遗传易感性

general　全身性,系统性

general lymphoproliferation disease　系统性淋巴样增殖病

general sarcomatosis　全身性肉瘤病

general steatoma　全身性皮脂囊肿

genistein　4,5,7 三羟基异黄酮

genodermatosis　遗传性皮肤病

genome　基因组

genotype　基因型

genuine　真性的

genuine erythroleukemia　真性红白血病

germ cell tumor　生殖细胞瘤

germinal center　生发中心

germinoma　生殖细胞瘤

germ line　种系

giant cell　巨细胞

giant cell carcinoma　巨细胞癌

giant cell fibroblastoma　巨细胞成纤维细胞瘤

giant cell tumor　巨细胞瘤

giant follicular lymphoma　巨滤泡性淋巴瘤

Giemsa banding　吉姆萨显带,G 显带

Giemsa staining　吉姆萨染色

gingivoma　龈瘤

glandular　腺的

glandular carcinoma　腺癌

glandular metaplasia　腺化生

glandular type mesothelioma　腺型间皮瘤

glassblower tumor　吹玻璃工人瘤(腮腺瘤)

glassy cell carcinoma　玻璃状细胞癌(子宫内膜癌)

glioblastoma　恶性神经胶质瘤

glioblastoma multiforme　多形性胶质母细胞瘤

gliocytoma　神经胶质细胞瘤

glioependymoma　神经胶质室管膜瘤

gliofibrosarcoma　神经胶质纤维肉瘤

glioma　神经胶质瘤

gliomyoma　神经胶质肌瘤

gliomyxoma　神经胶质黏液瘤

glioneuroma　神经胶质神经瘤

glomangioma　血管球瘤

glomoma　球瘤

glucagonoma　胰高血糖素瘤(胰腺 α 细胞肿瘤)

glucocorticosteroid　糖皮质激素

glyfasfin（M25）　甘磷酰芥(抗肿瘤药)

goiter　甲状腺肿

goiter adenomatous　腺瘤性甲状腺肿

goiter anemic　贫血性甲状腺肿

goiter Basedowified　巴塞多甲状腺肿（突眼性甲状腺肿）

goiter colloid　胶质甲状腺肿

Goldstein disease　戈尔茨坦病（遗传性家族性出血性血管瘤病）

gonadoblastoma　性腺母细胞瘤

gonadoma　性腺瘤

gonadotropin-releasing hormone（GnRH）　促性腺素释放激素

gonioma　生殖细胞瘤

goserelin　戈舍瑞林（抗肿瘤药）

Gougerot-Carteaud papillomatosis　古－卡乳头瘤病

grading　分级

graft-vs-host reaction（GVH）　移植物抗宿主反应

granisetron　康泉（止吐药）

granular cell tumor　颗粒细胞瘤

granular cell myoblastoma　颗粒细胞成肌细胞瘤

granulocyte carcinoma　粒细胞癌

granulocyte colony stimulating factor（G－CSF）　粒细胞集落刺激因子

granulocyte-macrophage colony stimulating factor（GM－CSF）　粒细胞－巨噬细胞集落刺激因子

granulocytic leukemia　粒细胞白血病

granulomatous slack skin　肉芽肿性松弛皮肤

granzyme B　粒酶 B

Grawitz tumor　格拉维次瘤（肾上腺样瘤）

gut associated lymphoid tissue（GALT）　肠道相关淋巴样组织

gynandroblastoma　两性胚细胞瘤

gynecomastia　男性乳房发育

gyroma　卵巢环状瘤

H

haemangiocavernoma　海绵状血管瘤

haemangioma　血管瘤

haemangio pericytoma　血管外皮细胞瘤

haemangio sarcoma　血管肉瘤

haematoma　血肿（非真性肿瘤）

hair　毛发

hair cyst　毛发囊肿

hair matrix carcinoma　发母质癌

hair matrixoma　发母质瘤

hairy　毛的

hairy cell leukemia　毛细胞白血病

hairy cyst　毛囊肿

hairy mole　毛痣

half value layer（HVL）　半价层

hamartoblastoma　错构胚细胞瘤

hamartochondroma　错构软骨瘤

hamartoma　错构瘤

hamartomatosis　错构瘤病

Hand disease　汉德病（慢性特发性黄色瘤病）

Hand-Schüller-Christian disease　儿童型组织细胞增生症

haplodiploid　单倍二倍体（染色体）

haploid　单倍体（染色体）

hard cancer　硬癌

Hare syndrome　黑尔综合征（肺上沟恶性肿瘤压迫臂丛神经所致）

harringtonine（Har）　三尖杉酯碱

Hashimoto disease　桥本病(淋巴瘤性甲状腺肿)

Hawkin keloid　霍金瘢痕瘤

HBAg　乙型肝炎抗原

HBcAg　乙型肝炎核心抗原

HBsAg　乙型肝炎表面抗原

heavy chain disease　重链病

Hela cell　海拉细胞(子宫颈癌细胞株)

helicobacter pylori　胃幽门螺杆菌

helminthoma　肠蠕虫瘤(非真性肿瘤)

helper T cell　辅助性 T 细胞

hemangioadamantoblastoma　血管性釉质母细胞瘤

hemangioblastoma　血管母细胞瘤

hemangioblastomatosis　血管母细胞瘤病

hemangioendothelial sarcoma　血管内皮肉瘤

hemangioendothelioma　血管内皮瘤

hemangiofibroma　血管纤维瘤

hemangioleimyolipoma　血管平滑肌脂肪瘤(肾)

hemangioleimyoma　血管平滑肌瘤

hemangiolymphangioendothelioma　血管淋巴管内皮瘤

hemangiolymphangioma　血管淋巴管瘤

hemangiomatosis　血管瘤病

hemangioperithelioma　血管外皮瘤

hemangioxanthoma　血管黄色瘤

hemartoma　新生血管瘤

hematocele　血囊肿

hematopathology　血液病理学

hemophagocytic syndrome（HPS）　噬血细胞综合征

hemorrhagic　出血的

hemorrhagic carcinoma　出血性癌

hemorrhagic familial angiomatosis　出血性家族性血管瘤病

Henle wart　汉勒疣

heparanase　肝素酶

hepatic　肝的

hepatic cell carcinoma　肝细胞癌

hepatic mixed tumor　肝脏混合瘤

hepatitis A virus　甲型肝炎病毒

hepatitis B virus　乙型肝炎病毒

hepatitis C virus　丙型肝炎病毒

hepatoblastoma　肝母细胞瘤

hepatocarcinogenic　引起肝癌的

hepato carcinoma　肝癌

hepato cellular carcinoma　肝细胞癌

hepatocholangioma　肝胆管瘤

hepatolymphomatosis　肝淋巴瘤病

hepatosplenic γδ T cell lymphoma　肝脾 γδ T 细胞淋巴瘤

hepatosplenomegaly　肝脾肿大

heptaploid　七倍体(染色体)

herceptin neu　癌基因蛋白单克隆抗体

hereditary　遗传的

hereditary angiectatic venous hemangioma　遗传性血管扩张性静脉血管瘤

hereditary hemorrhagic angiomatosis　遗传性出血性血管瘤病

hereditary intestinal polyposis with oral pigmentation　遗传性肠息肉病伴口腔黏膜色素沉着

hereditary nonpolyposis colorectal cancer（HNPCC）　遗传性非腺瘤病性结直肠癌

hereditary polyfibromatosis　遗传性多发纤维瘤病

hereditary polyposis　遗传性息肉病

heterocyclic amine　杂环胺

heterogeneity　异质性

heterogenous　异质的

heterogenous population　非均一人群

heterogenous tumor　异质性瘤

heterograft　异种移植物

heterologous transplantation　异体移植

heterologous tumor　异种形成性瘤

heteromorphic　异形的

heteromorphic epithelioma　异形上皮瘤

heteroploid　异倍体(染色体)

heterotopic　异位的

heterotopic hepatoma　异位性肝细胞癌

heterotopic islet cell tumor　异位性胰岛细胞瘤

heterotopic polyp　异位性息肉

heterozygote　杂合子

hexamethylmelamine　六甲嘧胺(抗肿瘤药)

hexaploid　六倍体(染色体)

hiberoma　冬眠瘤

hidradeno carcinoma　汗腺腺癌

hidradenoma　汗腺腺瘤

hidradenomyoepithelioma　汗腺肌上皮瘤

hidrocystadenoma　汗腺囊腺瘤

hidrocystomatosis　汗腺囊瘤病

hilar cell tumor　卵巢门细胞瘤

Hippel disease　希培尔病(视网膜血管瘤病)

histidine triad (HIT)　三联组氨酸

histiocytic malignant lymphoma　组织细胞性恶性淋巴瘤

histiocytic medullary reticulosis (HMR)　组织细胞髓性网状细胞增生症

histiocytic necrotizing lymphadenitis　组织细胞坏死性淋巴结炎

histiocytoma　组织细胞瘤

histiocytomatosis　组织细胞瘤病

histiocytosarcoma　组织细胞肉瘤

histiocytosis X　组织细胞增生症 X

histochemistry　组织化学

histocompatibility　组织相容性

histogram　直方图

histoma　组织瘤

Hodgkin cell　霍奇金细胞

Hodgkin disease　霍奇金病

Hodgkin lymphoma (HL)　霍奇金淋巴瘤

Hodgkin lymphoma classical type (CHL)　典型霍奇金淋巴瘤

Hodgkin lymphoma lymphocyte rich classical type（LRCHL）　富裕淋巴细胞典型性霍奇金淋巴瘤

Hodgkin lymphoma lymphocytic depletion type（LDHL）　淋巴细胞消减型霍奇金淋巴瘤

Hodgkin lymphoma mixed cellularity type（MCHL）　混合细胞型霍奇金淋巴瘤

Hodgkin lymphoma nodular lymphocytic predominance type（NLPHL）　结节性淋巴细胞优势型霍奇金淋巴瘤

Hodgkin lymphoma nodular sclerosing type（grades 1 and 2）（NSHL）　结节硬化型霍奇金淋巴瘤

homing receptor　归巢受体

homogeneous staining region（HSR）　均匀染色区

homoharringtoninine（HHAR）　高三尖杉酯碱（抗肿瘤药）

homozygote　纯合子

Hopmann papilloma　霍普曼乳头瘤（鼻息肉）

hormonal therapy　激素治疗

horny　角质的

horny cancer　角质癌

horny wart　角质疣

hortega cell tumor　小神经胶质细胞瘤

host　宿主

hourglass tumor　哑铃状瘤

house keeping gene　看家基因

Hox genes　同源盒基因

human　人的

human chorionic gonadotropin（HCG）　人绒毛膜促性腺激素

human herpes virus type 6（HHV6）　人类疱疹病毒 6 型

human herpes virus type 8（HHV8）　人类疱疹病毒 8 型

human immunodeficiency virus（HIV）　人类免疫缺陷病毒

human leukocyte antigen（HLA）　人类白细胞抗原

human papilloma virus（HPV）　人乳头状瘤病毒

human T cell leukemia virus（HTLV）　人类 T 细胞白血病病毒

Huppert disease　赫伯特病（多发性骨髓瘤）

Hürthle cell tumor　许特耳细胞瘤(甲状腺大嗜酸性细胞瘤)

Hutchison syndrome　哈钦森综合征(婴儿肾上腺肉瘤)

Hutchison tumor　哈钦森瘤(交感神经母细胞瘤)

hyalinized fibroadenoma　透明性变纤维腺瘤

hybrid　杂交体

hybridization　杂交

hybridization in situ　原位杂交

hybridoma　杂交瘤

hydatid mole　葡萄胎(水疱状胎块)

hydatidoma　囊瘤

hydradenoma　汗腺腺瘤

hydrazine sulfate　硫酸肼(抗肿瘤药)

hydrea　羟基脲(抗肿瘤药)

hydrocortisone　氢化可的松

hydrocyst　水囊肿

hydroma　水瘤

hydroxycamptothecin（HCPT）　羟基喜树碱(抗肿瘤药)

hydroxycarbamide（hydroxyurea）　羟基脲(抗肿瘤药)

hygroma　水囊瘤

hygroma cystic　囊状水囊瘤

hygromatosis　水囊瘤病

hyloma　髓质瘤

hymenopolypus　处女膜息肉

hyperadenosis　腺增大

hyperblastosis　组织增殖

hyper cellular fibroadenoma　富含细胞的纤维腺瘤

hyperdiploid　超二倍体(染色体)

hyperkeratosis　角化过度病

hypermethylation　超甲基化作用

hypernephroma　肾上腺癌

hyperplasia　增生

hyperplasia atypical lobular　不典型(乳腺)小叶增生

hyperplasia endometrio　子宫内膜增生

hyperplasia lobular　（乳腺）小叶增生

hyperplasia lymph follicle　淋巴滤泡增生

hyperplasia megakaryocytic　巨核细胞增生

hyperploid　超倍体

hypertriploid　超三倍体(染色体)

hypertrophic angioma　肥大性血管瘤

hypertrophic pulmonary osteoarthropathy（HPO）　肥大性肺骨关节病

hyperviscosity syndrome　血清高黏稠度综合征(见于骨髓瘤、巨球蛋白血症)

hypodiploid　亚二倍体(染色体)

hypoglossal cyst　舌下囊肿

hypomethylation　低甲基化作用

hypophysoma　垂体瘤

hypotriploid　亚三倍体(染色体)

hystero carcinoma　子宫癌

hysteromyoma　子宫肌瘤

hysteromyomectomy　子宫肌瘤切除术

I

idarubicin（IMI‐30）　去甲柔红霉素(抗肿瘤药)

idiochromosome　性染色体

idiogram　核型模式图

idiopathic　特发的

idiopathic multiple hemorrhagic sarcoma　特发性多发出血性肉瘤

idiopathic thrombocythemia　特发性血小板增多症

idiotype antibody　独特型抗体

idiotype antigen　独特型抗原

ifosfamide（IFO）　异环磷酰胺(抗肿瘤药)

IgH switching　免疫球蛋白重链转换

image cytometry（ICM）　细胞图像分析术

immature　未成熟的

immature B cell　幼 B 细胞

immature fibroma　未成熟性纤维瘤

immature ganglioneuroma　未成熟性神经节神经瘤

immunochemistry　免疫化学

immunocompetent cell　免疫活性细胞

immunocytochemistry　免疫细胞化学

immunocytoma　免疫细胞瘤

immunoelectron microscope（IEM）　免疫电子显微镜

immunoglobulin　免疫球蛋白

immunoglobulin heavy chain　免疫球蛋白重链

immunoglobulin light chain　免疫球蛋白轻链

immunohistochemistry　免疫组织化学

immunomodulation　免疫调节

immunopathology　免疫病理学

immunosurveillance　免疫监视

immunotherapy　免疫治疗

inbred strain　近交品系

incidence rate　发病率

inclusion　包涵体

indeterminate cell tumor　未确定细胞瘤

indolent lymphoma　惰性淋巴瘤

induration　硬结

infantile　婴儿的

infantile hemangioendothelioma　婴儿性血管内皮瘤

infantile hemangioma　婴儿血管瘤

infectious　传染性的

infectious mononucleosis　传染性单核细胞增多症

infectious myxoma　传染性黏液瘤

infiltrating　浸润性的

inflammatory　炎性的

inflammatory carcinoma　炎性癌

inflammatory fibrosarcoma　炎性纤维肉瘤

inflammatory pseudocarcinoma　炎性假癌

inflammatory pseudotumor　炎性假瘤

infrared light scanning（ILS）　近红外乳腺扫描

infrared rays　红外线

infundibuloma　腺垂体瘤

inheritance　遗传

initiation　起始，引发

innocent tumor　良性瘤

ino carcinoma　硬癌

inochondroma　纤维软骨瘤

inocystoma　纤维囊瘤

inoendothelioma　纤维内皮瘤

inoneuroma　纤维神经瘤

inosteatoma　纤维脂肪瘤

in situ　原位

in situ carcinoma（ISC）　原位癌

in situ end labeling（ISEL）　原位末端标记法

in situ hybridization　原位杂交

in situ hybridization histochemistry　原位杂交组织化学

in situ nick translation（ISNT）　原位缺口平移

in situ papillary carcinoma　原位乳头状癌

in situ PCR　原位聚合酶链反应

insulinoma　胰岛素瘤

integrin　整合素

intensity modulated radiation therapy　增强放疗

inter cellular adhesion molecule（ICAM）　细胞间黏附

interdigitating dendritic cell sarcoma（IDCS）　分子交指树突状细胞肉瘤

interferon（IFN）　干扰素

interferon inducible protein－10（IP－10）　干扰素诱导蛋白10

interleukin－2（IL－2）　白细胞介素－2

interleukin – 4（IL – 4）　白细胞介素 – 4

interleukin – 6（IL – 6）　白细胞介素 – 6

intermediate trophoblastic cell　中间型滋养细胞

International Union against Cancer（IUAC）　国际抗癌联盟

interphase　分裂间期

interstitial cell tumor　细胞瘤

interstitial curitherapy　组间质治疗

interventional therapy　介性治疗

intestinal metaplasia　肠化

intestinal T cell lymphoma　肠型 T 细胞淋巴瘤

intradermal nevus　皮内痣

intraductal　导管内

intraductal apocrine carcinoma　导管内大汗腺癌

intraductal carcinoma　导管内癌

intraductal clear-cell carcinoma　导管内透明细胞癌

intraductal hyperplasia（IDH）　导管内上皮增生

intraductal papilloma　导管内乳头状瘤

intraductal signet ring cell carcinoma　导管内印戒细胞癌

intraepithelial carcinoma　上皮内癌

intramammary plasmocytoma　乳房内浆细胞瘤

intramascular angioma　肌肉内血管瘤

intramedullary glioma　髓内神经胶质瘤

intramucosal carcinoma　黏膜内癌

intramural leiomyoma　壁内平滑肌瘤

intravascular large B cell lymphoma　血管内大 B 细胞淋巴瘤

intravascular lymphomatosis　血管内淋巴瘤病

intron　内含子

invasive　浸润的

invasive cribriform carcinoma（ICC）　浸润性筛状癌

invasive lobular carcinoma　浸润性小叶癌

invasive micropapillary carcinoma（IMC）　浸润性微小乳头状癌

inversion　倒位（染色体）

inverted　内翻的

inverted papilloma　内翻性乳头状瘤

inverted polyp　内翻性息肉

in vitro transcription　体外转录法

in vivo　在体内

ionizing radiation　电离辐射

irinotecan（CPT－11）　伊立替康,喜树碱11(抗肿瘤药)

irradiation　照射

irradiation induced fibrosarcoma　照射诱发的纤维肉瘤

island cell adenoma　胰岛细胞腺瘤

islet cell adenoma syndrome　胰岛细胞腺瘤综合征(胰岛细胞腺瘤伴水泻、低血钾,又称胰性霍乱)

islet cell tumor　胰岛细胞瘤

isoallele　同等位基因

isochromosome　等臂染色体

isoform　同种异构体

isolated neurofibroma　孤立性神经纤维瘤

isosarcolysine　抗瘤氨酸,异溶肉瘤素(抗肿瘤药)

isotope labeling　同位素标记

isotype antibody　同种型抗体

isozyme　同工酶

ivory exostosis　牙本质性外生骨疣

ivory like tumor　牙本质样瘤

J

Jaccoud sign　雅库征(白血病时,胸骨上切迹的主动脉隆起)

Jacob ulcer　雅各布溃疡(面部溃疡性基底细胞癌)

Jadassohn intraepidermal basal cell epithelioma　雅达逊表皮内基底细胞上

皮瘤

Jaffe-Lichtenstains disease　雅－利病(囊性骨纤维瘤病)

Jakch disease　雅克什病(婴儿假白血病贫血)

Jegher-Peutz syndrome　杰－普综合征(遗传性肠息肉病伴有口腔黏膜色素沉着)

jelly belly　胶样腹水

Jensen sarcoma　姜森肉瘤(鼠肉瘤)

joining region (J region)　连接区(J区)

junction nevus　交界痣

junk DNA　无功能 DNA

juvenile　少年的

juvenile angiofibroma　少年性血管纤维瘤

juvenile cellular fibroadenoma　少年富含细胞的纤维腺瘤

juvenile hemangioma　少年型血管瘤

juvenile intracanalicular fibroadenoma　少年导管内纤维腺瘤

juvenile papillomatosis　少年型乳头状瘤病

juvenile wart　少年疣

juxtacortical　近皮质的

juxtacortical chondroma　近皮质软骨瘤

juxtacortical chondrosarcoma　近皮质软骨肉瘤

juxtacortical osteosarcoma　近皮质骨肉瘤

juxtacortical sarcoma　近皮质肉瘤

juxtaglomerular cell tumor　近肾小球细胞肿瘤

juxtaposition　并列

K

Kahlden tumor　卡尔顿瘤(卵巢粒层卵泡膜细胞瘤)

Kahler disease　卡勒病（原发性多发性骨髓瘤）

kang cancer　炕癌

Kaposi sarcoma　卡波西肉瘤

Kaposi sarcoma associated herpes virus（KSHV）　卡波西肉瘤相关病毒

Karnofsky performance status scales　卡诺夫斯库执行情况标准（衡量癌症病人生活质量的指标）

karyolysis　核溶解

karyorrhexis　核碎裂

karyotype　核型（染色体组型）

Kasabach-Merritt syndrome　卡－梅综合征（血管瘤伴血小板减少）

Kast-Maffucci syndrome　卡－马综合征（多发性内生软骨瘤伴海绵状血管瘤）

KB cell　人鼻咽癌细胞

keloid　瘢痕瘤

keloidectomy　瘢痕瘤切除术

keloidosis　瘢痕瘤病

Kennedy syndrome　肯尼迪综合征（脑前叶肿瘤）

keracele　角质瘤

kerasin　角苷脂

keratiasis　角质疣

keratin　角蛋白

keratoacanthoma　角化棘皮瘤

keratoacanthosis　角化性棘皮症

keratoangioma　角化血管瘤

kerotoma　角化病

ki-1 lymphoma　间变性大细胞淋巴瘤

kidrolase　左旋天冬酰胺酶（抗肿瘤药）

Kiel lymphoma classification　基尔淋巴瘤分类法

Kikuchi-Fujimoto lymphadenopathy　坏死性淋巴结病

klatskin tumor　肝门胆管肿瘤

Klein-Gumprecht shadow nuclei　克－古影核（涂片中的破碎细胞,常见于淋巴细胞白血病）

Klima needle　克利玛型骨髓穿刺针

Klinefelter syndrome　克氏综合征(原发性小睾丸症)

Klinger syndrome　克林格综合征(肉芽肿)

Klippel-Trenaunay syndrome　克－特综合征(先天性结构不良性血管扩张)

kraurosis valvae　女阴干枯病

Krause paraganglioma tympanicum　克劳泽鼓室副神经节瘤

krestin (PSK)　云芝糖肽

Krukenberg tumor　克鲁肯贝格瘤(胃肠道转移至卵巢的肿瘤)

Kultschitzky cell carcinoma　嗜银细胞癌

kunming mouse　昆明系小鼠

Kupffer cell sarcoma　库普弗细胞肉瘤(肝星形细胞肉瘤)

L

label　标记

lactating adenoma　分泌型腺瘤

lactating adenosis　分泌型乳腺病

lactocele　乳腺囊肿

lagphase　延滞期,滞后期

Lambert-Eaton syndrome　郎－伊综合征(小细胞癌伴肌无力症)

laminin (LN)　层连蛋白

Langerhans cell granulomatosis (LCG)　朗格汉斯细胞肉芽肿病

Langerhans cell histiocytosis (LCH)　朗格汉斯细胞组织细胞增生症

Langerhans cell sarcoma　朗格汉斯细胞肉瘤

Langerhans tumor　朗格汉斯瘤(胰岛细胞腺瘤)

Langhans cell carcinoma　朗汉斯细胞癌(绒毛膜癌)

large granular lymphocyte (LGL)　大颗粒淋巴细胞

laryngocele　喉囊肿

latency　潜伏状态

latent　潜伏的

latent carcinoma　潜伏性癌

latent membrane protein（LMP）　潜在性膜蛋白

Lawford syndrome　劳福特综合征(血管瘤伴迟发性白内障)

leiofibroma　平滑肌纤维瘤

leiomyoma　平滑肌瘤

leiomyoma extraluminal　腔外性平滑肌瘤

leiomyoma intraluminal　腔内性平滑肌瘤

leiomyoma intramural　壁间性平滑肌瘤

leiomyoma multiple　多发性平滑肌瘤

leiomyoma pedunculated polyoid　有蒂息肉样平滑肌瘤

leiomyoma subserous　浆膜下平滑肌瘤

leiomyoma vascular　血管平滑肌瘤

leiomyoma Zenker　岑克尔平滑肌瘤(平滑肌肉瘤)

leiomyosarcoma　平滑肌肉瘤

lemmoma　神经鞘瘤

Lennert lymphoma　莱纳特淋巴瘤(淋巴上皮样 T 细胞淋巴瘤)

lentinan　香菇多糖

lepidoma　里膜瘤

leproma　麻风结节

leptomeningeal sarcoma　软脑膜肉瘤

leptomeningioma　软脑膜瘤

Lesser leukemia　累赛尔白血病(白血病合并恶性贫血)

lethal dose　致死剂量

lethal malignant melanoma　致死性恶性黑色素瘤

lethal midline granuloma　致死性中线肉芽肿

letrozole　来曲唑,芙瑞(抗乳腺癌新药)

Letterer-Siwe syndrome　勒－赛综合征(非类脂性组织细胞增生症)

leucocyte common antigen　白细胞共同抗原

leucoderma　白斑病

leucogen　左旋天冬酰胺酶(抗肿瘤药)

leucovorin　醛氢叶酸

leukemia　白血病

leukemia acute basophilic　急性嗜碱粒细胞白血病

leukemia acute biphenotypic　急性双表型白血病

leukemia acute erythroid　急性红白血病

leukemia acut emyelo-monocytic　急性粒－单核细胞白血病

leukemia adult T cell　成人 T 细胞白血病

leukemia atypical chronis myelogenous　非典型性慢性粒细胞性白血病

leukemia B cell chronic lymphocytic　B 细胞慢性淋巴细胞白血病

leukemia Burkitt cell　伯基特细胞白血病

leukemia chronic eosinophilic　慢性嗜酸粒细胞白血病

leukemia chronic myelogenous　慢性粒细胞性白血病

leukemia chronic myelo-monocytic　慢性粒－单核细胞白血病

leukemia chronic neutrophilic　慢性中性粒细胞白血病

leukemia hairy cell　毛细胞白血病

leukemia juvenile myelo-monocytic　幼年粒－单核细胞白血病

leukemia mast cell　肥大细胞白血病

leukemia plasma cell　浆细胞白血病

leukemia precursor B cell acute lymphoblastic　前 B 细胞急性淋巴母细胞
白血病

leukemia precursor T cell acute lymphoblastic　前 T 细胞急性淋巴母细胞
白血病

leukemia T cell prolymphocytic　T 细胞幼淋巴细胞白血病

leukemic reticuloendotheliosis　白血病性网状细胞增生症

leukemid　白血病疹

leukemogen　致白血病物质

leukemogenesis　白血病生成

leukemogenic　致白血病的

leukemoid　白血病样的

leukeran　瘤可宁,苯丁酸氮芥(抗肿瘤药)

leuko-chloroma　白血病性绿色瘤

leukocytosis　白细胞增多

leukokeratosis　黏膜白斑病

leukoma　角膜白斑

leucopenia　白细胞减少症

leukoplakia　白斑病

leukoregulin　白细胞调节素

leuko virus　白病毒

leuprorelin　亮丙瑞林（抗肿瘤药）

leurocristine　长春新碱

leustatin　克拉立平（抗肿瘤药）

leutaron　兰他隆（芳香化酶抑制剂）

leuticular carcinoma　豆状癌（皮肤癌）

Leydig cell tumor　莱迪希细胞瘤（睾丸间质细胞瘤）

life table　寿命表

Li-Fraumeni syndrome　李–弗劳明综合征（p53 基因有突变）

ligamentum teres tumor　圆韧带瘤

lignans　木脂素类

Lindau disease　林道病（中枢神经系统血管瘤病）

lineage promiscuity　品系混杂

linear　线性,线的

linear energy transfer（LET）　线性能量转换

linear keratoma　线状角化病

linear nevus　线状痣

lingual carcinoma　舌癌

linkage group　连锁群

linomide　三羧氨基喹啉

liomyofibroma　平滑肌纤维瘤

liomyoma　平滑肌瘤

liomyosarcoma　平滑肌肉瘤

liparocele　阴囊脂瘤

liparomphalus　脐脂瘤

lipid　脂类

lipid cell tumor　脂质细胞瘤

lipidosis　脂沉积症

lipid secreting carcinoma　脂质分泌性癌

lipoadenoma　脂肪腺瘤

lipoangioma　脂肪血管瘤

lipochondroadenoma　脂肪软骨腺瘤

lipochondroma　脂肪软骨瘤

lipodermoid　脂肪皮样囊肿

lipofibroma　脂肪纤维瘤

lipofibrosarcoma　脂肪纤维肉瘤

lipoid　类脂质

lipoid associated sialic acid（LASA）　脂质相关性唾液酸

lipoid hamartoma　类脂性错构瘤

lipoid histiocytosis　类脂性组织细胞增生症

lipolipidosis　脂肪类脂质沉积症

lipoma　脂肪瘤

lipoma brown　棕色脂肪瘤（冬眠瘤）

lipoma dolorosa　痛性脂肪瘤

lipoma ossificans　骨化性脂肪瘤

lipomatosis　多发性脂肪瘤

lipomelanotic reticulosis　脂质黑色素性网织细胞增生症

lipomyoma　脂肪肌瘤

lipomyxoma　脂肪黏液瘤

lipomyxosarcoma　脂肪黏液肉瘤

liposarcoma　脂肪肉瘤

liposome　脂质体

lipothymoma　胸腺脂肪瘤

liquid based cytology　液基细胞学

liver cell　肝细胞

liver cell adenoma　肝细胞腺瘤

liver cell carcinoma　肝细胞癌

lobaplatin　乐铂（抗肿瘤药）

Lobstein cancer　洛布斯坦癌（腹膜后肉瘤）

lobular　小叶的

lobular carcinoma　小叶癌（乳腺癌）

lobular cribriform carcinoma　筛状小叶癌

lobular infiltrating carcinoma　浸润性小叶癌

lobular in situ carcinoma　小叶原位癌

lobular tubular carcinoma　小管性小叶癌

locus　基因座

Loeffer-Priesel tumor　吕－普瘤（粒层卵泡膜细胞瘤）

lomustine（CGNU）　环己亚硝脲（抗肿瘤药）

long rang PCR　长距离多聚酶链反应

long terminal repeat（LTR）　长末端重复序列

loss of heterozygosity（LOH）　杂合性丢失

low grade　低度（恶性）的

low grade carcinoma　低度（恶性）癌

low grade sarcoma　低度（恶性）肉瘤

Lucke carcinoma　吕克癌（蛙肾腺癌）

lump　肿块

lung cancer　肺癌

luteoma　黄体瘤

luteoma stromal　间质性黄体瘤

luteoma virilizing　男性化黄体瘤

lutzner cell　皮肤蕈样肉芽肿细胞

lycobetaine　氧化石蒜碱

lycopene　西红柿红素

lymphadenia　淋巴组织增生

lymphadenopathy　淋巴结病

lymphangio-cavernoma　海绵状淋巴管瘤

lymphangioendothelioma　淋巴管内皮瘤

lymphangioendotheliosarcoma　淋巴管内皮肉瘤

lymphangiofibroma　淋巴管纤维瘤

lymphangioleiomyoma　淋巴管平滑肌瘤

lymphangioma　淋巴管瘤

lymphangiomatosis　淋巴管瘤病

lymphangiomyoma　淋巴管肌瘤

lymphatic chemotherapy　淋巴化疗

lymphepithelioma　淋巴上皮癌

lymphoblastic　淋巴母细胞的

lymphoblastic lymphoma　淋巴母细胞性淋巴瘤

lymphocyte homing　淋巴细胞归巢

lymphocytosis　淋巴细胞增多症

lymphocytosis acute infectious　急性传染性淋巴细胞增多症

lymphoepitheloid carcinoma　淋巴上皮样癌

lymphoid tissue（peripheral）　淋巴样组织(外周)

lymphoid tissue（primary）　淋巴样组织(原始)

lymphokine　淋巴因子

lymphokine activated killer（LAK）cell　淋巴因子激活的杀伤细胞

lymphoma　淋巴瘤

lymphoma adult T cell（ATCL）　成人 T 细胞淋巴瘤

lymphoma Africa children　非洲儿童淋巴瘤(伯基特淋巴瘤)

lymphoma anaplastic large cell（T/null cell, primary cutaneous type）（LALC）　间变性大细胞淋巴瘤(T 和裸细胞,原发性皮肤型)

lymphoma angioimmunoblastic T cell　血管免疫母细胞 T 细胞淋巴瘤

lymphoma cutaneous follicle center　皮肤滤泡中心淋巴瘤

lymphoma diffuse follicle center　弥漫性滤泡中心淋巴瘤

lymphoma extranodal marginal zone B cell（MALT－MZL）　MALT 型结外边缘区 B 细胞淋巴瘤

lymphoma extranodal NK/T cell（nasal type）（NK/TCL）　结外 NK/T 细胞淋巴瘤(鼻型)

lymphoma hepatosplenic γδ T cell　肝脾 γδT 细胞淋巴瘤

lymphoma lymphoplasmacytic（LPL）　淋巴浆细胞性淋巴瘤

lymphoma mantle cell　套细胞淋巴瘤

lymphoma mucosa associated lymphoid tissue　黏膜相关淋巴组织淋巴瘤

lymphoma nodal marginal zone B cell（＋/－monocytoid B cells）　淋巴结边缘区 B 细胞淋巴瘤(＋/－单核细胞样 B 细胞)

lymphoma peripheral T cell（not otherwise characterized）　外周 T 细胞淋巴瘤(无其他特征)

lymphoma primary cutaneous anaplastic large cell　原发性皮肤间变性大细胞淋巴瘤

lymphoma primary effusion　原发性渗出性淋巴瘤

lymphoma T-zone　T 区淋巴瘤

lymphomatoid drug eruption（LDE）　淋巴瘤样药疹

lymphomatoid granulomatosis　淋巴瘤样肉芽肿病

lymphomatoid papulosis　淋巴瘤样丘疹病

lymphoplasmatic lymphoma　淋巴浆细胞性淋巴瘤

lymphoproliferation　淋巴样增殖

lymphotoxin（LT）　淋巴毒素（β－肿瘤坏死因子）

lysosome　溶酶体

lysozyme　溶菌酶

M

mabthera（rituximab）　美罗华（CD20 人鼠嵌合性单克隆抗体）

macracidmycin　马克来霉素（抗肿瘤药）

macro cyst　巨囊

macro follicular adenoma　巨滤泡性腺瘤

macroglobulinemia　巨球蛋白血症

macroglossia　巨舌

macromolecules　大分子

macrophage activating factor　巨噬细胞激活因子

maedi　绵羊肺腺瘤病

Maffucci syndrome　马富西综合征（多发性软骨瘤伴皮肤或内脏血管瘤）

magnetic resonance imaging（MRI）　磁共振成像

major breakpoint cluster region（MBR）　大多数断点聚集区

major histocompatibility complex antigen　主要组织相容性复合体抗原

male breast carcinoma（MBC）　男性乳腺癌

Malherbe tumor　钙化上皮瘤

malignancy　恶性

malignant　恶性的

malignant angioendotheliomatosis　恶性血管内皮瘤病

malignant extra-renalrhabdoid tumor　恶性肾外横纹肌样瘤

malignant ganglioneuroma　恶性神经节瘤

malignant hemangioendothelioma　恶性血管内皮瘤

malignant lymphoma　恶性淋巴瘤

malignant mastocytosis　恶性肥大细胞病

malignant melanoma　恶性黑色素瘤

malignant mesenchymoma　恶性间叶瘤

malignant mesothelioma of pleura　胸膜恶性间皮瘤

malignant mixed Mullerian tumor　恶性苗勒管混合瘤

malignant neurinoma　恶性神经鞘瘤

malignant Schwannoma　恶性许旺瘤(恶性神经鞘瘤)

malignant tenosynovial giant cell tumor　恶性腱鞘巨细胞瘤

malignant teratoma　恶性畸胎瘤

malignant thymoma　恶性胸腺瘤

mammary　乳腺

mammary adenocarcinoma　乳腺腺癌

mammary adenosis　乳腺腺病

mammary carcinoma with osteoclast-like giant cells（MC－OLGC）　伴破骨细胞样巨细胞乳腺癌

mammary dysplasia　乳腺结构不良

mammoplasia　乳腺组织增生

mannitol nitrogen mustard　甘露醇氮芥(抗肿瘤药)

mantle cell lymphoma　套细胞淋巴瘤

manumycin　手霉素(法尼基转移酶抑制剂)

marek disease virus　鸟类淋巴瘤病毒

margarid tumor　胆脂瘤

marginal nevus　交界痣

marker chromosome　标记染色体

masculinoma　男性化瘤(卵巢)

mass　团块

mast cell　肥大细胞

mast cell disease　肥大细胞病

mast cell tumor   肥大细胞瘤

mastectomy   乳房切除术

masterone   丙酸甲雄烷酮（抗肿瘤药）

masto   乳房

masto adenoma   乳房肿瘤

masto carcinoma   乳房癌

masto chondroma   乳房软骨瘤

mastocytoma   肥大细胞瘤

masto fibroma   乳房纤维瘤

mastography   乳腺 X 射线照相术

mastology   乳腺学

mastopathia   乳腺病

mastoscirrhus   乳腺硬癌

matrix metalloproteinase（MMP）   基质金属蛋白酶

matrix producing carcinoma   产生间质的癌

mature B cell   成熟 B 细胞

maximal tolerated dose   最大耐受剂量

maytansine   美登素（抗肿瘤药）

mean   均数

mechlorethamine   甲二氯二乙胺（抗肿瘤药）

median   中位数

median curative dose（CD50）   半数治愈量

median effective dose   半数有效量

median lethal dose   半数致死量

mediterranean lymphoma   地中海淋巴瘤

medroxyprogesterone   甲羟孕酮

medullary carcinoma   髓样癌

medulloblastoma   神经管母细胞瘤

medulloepithelioma   髓上皮瘤

medullosuprarenoma   肾上腺髓质瘤

megakaryoblastoma   巨核母细胞瘤

megakaryocytosis   巨核细胞增多症

megestrol   甲地孕酮

meglumine diatrizoate　泛影葡胺

meglumine iodipamide　胆影葡胺

Meigs syndrome　梅格斯综合征(卵巢纤维瘤伴胸水及腹水)

melanoacanthoma　黑色素棘皮瘤

melanoameloblastoma　黑色素釉母细胞瘤

melanoma　黑色素瘤

melanoma amelanotic　无色素性黑色素瘤

melanoma antigen gene(MAGE)　黑色素瘤抗原基因

melanoma Cloudman　克劳德曼黑色素瘤(鼠可移植性黑色素瘤)

melanoma Harding-Passey　哈－帕黑色素瘤(鼠自发性黑色素瘤)

melanoplakia　口黏膜黑斑

melanotic Schwannoma　黑色素性许旺瘤

melengestrol　羟甲亚甲孕酮(抗肿瘤药)

meloncus　颊瘤

melphalan　美法仑,抗瘤氨酸(抗肿瘤药)

memory B cell　记忆 B 细胞

meningeal　脑(脊)膜的

meningeal fibroblastoma　脑(脊)膜成纤维细胞瘤

meningeal gliomatosis　脑(脊)膜神经胶质瘤病

meningeal meningiomatosis　脑(脊)膜性脑(脊)膜瘤病

Menkel cell carcinoma　皮肤神经内分泌细胞癌

mercaptopurine　巯嘌呤(抗肿瘤药)

merphyrin　汞卟啉(抗肿瘤药)

mesenchymoma　间叶瘤

mesna　美司纳,巯乙磺酸钠,美安(抗肿瘤药)

mesoblastic　中胚层的

mesoblastic nephroma　中胚层性肾细胞瘤

mesoglioma　少突神经胶质瘤

mesometanephroma　中后肾瘤

mesonephroma　中肾瘤(卵巢瘤)

mesothelioma　间皮瘤

mesoxalylurea　四氧嘧啶(抗肿瘤药)

metacentric　中间着丝点(染色体)

metalloprotease　金属蛋白酶

metallothionein（MT）　金属硫蛋白

metanephroma　后肾瘤

metanotic progonoma　婴儿色素性神经外胚层肿瘤

metaphase　核分裂中期

metaplasia　化生

metaplasia apocrine　大汗腺化生

metaplasia squamous　鳞状化生

metaplastic　化生的

metaplastic carcinoma　化生性癌

metaplastic carcinoma with osteoclast like giant cells　伴有破骨细胞样巨细胞的化生性癌

metaplastic meningioma　化生性脑(脊)膜瘤

metastasis　转移

metastatic　转移的

metastatic carcinoma　转移性癌

metastatic gene　转移基因

metastatic suppressor gene　转移抑制基因

methotrexate（MTX）　甲氨蝶呤(抗肿瘤药)

methoxymelphalan　甲氧芳芥(抗肿瘤药)

methybutane　甲基丁烷蒽

methylaminopterin　甲氨蝶呤(抗肿瘤药)

methylation　甲基化作用

methylation sensitive single strand conformation analysis（MS – SSCA）　甲基化敏感单链构象分析

methylbenzyl hydrazine　甲基苄肼(抗肿瘤药)

methyl cellulose　甲基纤维素

methylglycoxal bisguanylhydra zone（M – GAG）　丙脒腙(抗肿瘤药)

methyl testosterone　甲基睾丸酮

metra carcinoma　子宫癌

metrafibroma　子宫纤维瘤

Meyer disease　麦耶病(鼻咽后壁淋巴组织增殖)

Mibelli angiokeratoma　麦贝利血管角化瘤

micro　微小的

microadenoma　垂体微腺瘤

microadenomatosis　微小腺瘤病

microbody　微体

micro carcinoma　微小癌

microdissection　显微解剖法

microfollicular adenoma　小滤泡性腺瘤（甲状腺）

microglandular adenosis　微腺腺病

microglioma　小神经胶质细胞瘤

microgliomatosis　小神经胶质细胞瘤病

microinvasion　微小浸润

micromanipulator　显微操作器

micromatastasis　微转移

micropapillary carcinoma　微乳头状癌

micropapillary serous carcinoma　微乳头浆液性癌

microresidual disease（MRD）　微小残留病变

microsatellite　微卫星

microsatellite instability　微卫星不稳定

microtubule　微管

microvilli　微绒毛

microwave　微波

microtome　切片机

midkine　肝素结合细胞因子

mifepristone　米非司酮（抗孕激素药）

migratory　迁移的

migratory tumor　迁移性癌

Miles operation　迈尔斯手术（腹部会阴直肠癌切除术）

Milles syndrome　米尔斯综合征

minisatellite　小卫星序列

minor breakpoint cluster region（MCR）　较少断点聚集区

minute chromosome　微小染色体

misdiagnosis　误诊

mismatch repair　错配修复

missense mutation　错义突变

mitobronitol　二溴甘露醇（抗肿瘤药）

mitochondria　线粒体

mitochondrial DNA　线粒体 DNA

mitochondroma　线粒体瘤（又称 oncocytoma）

mitogen　丝裂原

mitogenic　致有丝分裂的

mitogillin　米托洁林,丝裂吉菌素（抗肿瘤药）

mitoguazone　米托胍腙,丙脒腙（抗肿瘤药）

mitolactol　二溴卫矛醇（抗肿瘤药）

mitomycin C（MMC）　丝裂霉素 C（抗肿瘤药）

mitosis　有丝分裂

mitotane　米托坦（抗肿瘤药）

mitoxantrone(MX)　米托蒽醌（抗肿瘤药）

mixed　混合的

mixed tumor　混合瘤（腮腺）

mixed Müllerian tumor　混合副中肾管肿瘤

mixed type arrhenoblastoma　混合型男性细胞瘤（卵巢）

model　模型

mole　胎块

mole hydatidiform　葡萄胎,水疱状胎块

mole malignant hydatidiform　恶性葡萄胎

mole pigmented　色素痣

molecular　分子

molecular biology　分子生物学

molecular disease　分子病

molecular epidemiology　分子流行病学

molecular genetics　分子遗传学

molecular pathology　分子病理学

molecular policeman　分子警察（p53）

Mill gland carcinoma　睫腺癌

mongolian spot　蒙古斑

monocellular　单细胞的

monoclonal antibody　单克隆抗体

monocyte chemotactic protein 3（MCP-3）　单核细胞趋化蛋白3

monocytic　单核细胞的

monocytic leukemia　单核细胞性白血病

monocytoma　单核细胞瘤

monocytosis　单核细胞增多症

monocytosis nonleukemic　非白血病性单核细胞增多症

monodermoma　单胚层瘤

mononucleosis　单核细胞增多症

monster cell sarcoma　巨怪细胞肉瘤

morbidity　发病率

morbigenous　致病的

morphology　形态学

mortality rate　死亡率

mosaic　镶嵌体

mosaic wart　镶嵌状疣

most probable distribution　最大概率分布

mucinoid　黏液样的

mucinoid carcinoma　黏液样癌

mucinous　黏液性的

mucinous adenocarcinoma　黏液性腺癌

mucinous cystadenocarcinoma　黏液性囊腺癌

mucinous cystadenoma　黏液性囊腺瘤

mucochondrosarcoma　黏液软骨肉瘤

mucoepidermoid adenocarcinoma　黏液表皮样腺癌

mucosa associated lymphoid tissue lymphoma（MAL-Toma）　黏膜相关淋巴样组织淋巴瘤

Müellerianoma　苗勒管瘤

mule spinner cancer　木棉纺织工癌

Mülleriosis　苗勒管增生症

Müller steatoma　苗勒脂瘤（纤维脂瘤）

multicentric　多中心的

multidrug resistance（MDR）gene　多药耐药基因

multifocal　多病灶的

multiple endocri neneoplasia syndrome　多发性内分泌肿瘤综合征

multiple myeloma　多发性骨髓瘤

multiple osteocartilaginous exostoses　多发性骨软骨性外生骨疣

multiple tricholemmoma　多发性外毛根鞘瘤

multiple tumor suppressor gene（MTS1）　多肿瘤抑制基因

multipotential hemopoietic stem cell（MHSC）　多能造血干细胞

Murchison-Sanderson syndrome　默－山综合征（伴周期性发热的淋巴瘤）

murine leukemia virus（MLV）　小鼠白血病病毒

muscular tumor　肌瘤

mustine　氮芥（抗肿瘤药）

mutagen　致突变剂

mutagenic compounds　致突变化合物

mutamycin　丝裂霉素（抗肿瘤药）

mutant　突变体

mutant p53　突变型 p53

mutation　突变

mutation tumor　突变瘤

mutation hot spot　突变热点

mycobacteriumphlei　草分枝杆菌

mycophenolic acid　霉酚酸（抗肿瘤药）

mycosis　真菌病

mycosis fungoides　蕈样肉芽肿（皮肤 T 细胞淋巴瘤）

myeleukon　马利兰（抗肿瘤药）

myelinoma　髓鞘质瘤（神经鞘瘤）

myeloblastic leukemia　原粒细胞白血病

myeloblastoma　原粒细胞瘤

myelobromol　二溴甘露醇（抗肿瘤药）

myelocytic　粒细胞的

myelocytic leukemia chronic　慢性粒细胞白血病

myelocytic myeloma　粒细胞性骨髓瘤

myelocytoblastoma　原粒细胞瘤

myelofibrosis　骨髓纤维化

myeloma　骨髓瘤

myelomatosis　骨髓瘤病（多发性骨髓瘤）

myeloplax　骨髓多核巨细胞

myeloplaxoma　骨髓多核巨细胞瘤

myeloproliferative disease　骨髓增生病

myelosacomatosis　骨髓肉瘤病

myelosis　骨髓组织增生

myelotic chloroma　骨髓性绿色瘤

myoadenofibroma　肌腺纤维瘤

myoblastoma　成肌细胞瘤

myocytoma　肌细胞瘤

myoepithelial carcinoma　肌上皮癌

myoepithelial sialadenitis（MESA）　肌上皮唾液腺炎

myoepithelioma　肌上皮瘤

myoepitheliosis　肌上皮瘤病

myofibroblastoma　肌纤维母细胞瘤

myolipoma　肌脂肪瘤

myoma　肌瘤

myomatectomy　肌瘤切除术

myomatosis　肌瘤病

myoma vascular　血管性肌瘤

myoma uteri　子宫肌瘤

myoxanthoma　肌黄色瘤

myxoadenoma　黏液腺瘤

myxochondro carcinoma　黏液软骨癌

myxochondro fibrosarcoma　黏液软骨纤维肉瘤

myxochondroma　黏液软骨瘤

myxochondrosarcoma　黏液软骨肉瘤

myxocylindroma　黏液圆柱瘤

myxoendothelioma　黏液内皮瘤

myxoepithelioma　黏液上皮瘤

myxoglioma　黏液神经胶质瘤

myxoinoma　黏液纤维瘤

myxolipooma　黏液脂肪瘤

myxoliposarcoma　黏液脂肪肉瘤

myxoma　黏液瘤

myxoma enchondromatosum　内生软骨瘤性黏液瘤

myxoma giant intracanalicular　巨大管内性黏液瘤(乳腺)

myxoma ovarii　卵巢黏液瘤

myxosarcoma　黏液肉瘤

N

Naboth cyst　纳博特囊肿(子宫颈腺囊肿)

Naegeli monocytic leukemia　奈格利单核细胞性白血病

naevus　痣

naevus cavernous　海绵状痣

naevus cell aggregates　痣细胞聚集

naevus ceruleus　蓝痣

naevus pigmentosus　色素痣

naevus pilosus　毛痣

naevus planus　扁平痣

nasopharyngeal　鼻咽的

nasopharyngeal carcinoma　鼻咽癌

National Cancer Institute (NCI)　国立癌症研究所

natural killer cell　自然杀伤细胞

navelbine (NVB)　去甲长春碱,诺威本(抗肿瘤药)

nelaton tumor　腹壁皮样囊肿

neoadjuvant chemotherapy　新辅助化疗

neoplasm　新生物(肿瘤)

neoplasm benign　良性瘤

neoplasm malignant　恶性瘤

neoplasm metastatic　转移性瘤

neoplastic angioendotheliosis　肿瘤性血管内皮瘤病

neopterin　新蝶呤

neovastat　尼华斯他(鲨鱼软骨制剂)

nephradenoma　肾腺瘤

nephroblastoma　肾母细胞瘤

nephroma　肾瘤

nephroma embryonic　胚胎性肾瘤

nephroma mesoblastic　中胚层性肾瘤

nephrosarcoma　肾肉瘤

nerve sheath tumor　神经鞘瘤

nesidioblastoma　胰岛母细胞瘤

nesidioma　胰岛细胞瘤

nest　巢

nest cancer　巢癌

netrin　神经生长因子

networking receptor　网络受体

neu gene　neu 基因(即 c – erbB – 2 基因)

neurilemmoma　神经鞘瘤

neurinofibroma　神经鞘纤维瘤

neurinoma　神经鞘瘤

neuroangiomatosis　神经血管瘤病

neuroastrocytoma　神经星形细胞瘤

neuroblastoma　神经母细胞瘤

neuroepithelioma　神经上皮瘤

neuroepithelioma gliomatosum　胶质瘤性神经上皮瘤

neuroepithelioma olfactory　嗅神经上皮瘤

neuroepithelioma retinae　视网膜神经上皮瘤

neurofibroma　神经纤维瘤

neurofibroma acoustic　听神经纤维瘤

neurofibromatosis　神经纤维瘤病

neurofibromatosis gene　神经纤维瘤基因(如 NF – 1)

neurofibromatosis multiple　多发性神经纤维瘤病

neurofibromin　神经纤维瘤蛋白

neurofibromyxoma　神经纤维黏液瘤

neurofibrosarcoma　神经纤维肉瘤

neurofilament（NF）　神经微丝蛋白

neuroganglioma　神经节细胞瘤

neurogliocytoma　神经胶质细胞瘤

neuroglioma　神经胶质瘤

neurogliomatosis　神经胶质瘤病

neuroma　神经瘤

neuroma acoustic　听神经瘤

neuroma amputation　截肢性神经瘤

neuroma cutis　皮肤神经瘤

neuroma multiple　多发性神经瘤

neuromatioma　小神经瘤

neuroma Verneuil　韦尔讷伊神经瘤（丛状神经瘤）

neuromyxoma　神经黏液瘤

neurosarcoma　神经肉瘤

neuro-specific endolase　神经特异性烯醇酶

neurospongioma　神经胶质瘤

neuroxanthoma　神经黄色瘤

neutron rays　中子射线

neutropenia　中性粒细胞减少症

neutrophil chemotactic factor（NCF）　中性粒细胞趋化因子

neutrophilia　中性粒细胞增多症

newborn epulis　新生儿龈瘤

nickase　切割酶

Niemann disease　尼曼病（类脂组织细胞增多症）

nimustine（ACNU）　尼莫司汀（抗肿瘤药）

nipple discharge　乳头溢液

nipple ductal adenoma　乳头部导管腺瘤

nitric oxide synthetase　一氧化氮合成酶

nitrocaphane　消瘤芥（抗肿瘤药）

nitrogen mustard　氮芥(抗肿瘤药)

nitromin　氧氮芥(抗肿瘤药)

nitrosamines　亚硝胺

nitro-urea　亚硝基脲(抗肿瘤药)

NK/T cell lymphoma　NK/T 细胞淋巴瘤

NM23 gene　NM23 基因

nomegestrol(NOM)　甲诺孕酮

nonchromaffin　非嗜铬的

nonchromaffin chromaffinoma　非嗜铬性嗜铬细胞瘤

nonchromaffin paraganglioma　非嗜铬性副神经节瘤

non-epidermotropic cutaneous T cell lymphoma(NECT–CL)　非向表皮性皮肤 T 细胞淋巴瘤

non-Hodgkin lymphoma(NHL)　非霍奇金淋巴瘤

non-infiltrating carcinoma　非浸润性癌

non-necrotic cribriform carcinoma　无坏死筛孔状癌

nonpigmented nevus　无色素痣

non-specific esterase(NSE)　非特异性酯酶

non-starch polysaccharides(NSP)　非淀粉多糖

nonvirilizing luteoma　无男性化黄体瘤

norcantharidin　去甲斑蝥素

Northern blot　诺森印迹杂交

notochordoma　脊索瘤

Nottingham combined histologic grade　乳腺癌组织学分级系统

novembichin　新氮芥,新恩比兴(抗肿瘤药)

npsidioblastoma　胰岛细胞腺瘤

nuclear contour index(NCI)　核外廓指数

nuclear grade　核级

nuclear magnetic resonance imaging　核磁共振成像

nuclear medicine　核医学

nuclear mitotic apparatus protein(NMP22)　核有丝分裂器蛋白

nuclease　核酸酶

nucleolar organizer regions(NOR)　核仁组成区

nucleometer　放射能计数器

nucleophosmin（NPM）　核磷蛋白
nucleophosphatase　核磷酸酯酶
nucleoprotein　核蛋白
nucleosidase　核苷酶
nucleoside　核苷
nucleosome　核小体
nucleosis　核增生
nucleotidase　核苷酸酶
nucleotide　核苷酸
nucleotide flavin　黄素核苷酸
nucleotide pyridine　吡啶核苷酸
nucleotide triphosphopyridine　三磷酸吡啶核苷酸
nude mice　裸鼠
nystatin　制霉菌素

O

oat cell carcinoma　燕麦细胞癌
oat cell sarcoma　燕麦细胞肉瘤
ocaphane　邻脂苯芥（抗肿瘤药）
occult carcinoma　隐匿性癌
occupational　职业性的
occupational carcinogens　职业性致癌物
occupational carcinoma　职业性癌
odds ratio（OR）　比值比
odontoblastoma　牙质瘤
odontoclastoma　破牙质细胞瘤
odontogenic　牙源性

odontogenic cyst　牙源性囊肿

odontogenic fibrosarcoma　牙源性纤维肉瘤

odontogenic mixed tumor　牙源性混合瘤

odontogenic myxoma　牙源性黏液瘤

odontogenic sarcoma　牙源性肉瘤

odontoma　牙瘤

odontosarcoma　牙肉瘤

odontosteophyte　牙骨瘤

oestradiol　雌二醇

oleogranuloma　石蜡瘤

olfactory neuroblastoma　嗅神经母细胞瘤

oligodendroglioma　少突胶质细胞瘤

oligonucleotide probe　寡核苷酸探针

Ollier disease　奥利埃病（内生软骨瘤病）

omaine　秋水仙胺（抗肿瘤药）

omphaloma　脐瘤

onco　肿瘤的

oncobiology　肿瘤生物学

oncocyte　瘤细胞

oncocyto genetics　肿瘤细胞遗传学

oncocytology　肿瘤细胞学

oncocytoma　大嗜酸粒细胞瘤（甲状腺）

oncocytosis　大嗜酸粒细胞增多症（腮腺）

oncoepidemiology　肿瘤流行病学

oncogene　癌基因

oncogene protein　癌基因蛋白

oncogenesis　癌发生

oncogenic　致癌的

oncogenic RNA virus　致癌 RNA 病毒

oncogenicity　致癌性

oncology　肿瘤学

oncology clinical　临床肿瘤学

oncology fundamental　基础肿瘤学

oncolysis　瘤细胞溶解

oncomolecularbiology　肿瘤分子生物学

oncopathology　肿瘤病理学

oncostasis　肿瘤制止

oncosurgery　肿瘤外科

oncotatin　肿瘤素

oncotherapy　肿瘤治疗

oncothlipsis　肿瘤压迫

oncotropic　亲瘤的

oncovirology　肿瘤病毒学

ondansetron　昂丹司琼,枢复宁（止吐药）

ongoing mutation　延续突变

onychoma　甲（床）瘤

oophorocystectomy　卵巢囊肿切除术

oophoroma　卵巢瘤

oozing tumor　渗液性瘤

operon　操纵子（染色体）

ophthalmo carcinoma　眼（球）癌

ophthal momelanoma　眼黑色素瘤

orbitopagus　眼窝畸胎瘤

orchidoncus　睾丸瘤

orchiencephaloma　睾丸胚胎性癌

orchioblastoma　睾丸母细胞瘤

orchiomyeloma　睾丸髓样癌

organ culture　器官培养

organoma　畸胎瘤

orimeten　氨基导眠能（抗肿瘤药）

oscheoncus　阴囊瘤

Osler-Weber-Rendu disease　奥－韦－伦病（遗传性出血性毛细血管扩张）

ossifying fibromyxoid tumor　骨化性纤维黏液样瘤

osteoblastoclastoma　破成骨细胞瘤

osteo carcinoma　骨癌

osteochondrofibroma　骨软骨纤维瘤

osteochondroma　骨软骨瘤

osteochondroma multiple　多发性骨软骨瘤

osteoidosteoma　骨样骨瘤

osteolipoma　骨脂瘤

osteolipochondroma　骨脂软骨瘤

osteoma　骨瘤

osteomatosis　骨瘤病

osteonearysm　骨动脉瘤

osteoodontoma　釉质牙瘤

osteoplastic sarcoma　成骨肉瘤

osteosarcoma　骨肉瘤

osteosarcoma multiple　多发性骨肉瘤

osteosarcoma osteolytic　溶骨性骨肉瘤

osteospongioma　松质骨瘤

osteosteatoma　骨脂瘤

Otani tumor　大谷瘤(非嗜铬性副神经节瘤)

ovarian　卵巢的

ovarian cyst　卵巢囊肿

ovarian folliculoma　卵巢卵泡瘤

ovarian seminoma　卵巢精原细胞瘤

ovariotestis　卵睾体

ovary carcinoma　卵巢癌

overall survival（OS）　整体生存率

oxaliplatin　奥沙利铂,草酸铂(抗肿瘤药)

oxyphil adenoma　嗜酸性细胞腺瘤

oxyradical　氧自由基

ozone　臭氧

P

p53 gene　p53 基因

pachydermatocele　神经瘤性象皮病

pachymeningioma　硬脑（脊）膜瘤

pacinian neurofibroma　环层小体神经纤维瘤

paclitaxel　特素,紫杉醇（抗肿瘤药）

Paget disease　佩吉特病（乳头）

Paget disease anogenital　肛门生殖器区佩吉特病

Paget disease extramammary　乳腺外佩吉特病

pagetoid reticuloid（PR）　湿疹样癌样网状细胞增生症

painful subcutaneous tubercle　痛性皮下结节（血管球瘤）

palate xanthoma　腭黄色瘤

palliation　姑息

palliative operation　姑息手术

palmar fibromatosis　掌部纤维瘤病

Pancoast tumor　潘科斯特瘤（肺沟瘤）

pancreas carcinoma　胰腺癌

pancreatic polypeptide tumor　胰多肽瘤

panmyelosis　全骨髓组织增生

Panner disease　潘纳病（多发性骨髓瘤）

Papanicolaou smear　巴氏涂片

papillary　乳头状

papillary adenocystoma　乳头状囊腺瘤

papillary adenoma of thenipple　乳头部乳头状腺瘤

papillary carcinoma　乳头状癌

papilloma　乳头状瘤

papilloma acuminatum　尖锐湿疣

papilloma Hopmann　霍普曼息肉(鼻息肉)

papilloma intraductal　管内乳头状瘤

papilloma multiple　多发性乳头状瘤

papilloma Shope　休普乳头状瘤(病毒引起的兔口腔乳头状瘤)

papillomatosis　乳头瘤病

papova virus　乳多空病毒

paraamyloid tumor　副淀粉样瘤

parablastoma　副胚层瘤

paracanthoma　棘皮层瘤

paracentric inversion　臂内倒位(染色体)

parachordoma　副脊索瘤

paradentoma　牙周瘤

paraffinoma　石蜡瘤

paraganglioma　副神经节瘤

paraganglioma sympathic　交感神经副神经节瘤

paraganglioma tympanicum of Krause　克劳斯鼓室副神经节瘤

parakeratosis　角化不全

parameter　参数

parametrial adenocarcinoma　子宫旁组织腺癌

paraneoplastic cerebelar degeneration（PCD）　副肿瘤性小脑变性

paranephroma　肾上腺样瘤

paraplatin　卡铂(抗肿瘤药)

paraprotein（PCD）　副蛋白质

parasagittal meningioma　矢状窦旁脑膜瘤

parastruma　甲状旁腺肿

parathroidoma　甲状旁腺腺瘤

Parker-Weber-Dimitri disease　帕－韦－迪病(大脑三叉神经血管瘤病)

parodontid　龈瘤

parophthalmoncus　眼旁肿瘤

parosteal　骨旁的

parosteal lipoma　骨旁脂肪瘤

parosteal osteoma　骨旁骨瘤

parosteal osteosarcoma　骨旁骨肉瘤

parosteal sarcoma　骨旁肉瘤

patho genesis　发病机制

Pautrier micro abscess　普瑞微聚集（蕈样肉芽肿病变）

pearls tumor　珍珠样瘤（胆脂瘤）

penetrating carcinoma　穿透性癌

penile　阴茎的

penile carcinoma　阴茎癌

penile fibromatosis　阴茎纤维瘤病

peplomycin　培洛霉素（抗肿瘤药）

Pepper syndrome　佩珀综合征（肾上腺神经母细胞瘤伴肝内转移）

percentage　百分比

percentile　百分位数

percutaneous hepatic cryotherapy（PHCT）　经皮肝穿刺冷冻疗法

perforin　穿孔素

periampullary carcinoma　壶腹周围癌

perichondroma　软骨膜瘤

pericytoma　血管外皮细胞瘤

perilobular hemangioma　小叶旁血管瘤

periodic acid Schiff stain　过碘酸雪夫染色

periosteal chondroma　骨膜软骨瘤

periostoma　骨膜瘤

peripheral neuroectodermal tumor（PNET）　外周神经外胚层肿瘤

peripheral T cell lymphoma　外周 T 细胞淋巴瘤

perivascular sarcoma　血管外皮肉瘤

Perlmann tumor　佩尔曼瘤（肾良性多房性囊瘤）

peroxidase anti-peroxidase（PAP）　过氧化酶抗过氧化酶

petrolatoma　液体石蜡瘤（非真性肿瘤）

Peutz-Jegher syndrome　朴－杰综合征（黑斑息肉综合征）

P-glycoprotein　P－糖蛋白

phacoma　晶状体瘤

phacomatosis　斑痣性错构瘤病

phaeochromocytoma　嗜铬细胞瘤

phase-contrast microscope　相差显微镜

phaseolus vulgaris agglutinin（PHA）　菜豆凝集素

phenylalanine nitrogen mustard　苯丙氨酸氮芥（抗肿瘤药）

pheochromoblastoma　嗜铬母细胞瘤

pheochromocytoma　嗜铬细胞瘤

Philadelphia chromosome　费城染色体

phlebangioma　静脉瘤

phosphatidyl-inosital-3-kinase　磷脂酰肌醇 - 3 - 激酶

phycoerythrin（PE）　藻红蛋白

phyllode cystosarcoma　叶状囊肉瘤

phyllode fibroadenoma　叶状纤维腺瘤

phymatology　肿瘤学

phymatosis　肿瘤病

physical activity level（PAL）　体力活动水平

phytohemagglutinin（PHA）　植物血凝素

phyto-oestrogen　植物雌激素

picibanil　沙培林（链球菌 722 制剂）

picolimic acid　甲基吡啶酸

pigmented nevus　色素痣

pilomatricoma　发母质瘤

pilosebaceous hamartoma　毛囊皮脂错构瘤

pimeloma　脂肪瘤

pimelosis　脂肪瘤病

pinealoblastoma　松果体母细胞瘤

pinealoma　松果体瘤

pingyangmycin　平阳霉素（抗肿瘤药）

Pinkus fibroepithelioma　平卡斯纤维上皮瘤

pirarubicin（THP – ADM）　吡柔比星,吡喃阿霉素（抗肿瘤药）

pitch worker cancer　沥青工癌

pituicyte　垂体（后叶）细胞

pituicytoma　垂体（后叶）细胞瘤

pituitary tumor　垂体瘤

pityriasis lichenoides et varioliformis acuta　急性痘疮样苔藓样糠疹

placental isoferritin　胎盘异铁蛋白

placental site intermediate trophoblastic tumor　胎盘部位中间型滋养细胞肿瘤

pladaroma　眼睑软瘤

plant alkaloids　植物生物碱

plantar fibromatosis　足底纤维瘤病

plasma cell myeloma　浆细胞骨髓瘤

plasmacytoma　浆细胞瘤

plasmacytoid monocyte lymphoma　浆细胞样单核细胞淋巴瘤

plasmacytosis　浆细胞增多症

plasma thrombospondin　血浆血小板反应蛋白

plasmapheresis　血浆取出法

plasminogen　纤维蛋白溶酶原

plasminogen activator inhibitor（PAI）　纤维蛋白溶酶原激活剂抑制剂

platinol　顺铂（抗肿瘤药）

pleochromocytoma　多色细胞瘤

pleomorphic　多形的

pleomorphic adenoma　多形性腺瘤

pleomorphic cell carcinoma　多形性细胞癌

pleomorphic cell sarcoma　多形性细胞肉瘤

pleomorphic fibroadenoma　多形性纤维腺瘤

pleomorphic lipoma　多形性脂肪瘤

pleomorphic liposarcoma　多形性脂肪肉瘤

pleomorphic rhabdomyosarcoma　多形性横纹肌肉瘤

pleomorphic T cell lymphoma（PTCL）　多形性 T 细胞淋巴瘤

pleomorphic xanthoastrocytoma　多形性黄色星形细胞瘤

pleural　胸膜的

pleural mesothelioma　胸膜间皮瘤

pleuritis carcinomatosa　癌性胸膜炎

pleuroma　胸膜瘤

plexiform　丛状的

plexiform angioma　丛状血管瘤

plexiform carcinoma　丛状癌

plexiform fibrohistiocytic tumor　丛状纤维组织细胞瘤

plexiform neurofibroma　丛状神经纤维瘤

plexiform neuroma　丛状神经瘤

plicamycin（mithramycin）　普卡霉素,光辉霉素（抗肿瘤药）

ploidy　倍体（染色体）

pluripotent stem cell　多能干细胞

point mutation　点突变

polyacrylamide gel electrophoresis（PAGE）　聚丙烯酰胺凝胶电泳

poly adenoma　多发性腺瘤病

polyclonal antibody　多克隆抗体

polycyclic aromatic hydrocarbons　多环芳烃

polycystic disease　多囊性病

polycystic ovary syndrome　多囊性卵巢综合征

polycystoma　多囊瘤（乳腺瘤）

polycythemia　红细胞增多

polycythemia megalosplenica　脾大性红细胞增多

polycythemia primary　原发性红细胞增多

polycythemia vera　真性红细胞增多

polyembryoma　多胚瘤

polyendocrinoma　多发性内分泌腺瘤病

polyfibromatosis　多发性纤维瘤病

polyfibromatosis hereditary　遗传性多发性纤维瘤病

polymerase chain reaction（PCR）　聚合酶链反应

polymerase chain reaction single strand conformation polymorphism analysis（PCR – SSCPA）　聚合酶链 – 单链构象多态性分析

polymerase chain reaction telomeric repeat amplification protocol（PCR – TRAP）　聚合酶链 – 端粒重复序列扩增技术

polymorphic　多形的

polymorphic cell carcinoma　多形性细胞癌

polymorphic cell sarcoma　多形性细胞肉瘤

polymorphism　多态性

polymyositis（PM）　多肌炎

polyoma　多形瘤（多瘤病毒引起的小鼠腮腺瘤）

polyoma virus   多瘤病毒

polyp   息肉

polyp adeno carcinomatous   腺癌性息肉

polyp adenomatous   腺瘤性息肉

polyp angiomatous   血管瘤性息肉

polypapilloma   多发乳头状瘤

polyp cervical   子宫颈息肉

polyp choanal   后鼻孔息肉

polyp endometrial   子宫内膜息肉

polyp gum   牙龈息肉

polyp Hopmenn   霍普曼息肉（鼻息肉）

polyp inflammatory   炎性息肉

polyp intestinal   肠息肉

polyp of larynx   喉息肉

polyp placental   胎盘息肉

polyploid   多倍体（染色体）

polypoid   息肉样的

polypoid adenocarcinoma   息肉样腺癌

polypoid adenoma   息肉样腺瘤

polypoid disease   息肉样病（家族性腺瘤病）

polyposis   息肉病

polyposis adenomatous   腺瘤性息肉病

polyposis coli   结肠息肉病

polyposis gastrica   胃息肉病

polypotrite   息肉夹碎器

polysaccharopeptide（PSP）   云芝糖肽

poorly differentiated adenocarcinoma   低分化腺癌

popcorn cell   爆米花细胞

Popoff tumor   朴波瘤（血管球瘤）

Popper syndrome   佩珀综合征（右肾上腺发生神经母细胞瘤时,其子瘤大多局限于肝脏）

population attributable risk（PAR）   人群归因危险性

poro carcinoma   汗腺癌（外阴癌）

poroma eccrine　小汗管瘤

positron emission tomography（PET）　正电子发射计算机断层摄片

postinflammatory pseudo tumor　炎症后假瘤（肺瘤）

postmortem　尸体解剖

postradiation chondrosarcoma　放射后软骨肉瘤

potato tumor　马铃薯样瘤（硬结状颈动脉体瘤）

precancer　癌前期

precancerous　癌前期的

precancerous cell　癌前期细胞

precancerous dermatosis　癌前期皮病（鲍温病）

precancerous dyskeratosis　癌前期性角化不良

precancerous lesions　癌前期病变

precancerous state　癌前期状态

precursor B lymphoblastic leukemia/lymphoma　前 B 淋巴母细胞性白血病/淋巴瘤

precursor cell　前驱细胞

precursor Langerhans cell histiocytosis（PLCH）　前朗格汉斯细胞组织细胞增生症

prednimustine　泼尼莫司汀,松龙苯芥（抗肿瘤药）

prednisolone　泼尼松龙

prednisone　泼尼松

pregnancy tumor　妊娠瘤

preinvasive　侵袭前的

preinvasive carcinoma　侵袭前癌

preleukemia　白血病前期

premalignant　恶变前的

premitotic phase　丝裂前期

preneoplastic change　癌前变化

prevalence rate　患病率

prickle cell　棘细胞

prickle cell carcinoma　棘细胞癌

prickle cell epithelioma　棘上皮瘤

primary　原发的

primary cancer　原发癌

primary cutaneous CD30 positive large T cell lymphoma　原发性皮肤 CD30 大 T 细胞淋巴瘤

primary cutaneous follicle center cell lymphoma（PCFCCL）　原发性皮肤滤泡中心细胞淋巴瘤

primary cutaneous T immunoblastic lymphoma（PCTIBL）　原发性皮肤 T 免疫母细胞性淋巴瘤

primary effusion lymphoma（PEL）　原发性渗出性淋巴瘤

primary extramedullary plasmacytoma of the liver　肝脏原发性髓外浆细胞瘤

primary intravascular（angiotropic）lymphoma　原发性血管内（向血管性）淋巴瘤

primary mediastinal B cell lymphoma（PMBL）　原发性纵隔 B 细胞淋巴瘤

primary sesosal lymphoma　原发性浆膜淋巴瘤

primer　引物

Pringle sebaceous adenoma　普林格尔皮脂腺瘤

pristine　降植烷

proapoptosis　前细胞凋亡

proapoptotic protein　凋亡前体蛋白

probability　概率

procarbazine　甲基苄肼（抗肿瘤药）

procarcinogen　前致癌物

procytox　癌得星（抗肿瘤药）

progenitor cell　祖细胞

progesterone receptor（PR）　孕激素受体

progestin　黄体酮

prognoma　突变瘤

programmed cell death（PCD）　程序性细胞死亡

progression　进展

progressive　进行性的

progressive recurrent dermatofibroma　进行性复发性皮肤纤维瘤

progressive transformed germinal center（PTGC）　淋巴结生发中心进行性转化（霍奇金淋巴瘤的前期病变）

prolactinoma　垂体前叶腺瘤

proliferating　增殖性

proliferating cell nuclear antigen（PCNA）　增殖细胞核抗原

proliferating myositis　增殖性肌炎

proliferation index　增殖指数

proliferin　增生素

promotion　启动

promotor　启动子

promyelocytic leukemia　早幼粒细胞性白血病

pro-opiomelanocortin　阿片促黑素皮质素原

prophase　核分裂前期

proportional hazards regression models　比例风险回归模型

propositus　先证者(病员家系中疾病最先确诊者)

prospective study　前瞻性研究

prostate carcinoma　前列腺癌

prostate specific antigen（PSA）　前列腺特异性抗原

proteinase K　蛋白酶 K

protein C inhibitor　蛋白 C 抑制剂

protein-losing enteropathy（PLE）　蛋白丢失性肠病

protocol　方案,流程

protoonco gene　原癌基因

protoplasmic astrocytoma　原浆性星形细胞瘤

psammoangioma　沙样血管瘤

psammoma　沙样瘤

psammoma meningioma　沙瘤性脑膜瘤

psammoma sarcoma　沙瘤性肉瘤

psammomatosis　沙样瘤病

pseudinoma　假瘤

pseudoadenomatous　假腺瘤的

pseudoadenomatous basal cell carcinoma　假腺瘤性基底细胞癌

pseudoangioma　假血管瘤

pseudocarcinoma　假癌

pseudocarcinoma inflammatory　炎性假癌

pseudocholesteatoma　假胆脂瘤

pseudochondroma　假软骨瘤

pseudodiploid　假二倍体

pseudoepitheliomatous hyperplasia　假上皮瘤性增生（外阴）

pseudoleukemia　假性白血病

pseudolipoma　假脂肪瘤

pseudomyxoma　假黏液瘤

pseudomyxoma peritoneal　腹膜假黏液瘤

pseudoneuroma　假神经瘤

pseudotumor　假瘤

pseudotumor hyperplasia　增生性假瘤

pseudotumor lymphoid　淋巴组织假瘤

pseudotumor orbitae　眼窝假瘤

pseudoxanthoma　假黄色瘤

pteroyldiglutamic acid（P‒DGA）　蝶酰二谷氨酸（抗肿瘤药）

pubertal hypertrophy　青春期乳腺肥大

pulmonary　肺的

pulmonary blastoma　胚胎型肺腺癌

pulmonary malakoplakia　肺软化斑

pulmonary sulcus　肺沟瘤

pure breeding　纯系繁育

purine　嘌呤

purinethol（6‒MP）　6‒巯嘌呤（抗肿瘤药）

pyenogenol　碧罗芷（抗氧化剂）

pyknocytoma　嗜酸性粒细胞瘤

pyknosis　核固缩

pyothorax associated lymphoma（PAL）　脓胸相关淋巴瘤

pyrimidine　嘧啶

pyrotherapy　发热疗法

Q

Q banding 染色体 Q 带
quantitative analysis 定量分析
quantitative microscopy 定量显微镜
quantitative pathology 定量病理学
Quenn-Mayo operation 凯－梅手术(直肠癌切除术)
Queyrat erythroplasia 凯拉增殖性红斑(阴茎增殖性红斑)

R

rabbit myxoma virus 兔黏液瘤病毒
rabbit papilloma virus 兔乳头状瘤病毒
racemose 葡萄状的,蔓状的
racemose adenoma 葡萄簇状腺瘤
racemose hemangioma 蔓状血管瘤
rad 拉德(测量电离放射吸收量单位)
radial scar 放射状瘢痕
radiation 放射
radiation gamma γ 射线照射
radiation infrared 红外线照射
radiation interstitial 组织内放射

radiation therapy（RT）　放射治疗

radiation ultraviolet　紫外线照射

radiator　放射源

radiator beta-ray　β放射源

radiator gamma-ray　γ放射源

radical operation　根治手术

radicular odontoma　牙根牙瘤

radioautograph　放射自显影

radiobiology　放射生物学

radiocarcinogenesis　癌作用

radiodermatitis　放射性皮炎

radiodiagnosis　放射诊断

radioelement　放射性元素

radiogallium　放射性镓

radiogold　放射性金

radiography　放射照相术

radiography body section　断层X射线照相术

radioimmunity　放射免疫

radioimmunoassay（RIA）　放射免疫分析

radioimmunoelectrophoresis　放射免疫电泳

radioimmunoprecipitation　放射免疫沉淀

radioiodine　放射性碘

radioiron　放射性铁

radioisotope　放射性核素

radiolesion　放射性损害

radiologist　放射学家

radiology　放射学

radiometer　放射量测定器

radiomimetic　类放射的

radiomutation　放射性突变

radionuclide　放射性核素

radiopathology　放射病理学

radiophosphorus　放射性磷

radiophysics　放射物理学

radioreaction　放射反应

radioresistance　抗放射性

radioresponsive　放射有效的

radiosensibility　放射敏感性

radiosensitive　放射敏感的

radiotherapy　放射治疗

radiotherapist　放射治疗学家

radiothyroxine　放射性甲状腺素

radiotomy　断层 X 射线照相术

Raji cell　瑞捷细胞(B 淋巴瘤细胞株)

random　随机

random distribution　随机分布

randomization　随机取样

random mutation　随机突变

random primed DNA labelling　随机引物法

ranine tumor　蛙蟆肿(舌下腺囊肿)

rare　罕见的

rare tumor　罕见肿瘤

rare type carcinoma　罕见型癌

ras gene　癌基因

Rathke tumor　腊特克瘤(颅咽管瘤)

ratio　比(构成比)

razoxane　雷佐生,丙亚胺(抗肿瘤药)

R banding　染色体 R 带

Rb gene　Rb 基因(视网膜母细胞瘤基因)

rDNA transcriptional activity of peripheral T lymphocytes　外周血 T 淋巴细胞 rDNA 转录活性

reactive hyperplasia (RH)　反应性增生

reactive hyperplasia of lymph node　淋巴结反应性增生

receptoma　化学感受器瘤

receptor　受体

recessive oncogene　隐性癌基因

reciprocal translocation　染色体交互易位

Recklinghausen disease　雷克林霍曾病（多发性神经纤维瘤病）

Reclu disease　雷克吕病（女性乳房多发性良性囊肿）

rectum carcinoma　直肠癌

recurrent　复发的

recurrent tumor　复发性肿瘤

redifferentiation　再分化

Reed-Sternberg cell　［霍奇金淋巴瘤中的］R－S 细胞

Regaud type carcinoma　雷果型癌（鼻咽部淋巴上皮癌）

regression　回归

Reichel chondromatosis　赖黑尔软骨瘤病

relative biology efficiency（RBE）　相对生物效应

reliability　可靠性

renaturation　复性

replication error　复制错误

reporter molecule　介导分子

resolving power　分辨率

restriction endonuclease　限制性核酸内切酶

restriction fragment length polymorphism（RFLP）　限制性片段长度多态性

reticular fiber staining　网状纤维染色

reticuloendothelial system　网状内皮系统

reticulosis　网状细胞增多

retinoblastoma　视网膜母细胞瘤

retinoblastoma gene（Rb gene）　视网膜母细胞瘤基因

retinocytoma　视网膜细胞瘤

retinoic acid　维甲酸

retroperitoneal xanthogranuloma　腹膜后黄色肉芽肿

retroregulation　反向调节

retrospective analysis　回顾分析

reverse genetics　反向遗传学

reverse transcription（RT）　逆转录

reverse transcription-polymerase chain reaction（RT－PCR）　逆转录聚合酶
链反应

rhabdomyoma　横纹肌瘤

rhabdomyosarcoma　横纹肌肉瘤

rhabdomyosarcoma alveolar　腺泡状横纹肌肉瘤

rhinoncus　鼻息肉

Ribbert tumor　里贝特瘤(胶质母细胞瘤)

ribonucleic acid（RNA）　核糖核酸

ribonucleic acid messenger（mRNA）　信息核糖核酸

ribonucleic acid ribosomal（rRNA）　核糖体核糖核酸

ribonucleic acid transfer（tRNA）　传递核糖核酸

ribonucleoside　核糖核苷

ribosome　核糖体

ribothymidine　核糖胸腺嘧啶核苷

ricinus communis agglutinin（RCA）　蓖麻凝集素

ring chromosome　环状染色体

rituxan　B 细胞单克隆抗体

rituximab　美罗华(人鼠嵌合型抗 B 细胞淋巴瘤单克隆抗体)

RNA arbitrarily primed PCR　RNA 任意引物 PCR

RNA-directed DNA polymerase　RNA 指导的 DNA 聚合酶

RNA protection assay　核糖核酸保护试验

RNase　核糖核酸酶

RNasin　核糖核酸酶阻抑素

RNA slot blot　核糖核酸条形印迹法

RNA virus　RNA 病毒

Robinson disease　罗宾逊病(汗腺囊瘤)

Rodman operation　罗德曼手术(乳腺癌根治术)

Roentgen rays　X 射线

Roger syndrome　罗格综合征(食管癌刺激唾液分泌过多)

Rosai-Dorfman disease　罗－道病(淋巴结窦组织细胞增生症伴广泛淋巴结肿大)

Rous associated virus（RAV）　鲁斯肉瘤相关病毒

Rous sarcoma　鲁斯肉瘤

rubidomycin　正定霉素(抗肿瘤药)

S

S – 100 protein　S – 100 蛋白
sacral teratoma　骶部畸胎瘤
sacrococcygeal tumor　骶尾瘤
salpingioma　输卵管瘤
sampling survey　抽样调查
Sampson cyst　桑普森囊肿（巧克力样囊肿）
sand tumor　沙样瘤
sarcoadenoma　腺肉瘤
sarcocarcinoma　癌肉瘤
sarcoendochondroma　内生软骨肉瘤
sarcoendothelioma　内皮肉瘤
sarcoendothelioma pleural　胸膜内皮肉瘤
sarcoendothelioma synovial　滑膜内皮肉瘤
sarcoid　肉样瘤
sarcoid Boeck　伯克肉样瘤
sarcoid Darier-Roussy　达 – 罗肉样瘤
sarcoidosis　肉样瘤病（结节病）
sarcoid Schaumann　绍曼肉样瘤（肉样瘤病）
sarcolysine　沙可来新,溶肉瘤素,苯丙氨酸氮芥（抗肿瘤药）
sarcoma　肉瘤
sarcoma chondroid　软骨样肉瘤
sarcoma embryonal　胚胎性肉瘤
sarcoma endometrialstromal　子宫内膜间质肉瘤
sarcoma fowl　鸡肉瘤（罗斯肉瘤）
sarcoma genesis　肉瘤发生

sarcomagenic　致肉瘤的

sarcoma hemangioendothelial　血管内皮肉瘤

sarcoma hemangiopericytic　血管外皮肉瘤

sarcoma hemorrhagic　出血性肉瘤（卡波西肉瘤）

sarcoma mixed mesendermal　中胚层混合肉瘤

sarcoma mucosum　黏液性肉瘤

sarcoma multifocal osteogenic　多病灶性成骨肉瘤

sarcoma osteoclastic　破骨细胞肉瘤

sarcoma osteolytic　溶骨肉瘤

sarcoma phyllodes　叶状肉瘤

sarcoma postradiation　放射后肉瘤

sarcoma round cell　圆形细胞肉瘤

sarcoma soft tissue　软组织肉瘤

sarcoma synovial　滑膜肉瘤

sarcoma thymic　胸腺肉瘤

sarcomatoid　肉瘤样的

sarcomatosis　肉瘤病

sarcomesothelioma　间质肉瘤

sarcomesothelioma peritoneal　腹膜间皮肉瘤

sarcomesothelioma pleural　胸膜间皮肉瘤

sarcomesothelioma synovial　滑膜间皮肉瘤

sarcomphalocele　脐肉瘤

scatoma　粪瘤（粪结）

Schaumann sarcoidosis　绍曼结节病

Schiller mesonephroma　希勒中肾瘤

schistosoma japonicum　日本血吸虫

schistosomiasis　血吸虫病

Schumann rays　舒曼射线（紫外线）

Schwannoglioma　许旺瘤

Schwannoma　许旺瘤

scirrhencanthus　泪腺硬癌

scirrhoblepharoncus　眼睑硬癌

scirrhoma　硬癌

scleroderma　硬皮病

sclerosing　硬化的

sclerosing adenosis　硬化性乳腺病

sclerosing angima　硬化性血管瘤

sclerosing carcinoma　硬化性癌

sclerosing fibroma　硬化性纤维瘤

SDS-polyacrylamide gel electrophoresis（SDS－PAGE）　SDS 聚丙烯酰胺凝胶电泳

sebaceous adenocarcinoma　皮脂腺癌

sebaceous adenoma　皮脂腺腺瘤（普林格尔病）

sebocystoma　皮脂囊肿

seborrheal keratosis　皮脂溢出性角化症

secondary constriction　次缢痕（染色体）

secretory adenocarcinoma　分泌性腺癌

secretory（juvenile）carcinoma　分泌型（幼年型）癌

selachyl alcohol　鲨肝醇

selectin　选择素

seminoma　精原细胞瘤

semustine（ME－CCNU）　甲环亚硝脲，司莫司汀（抗肿瘤药）

senile　老年的

senile keratosis　老年性角化症

senile verruca　老年疣

sentinel lymph node（SLN）　前哨淋巴结

serial analysis of gene expression（SAGE）　基因表达系列分析

seropapillary cystadenoma　浆液性乳头状囊腺瘤

serous cysadenocarcinoma　浆液性囊腺癌

Sertoli-Leydig cell tumor　（睾丸）支持－间质细胞瘤

sex cord stromal tumor　性索间质性肿瘤

Sézary syndrome　赛塞利综合征（红皮病）

sheep erythrocyte agglutination（SEA）　绵羊红细胞凝集试验

Shigella dysenteria bacteria　志贺痢疾杆菌

Shigella dysenteria bacteria protein　志贺痢疾杆菌蛋白

sialadenoma papilliferum　乳头状唾液腺瘤

sialoblastoma　唾液腺母细胞瘤

sialoma　唾液腺瘤

sievert（Sv）　剂量当量(希沃特)

signet ring cell lymphoma　戒指状细胞淋巴瘤

significance test　显著性测验

silicosis　硅沉着病(矽肺)

silverstein　银染

Simian virus 40　猴病毒40(空泡病毒)

Simian fibrosarcoma virus（SiSV）　毛猴纤维肉瘤病毒

Simon symptom　西蒙症状(乳腺癌转移至垂体所致多尿症)

simple repeat sequence（SRS）　简单重复序列

simple verruca　单纯疣

simulation　模拟定位

simulator　模拟机

sinew weeping　腱鞘囊肿

single cell culture　单细胞培养

single cell isolation　单细胞分离

single strand conformation polymorphism（SSCP）　单链构象多态性

sinus histocytosis with massive lymphadenopathy（SHML）　巨淋巴结病性窦组织细胞增生症

sister chromatid exchanges（SCE）　姊妹染色单体交换

Sj gren syndrome　干燥综合征

small　小的

small cell carcinoma　小细胞癌

small lymphocytic lymphoma（SLL）　小淋巴细胞性淋巴瘤

small round blue cell tumor（SRBCT）　小圆蓝细胞肿瘤

smear　弥散条带

Snow symptom　斯诺症状(乳腺癌转移至胸腺后引起的胸骨隆起)

soedomycin　添田霉素(抗肿瘤药)

soft tissue tumor　软组织肿瘤

solanoma　马铃薯状癌

solar　日光的

solar carcinoma　日光性癌

solar keratoma 日光性角化瘤

solar keratosis 日光性角化症

solaziquone 亚胺醌,癌抑散(抗肿瘤药)

solid carcinoma 实质性癌

somatic hypermutation 体细胞超突变

somatic mutation 体细胞突变

somatostatin 生长抑素

somatostatinoma 生长抑素瘤

soot cancer 煤烟癌

source-skin distance（SSD） 放射源皮肤距离

Southern blotting DNA 印迹法

spacer DNA 间隔去氧核糖核酸

sparsomycin 司帕霉素(抗肿瘤药)

special stain 特殊染色

spectral karyotyping 光谱核型分析

spermatoblastoma 精细胞瘤

sphaeroblastoma 球母细胞瘤(一种神经组织恶性肿瘤)

spheroma 球状瘤

spider hemangioma 蜘蛛状血管瘤

Spiegler tumor 施皮格勒瘤(头皮多发性良性肿瘤)

Spiegler-Fendt sarcoid 施－范肉样瘤(女性乳房好发肿瘤)

spindle cell 梭形细胞

spindle cell carcinoma 梭形细胞癌

spindle cell hemangioendothelioma 梭形细胞血管内皮瘤

spindle cell lipoma 梭形细胞脂肪瘤

spindle cell rhabdomyo sarcoma 梭形细胞横纹肌肉瘤

spindle cell sarcoma 梭形细胞肉瘤

spinocellular carcinoma 棘细胞癌

spir adenoma 汗腺腺瘤

spiral CT angiography（SCTA） 螺旋 CT 血管造影

splenic marginal zone B cell lymphoma 脾边缘区 B 细胞淋巴瘤

splenoma 脾瘤

spongioblastic pinealoma 胶质母细胞性松果体瘤

spongioblastoma　胶质母细胞瘤

spongy polyp　海绵状息肉

spotaneous mutation　自发性突变

squamous cell carcinoma　鳞状细胞癌

squamous epithelial atypical hyperplasia　鳞状上皮不典型增生

standard deviation（SD）　标准差

standard error（SE）　标准误

staphylococcal protein A　金黄色葡萄球菌 A 蛋白

staphyloncus　悬雍垂瘤

start point　启动点

steatadenoma　皮脂腺瘤

steatocystoma　皮脂囊肿

stellate cell sarcoma　星形细胞肉瘤

stem cell　干细胞

stem cell leukemia　干细胞白血病

stem line　干系

stereology　立体视学

stereomicroscope　立体显微镜

Sternbergs giant cell　施特恩伯格巨细胞（霍奇金病的细胞）

Stevens-Johnson syndrome　史－约综合征（多形性糜烂性红斑）

Stewart-Treves syndrome　斯－特综合征（乳腺癌根治术后淋巴管肉瘤）

stomach carcinoma　胃癌

stomach leather bottle　皮革样胃（胃硬癌）

stomatitis leucemic　白血病口炎

stomatosis　间质腺肌病

streptavidin　链霉亲和素

streptavidin peroxidase（SP）　链霉菌抗生物素蛋白－过氧化物酶

streptonigrin（STN）　链黑霉素（抗肿瘤药）

streptozocin　链佐星,链脲霉素（抗肿瘤药）

struma　甲状腺肿

struma aberranta　甲状旁腺肿

struma Basedowificata　巴赛多甲状腺肿（毒性甲状腺肿）

struma colloid　胶样甲状腺肿

struma follicular　滤泡性甲状腺肿

struma Hashimoto　桥本甲状腺肿

struma lymphoma tosa　淋巴瘤性甲状腺肿

struma nodular　结节性甲状腺肿

strumectomy　甲状腺肿切除术

subcutaneous panniculitic T cell lymphoma（SPTCL）　皮下脂膜炎性 T 细胞淋巴瘤

subcutaneous non-parenchymal hemangioma　皮下非实质性血管瘤

subependymal giant cell astrocytoma　室管膜下巨细胞性星形细胞瘤

subependymoma　室管膜下瘤

subepidermal acanthoma　表皮下棘皮瘤

subligual cyst　舌下囊肿

submetacentric　中间着丝点（染色体）

substance P　P 物质

substrate　底物

subsynovial cyst　滑膜下囊肿

subtelocentric　亚末端着丝点（染色体）

sub type　亚型

subunit　亚基,亚单位

succinate dehydrogenase　琥珀酸脱氢酶

sugar tumor　肺良性透明细胞肿瘤

suicide gene　自杀基因

sulfomercaprine　硫巯嘌呤（抗肿瘤药）

supernephroma　肾上腺瘤

superoxide dismutase　超氧化物歧化酶

suppression subtractive hybridization　抑制消减杂交法

suppressor T cell lymphoma　抑制性 T 细胞淋巴瘤

suppressor T lymphocyte　抑制性 T 淋巴细胞

supraampullary adenocarcinoma　壶腹上腺癌

suprasellar meningioma　蝶鞍上脑膜瘤

suprasulcus tumor　肺沟瘤

survival rate　生存率

surviving　凋亡抑制因子

survivor 生存者

susceptibility 易感性

sustentacular cell（SC） 支柱细胞

Symmers disease 西莫尔斯病（巨滤泡性淋巴瘤）

sympathetic neuroblastoma 交感性神经母细胞瘤

sympathetic neuroma 交感神经瘤

sympathicogonioma 交感神经元细胞瘤

sympathochromaffin cell tumor 交感嗜铬细胞瘤

synchronization 同步化

syncytial carcinoma 合体细胞癌（绒毛膜癌）

syndesmoma 结缔组织瘤

syndrome 综合征

syndrome endocrine polyglandular 内分泌多腺性综合征

syndrome Gronblad-Strandberg 格－斯综合征（皮肤弹性假黄色瘤及视网膜血管样纹理）

syndrome Levy-Roussy 雷－鲁综合征（皮肤纤维肉瘤）

syndrome Pancoast 潘科斯特综合征（肺尖部肿瘤、上臂痛、肌萎缩）

syndrome Pendred 潘德雷德综合征（先天性耳聋伴甲状腺肿）

syndrome Rendu-Osler-Weber 林－奥－韦综合征（遗传性出血性毛细管扩张）

syndrome Schaumann 绍曼综合征（全身播散性肉样瘤病）

syndrome Schüller-Christian 许－克综合征（慢性特发性黄色瘤病）

syndrome Stein-Leventhal 斯－李综合征（多囊性卵巢综合征）

syndrome Sturge-Kalischer-Weber 斯－卡－韦综合征（脑三叉神经血管瘤病）

syndrome Vernet-Morrison 韦－莫综合征（胰岛细胞腺瘤）

syneytiotrophoblast（ST） 合体滋养细胞

synovial chondromatosis 滑膜软骨瘤病

synovio sarcoma 滑膜肉瘤

syringoma 汗腺腺瘤

syringomatous adenoma of the nipple 乳头部汗腺腺瘤

systemic angioendotheliomatosis 全身性血管内皮瘤病

systemic lupus erythematosus 系统性红斑狼疮

systemic proliferative hemangioendotheliosis　系统性增生性血管内皮细胞增生病

T

tamoxifen　他莫昔芬,三苯氧胺(抗肿瘤药)

tar　焦油

tar cancer　沥青癌

targeted therapy　靶向治疗

tartrate　酒石酸盐

tartrate resistant acid phosphotase　抗酒石酸盐酸性磷酸酶

taxol　紫杉醇(抗肿瘤药)

taxotere (docetaxel)　泰索帝,多西紫杉醇,紫杉特尔(抗肿瘤药)

T cell growth factor (TCGF)　T 细胞生长因子

T cell intracellular antigen 1 (TIA－1)　T 细胞细胞内抗原

T cell receptor (TCR)　T 细胞受体

T cell repertoire　T 细胞库

T cell rich B cell lymphoma　富含 T 细胞的 B 细胞淋巴瘤

TdT-mediated X-d UTP nick end labeling(TUNEL)　TdT 介导的脱氧核苷酸切口末端标记法

tegadifur　双呋氟啶(抗肿瘤药)

tegafur　替加氟,呋喃氟尿嘧啶(抗肿瘤药)

Teilum tumor　太勒姆瘤(内胚窦瘤)

telangiectasia　毛细管扩张

telangiectoma　毛细血管瘤

telepathology　远程病理学

teletherapy　远距(放射)疗法

telocentric　末端着丝点的(染色体)

telomerase　端粒酶

telomere　端粒

telophase　核分裂末期

teniposide（VM – 26）　替尼泊苷,威猛,鬼臼噻吩苷（抗肿瘤药）

tenontophyma　腱瘤

terato carcinoma　畸胎癌

teratogen　致畸剂

terato genesis　畸形发生

teratoma　畸胎瘤

teratoma parasiticum　寄生性畸胎瘤

teratoma triphyllomatous　三胚层瘤性畸胎瘤

terminal　终末的

terminal bronchiolar carcinoma　终末细支气管癌

terminal deoxynucleotidyl transferase（TdT）　末端脱氧核苷酸转移酶

terminal gastrin　端胃泌素

testiculoma　男性细胞瘤

testosteroni propionas　丙酸睾酮

testovum　卵睾体

tetrahydrofolate　四氢叶酸

tetrahydropyranyl adriamycin（THP）　四氢吡喃阿霉素

tetraploid　四倍体

textoma　成熟组织瘤

theca-lutein cell tumor　卵泡膜 – 黄体细胞瘤

thecoma　卵泡膜细胞瘤

thecomatosis　卵泡膜细胞瘤病

theloma　乳头肿瘤

theory　学说

thermochemotherapy　热化疗

thicholemmoma　毛发神经膜瘤

thioguanine（TG）　硫鸟嘌呤（抗肿瘤药）

thioinosine　硫肌苷（抗肿瘤药）

thiotepa　塞替派（抗肿瘤药）

thrombin sensitive protein（TSP）　凝酶敏感蛋白

thrombocytopenia　血小板减少症

thrombocytosis　血小板增多症

thrombopenia-haemangioma syndrome　血小板减少性血管瘤综合征

thrombospondin 1　凝血酶敏感蛋白 1

thyminalkylamine　胸腺嘧啶氮芥（抗肿瘤药）

thymocyte　胸腺细胞

thymoma　胸腺瘤

thymopoietin　胸腺生成素

thymosin　胸腺素

thymus leukemia antigen　胸腺白血病抗原

thyroglossal cyst　甲状舌管囊肿

thyroiditis　甲状腺炎

thyroma　甲状腺瘤

thyrotropin α　促甲状腺素 α

Tillauz disease　提奥病（乳腺纤维囊性病）

T immunoblast　T 免疫母细胞

tioguanine　硫鸟嘌呤,蓝快舒（抗肿瘤药）

tisupurine（AT – 1438）　溶癌呤（抗肿瘤药）

T lymphocyte　T 淋巴细胞

T lymphocytic lymphoma　T 淋巴细胞性淋巴瘤

tomato tumor　番茄样瘤（头皮多发性良性上皮瘤）

topholipoma　痛风石性脂肪瘤

topoisomerase Ⅱ　拓扑异构酶 Ⅱ

topotecan（TPT）　拓扑特肯（抗肿瘤药）

torticollis　颈部纤维瘤病

totipotential cell　全能细胞

Touton giant cell　托通巨细胞（见于黄色瘤）

toxic goiter　毒性甲状腺肿

toxicity　毒性

toxoplasma gondii　弓形体

toyomycin　东洋霉素（抗肿瘤药）

trabecular adenocarcinoma　小梁状腺癌

transactivation　反式激活作用

transcatheter arterial chemoembolization（TACE） 经导管动脉内化疗

transcatheter hepatic arterial chemoembolization（THACE） 肝动脉栓塞化疗

transcriptase 转录酶

transcription 转录

transfection 转染

transfer factor（TF） 转移因子

transforming gene 转化基因

transgenic animal 转基因动物

transitional cell carcinoma 移行细胞癌

translation 转译

translocation 易位（染色体）

transmission electron microscope 透射电子显微镜

transmission scanning electron microscope 透射扫描电子显微镜

treatment planning system（TPS） 治疗计划系统

trichoepithelioma 毛发上皮瘤

trichoepithelioma papillosum multiple 多发性乳头状毛发上皮瘤

trichofibroacanthoma 毛囊纤维棘皮瘤

trichosanthin 天花粉蛋白

tridermoma 三胚层瘤

triethylenemelamine（TEM） 曲他胺,癌宁（抗肿瘤药）

triethylenethiophosphoramide（thiotepa） 硫替派（抗肿瘤药）

triplet 三联体

triploid 三倍体（染色体）

triptorelin 曲普瑞林,达必佳（抗肿瘤药）

trisenox 三氧二砷（抗肿瘤药）

trisomy 21 21号染色体三体性（唐氏综合征）

triton tumor 蝶螈瘤

trofosfamide 曲磷胺,氯乙环磷酰胺（抗肿瘤药）

Troisier sign 特鲁瓦西埃征（胸骨内或腹腔内恶性肿瘤的一种体征）

trophoblastoma 绒毛膜上皮癌

tropical lymphoma 热带性淋巴瘤（伯基特淋巴瘤）

Trotter syndrome 特罗特综合征（鼻咽部恶性肿瘤）

true adenoma　单纯腺瘤

truehistiocytic lymphoma　真性组织细胞性淋巴瘤

trypan blue　台盼蓝

TSZ system　中国小鼠病毒性白血病系统

tuberculoma　结核瘤（非真性肿瘤）

tubular　腺管的

tubular adenoma　腺管型腺瘤

tubular adenosis　腺管型乳腺病

tubular carcinoma　腺管癌

tubulolobular carcinoma　腺管小叶癌

tuftsin　促吞噬体

tumor　肿瘤

tumor acinic cell　腺泡细胞瘤

tumor acoustic nerve　听神经瘤

tumor adenoid　腺样瘤

tumor adenomatoid　腺瘤样瘤

tumor adipose　脂肪瘤

tumor alveolar cell　肺泡状细胞瘤

tumor amyeloplaxes　骨髓多核巨细胞瘤

tumor amyloid　淀粉样瘤（非真性肿瘤）

tumor angio genesis factor（TAF）　肿瘤血管生成因子

tumor angiomatoid　血管瘤样瘤

tumor aniline　苯胺瘤

tumor antigen　肿瘤抗原

tumor ascites　腹水癌

tumor benign　良性瘤

tumor callus　骨痂瘤

tumor carcinoid　类癌

tumor catilaginous　软骨瘤

tumor cavernous　海绵状血管瘤

tumor chemoreceptor　化学感受器瘤

tumor chordoid　脊索样瘤

tumor chromaffin　嗜铬细胞瘤

tumor colloid　胶样瘤

tumor connective tissue　结缔组织瘤

tumor craniopharyngeal duct　颅咽管瘤

tumor cystic　囊性瘤

tumor dentinoid　牙质瘤

tumor dermoid　皮样囊肿

tumor dormancy therapy　肿瘤休眠疗法

tumor emboli　瘤栓

tumor embryonal　胚胎瘤

tumor endodermal sinus　内胚窦瘤

tumor epithelial　上皮瘤

tumor Ewing　尤文瘤(骨分化差的外周神经外胚层肿瘤)

tumor extramedullary plasma cell　髓外浆细胞瘤

tumor fecal　粪瘤

tumor fibro cellular　纤维细胞瘤

tumor fibroid　纤维瘤

tumor fluid　水瘤

tumor fungating　蕈样瘤

tumorigen　致瘤剂

tumori genesis　肿瘤发生

tumorigenic　致瘤的

tumor gingival fibrous　龈纤维瘤

tumor globular　球状瘤

tumor glomeris carotici　颈动脉体血管球瘤

tumor granular cell　颗粒细胞瘤

tumor hypernephroid　肾上腺样瘤

tumor infiltrating lymphocyte (TIL)　肿瘤浸润性淋巴细胞

tumorlet　微小瘤

tumor like　肿瘤样的

tumor like fibrous tissue hyperplasia　瘤样纤维组织增生

tumor like lymphoid hyperplasia　瘤样淋巴组织增生

tumor lympha genesis　肿瘤淋巴管形成

tumor lymphoepithelial　淋巴上皮癌

tumor malignant 恶性肿瘤

tumor metastatic 转移性肿瘤

tumor mixed mesodermal 中胚层混合瘤

tumor mucoepidermoid 黏液表皮样癌

tumor mucous 黏液瘤

tumor myxomatous mixed 黏液瘤性混合瘤

tumor necrosis factor（TNF） 肿瘤坏死因子

tumor osseous 骨瘤

tumor papillary 乳头状瘤

tumor paraffin 石蜡瘤（非真性肿瘤）

tumor parenchymatous 实质性瘤

tumor polypoid 息肉样瘤

tumor primary 原发性肿瘤

tumor promoter 肿瘤诱发物

tumor pseudointraligmentous 假性韧带内瘤

tumor Recklinghausen 雷克林霍曾瘤（生殖道腺瘤样瘤）

tumor Rous 鲁斯瘤（鸡肉瘤）

tumor Schmincke 施明克瘤（鼻咽部淋巴上皮瘤）

tumor Schwann 许旺瘤（神经鞘瘤）

tumor sebaceous 皮脂囊肿

tumor secondary 继发性瘤

tumor specific antigen（TSA） 肿瘤特异性抗原

tumor suppressor gene 抑癌基因

tumor teratoid 畸胎瘤

tumor theca cell 卵泡膜细胞瘤

tumor tridermic 三胚层瘤

tumor true 真性瘤

tumor vascular 血管瘤

tumor villous 绒毛状瘤

tumor virus 肿瘤病毒

turban tumor 帽样生长的圆柱瘤

Turcot syndrome 特克特综合征（结肠腺瘤性息肉伴大脑胶质母细胞瘤）

type 类型

type B oncovirus　B 型肿瘤病毒

type Ⅳ collagen　Ⅳ型胶原

type C oncovirus　C 型肿瘤病毒

tyroma　干酪样瘤(非真性肿瘤)

tyrosine　酪氨酸

tyrosine kinase　酪氨酸激酶

tyrosyl-t RNA synthetase　酪氨酰 tRNA 合成酶

U

ulcer　溃疡

ulcer cancer ous　癌性溃疡

ulcer crateriform　盘状溃疡(面部溃疡性上皮癌)

ulcer Mooren　莫伦溃疡(角膜基底细胞癌)

ulex europaeus agglutinin(UEA)　荆豆凝集素

ulo carcinoma　龈癌

uloncus　龈瘤

ultra-red rays　红外线

ultrasonography　超声波检查法

ultrastructure　超微结构

ultraviolet spectroscopy　紫外分光光度计

undifferentiated　未分化的

undifferentiated carcinoma　未分化癌

uramustine　乌拉莫司汀,尿嘧啶氮芥(抗肿瘤药)

uraphetine　嘧啶苯芥,合 520(抗肿瘤药)

uredepa　乌瑞替派(抗肿瘤药)

urethan　乌拉坦(抗肿瘤药)

urethral caruncle　尿道肉阜

urethrophyma　尿道肿瘤

uridine（U）　尿苷

urine　尿

urine Bence-Jones　本斯－琼斯尿（骨髓瘤患者之尿）

urokinase（UK）　尿激酶

urokinase type plasminogen activator（uPA）　尿激酶型纤维蛋白酶原激活剂

urothelioma　尿道上皮瘤

uterine syncytiosis　子宫合体细胞增生

V

vaccine　疫苗

variable number of tandem repeat（VNTR）　可变串联重复序列

variable region　可变区（V区）

varicose tumor　静脉瘤

vascular endothelial growth factor（VEGF）　血管内皮生长因子

VDJ recombination　VDJ重组

verapamil　维拉帕米,异搏定

Verneuil neuroma　韦尔纳神经瘤

verruca　疣

verruca acuminata　尖锐湿疣

verruca carnosa　软疣

verruca digitate　指状疣

verruca duraplana　扁平硬疣

verruca filiform　丝状疣

verruca plana　扁平疣

verruca seborrheic　皮脂溢出性角化症

verruca senile　老年疣

verruca simplex　单纯疣

verrucous carcinoma　疣癌(阴茎癌,外阴癌)

versene (EDTA)　乙烯乙胺四乙酸

version　变形体

vert cancer　绿色瘤

vesicular mole　水疱状胎块(葡萄胎)

vibratome　振动切片机

villiform　绒毛状的

villiform adenoma　绒毛状腺瘤

villioma　绒毛瘤

villious polyp　绒毛状息肉

vimentin　波形蛋白

vinblastine　长春碱(抗肿瘤药)

vincaleukoblastine (VLB)　长春花碱(抗肿瘤药)

vincristine (VCR)　长春新碱(抗肿瘤药)

vindesine (VDS)　长春地辛,长春酰胺(抗肿瘤药)

vinorelbine (VRB)　长春瑞滨,异长春花碱,诺威本(抗肿瘤药)

vipoma　致腹泻胰岛细胞肿瘤

viral oncogene　病毒癌基因

Virchow gland　魏尔啸淋巴结(左锁骨上转移癌淋巴结)

virgin T cell　处女型 T 细胞

virilizing　男性化的

viro gene　病毒基因

virokine　病毒因子

virology　病毒学

virus　病毒

vital stain　活体染色

vitiligoidea　黄色瘤

von Hippel disease　希培尔病(视网膜血管瘤病)

von Hippel-Lindau disease gene (VHL gene)　VHL(病)基因(一种多发部位的血管母细胞瘤基因)

von Recklinghausen disease　雷克林霍曾病(多发性神经纤维瘤病)

W

Waldenstrom macroglobulinemia　沃登斯仓巨球蛋白血症(浆细胞样淋巴瘤)

Waldeyer ring lymphoma　韦氏环淋巴瘤

Walker sarcoma 256　沃尔克肉瘤 256

wart　疣

wart acuminate　尖锐疣

wart common　寻常疣

Warthin tumor　瓦尔信瘤(腮腺腺淋巴瘤)

wart horny　角化疣

wart infectious　传染性疣

wart moistpointed　尖锐湿疣

wart senile　老年疣

wart soot　煤烟疣

wart viral　病毒性疣

Wartenberg symptom　华滕伯格症状(鼻痒显示脑瘤)

Wegner granulomatosis　韦格纳肉芽肿病

well-differentiated papillary mesothelioma　分化好的乳头状间皮瘤

well-formed terminal bars　分化好的上皮栏

wen　皮脂囊肿,粉瘤

Wermer syndrome　副甲状腺主细胞增生伴多发性肿瘤

Western blot analysis　蛋白印迹分析

wheat germ agglutinin(WGA)　麦胚凝集素

wild type p53　野生型 p53

wild type strain　野生株

Wilms tumor　维尔姆瘤(肾母细胞瘤)

Wintensteiner tumor　文特斯蒂纳瘤(神经胶质瘤性神经上皮瘤)
Wolffian duct cyst　吴非管囊肿
woodchuck　土拨鼠
woodchuck hepatitis B virus（WHBV）　土拨鼠乙型肝炎病毒
World Health Organization（WHO）　世界卫生组织
wryneck congenital　先天性斜颈(颈部纤维瘤病)

X

xanthelasma　黄斑瘤
xanthelasmatosis　黄斑瘤病
xantheloid　类黄斑瘤
xanthofibroma　卵泡膜细胞性黄色纤维瘤
xanthoma　黄色瘤
xanthoma diabeticum　糖尿病性黄色瘤
xanthoma essential　特发性黄色瘤
xanthoma multiple　多发性黄色瘤
xanthoma palpebrarum　睑黄色瘤
xanthomatosis　黄色瘤病
xanthomyeloma　黄色髓瘤
xeloda　希罗达,卡培他滨,氟嘧啶氨基甲酸酯(抗肿瘤药)
xenogenic　异体的
xenograft　异种移植物
xeroderma pigmentosum　着色性干皮病
X‒ray　X射线
X‒ray keratosis　X射线性角化病

Y

Y chromosome　Y 染色体
yolk sac tumor　卵黄囊瘤
Yoshida ascites sarcoma　吉田腹水肉瘤

Z

Zenker fluid　岑克尔液
Zenker leimyoma　岑克尔平滑肌瘤
zinc fingers　锌指
zoladex　诺雷德（抗肿瘤药）
Zollinger-Ellison syndrome　泽 – 艾综合征
Zollinger-Ellison tumor　泽 – 艾瘤（家族性多发内分泌腺瘤病）

肿瘤学词汇(汉英)

A

阿布里科索夫瘤,良性颗粒细胞性肌母细胞瘤　Abrikossoff tumor

阿克雷尔腱鞘囊肿(腕伸肌部)　Acrel ganglion

阿克雷尔腱鞘囊肿(腕伸肌腱鞘囊肿)　ganglion Acrel

阿克罗宁(抗肿瘤药)　acronine

阿郎癌(白血病并发眼眶绿色瘤)　Aran cancer

阿霉素,多柔比星(抗肿瘤药)　adriamycin(ADM),doxorubicin

阿片促黑素皮质素原　pro-opiomelanocortin

阿柔比星(抗肿瘤药)　aclarubicin

阿斯金肿瘤(神经内分泌肿瘤)　Askin tumor

阿糖胞苷(抗肿瘤药)　cytarabine

阿扎胞苷(抗肿瘤药)　azacitidine

埃尔德海姆瘤(颅咽管瘤)　Erdheim tumor

癌　cancer

癌　carcinoma

癌变　canceration

癌病　carcinomatosis

癌病　carcinosis

癌巢　cancer nest

癌巢　nest cancer

癌得星(抗肿瘤药)　procytox

癌发生　oncogenesis

癌基因　oncogene

癌基因蛋白　oncogene protein

癌基因蛋白单克隆抗体　herceptin neu

癌胚抗原　carcinoembryonic antigen (CEA)

癌前变化　preneoplastic change

癌前期　precancer

癌前期病变　precancerous lesions

癌前期的　precancerous

癌前期皮病(鲍温病)　precancerous dermatosis

癌前期性角化不良　precancerous dyskeratosis

癌前细胞　precancerous cell

癌前状态　precancerous state

癌切除术　carcinectomy

癌肉瘤　carcinosarcoma

癌肉瘤　sarcocarcinoma

癌体质　cancerism

癌细胞溶解　carcinolysis

癌小体　body cancer

癌性的　cancerous

癌性的　carcinomatous

癌性恶病质　cachexia cancerous

癌性溃疡　carcinomelcosis

癌性溃疡　ulcer cancerous

癌性母细胞瘤　carcinomatous blastoma

癌性湿疹　cancerous eczema

癌性息肉　carcinopolypus

癌性腺瘤　carcinomatous adenoma

癌性胸膜炎　pleuritis carcinomatosa

癌性龈瘤　epulis carcinomatosa

癌学　carcinology

癌样的　carcinomatoid

癌症恐怖　cancerophobia

癌症危险性　cancer risk

癌症学家　cancerologist

癌肿学　cancerology

癌转移　cancerometastasis

癌作用　radiocarcinogenesis

艾－赫病（交感神经原细胞瘤）　disease Esser-Herwig

艾米试验（检查突变试验）　Ames test

艾－皮病（复发性假性白血病）　disease Epstein-Pel

艾氏腹水癌　ascites carcinoma Ehrlich

艾氏腹水癌　Ehrlich ascites carcinoma

艾滋病相关体腔淋巴瘤　AIDS related body cavity based lymphoma

爱－佩病（复发型假性白血病）　Epstein-Pel disease

安吖啶（抗肿瘤药）　amsacrine

安德森综合征（支气管扩张、胰腺囊肿、维生素 A 缺乏）　Andersen syn-
drome

安西他滨,环胞苷（抗肿瘤药）　ancitabine

安西他滨,环胞苷（抗肿瘤药）　D1 cyclocytidine

氨基导眠能（抗肿瘤药）　orimeten

氨磷汀（抗辐射药）　amifostine

氨鲁米特,胺麸精（抗肿瘤药）　aminoglutethimide

昂丹司琼,枢复宁（止吐药）　ondansetron

奥利埃病（内生软骨瘤病）　Ollier disease

奥沙利铂,草酸铂（抗肿瘤药）　oxaliplatin

奥－韦－伦病（遗传性出血性毛细血管扩张）　Osler-Weber-Rendu dis-
ease

B

巴尔弗病（绿色瘤）　Balfour disease

巴尔弗病（绿色瘤）　disease Balfour

巴塞多甲状腺肿（突眼性甲状腺肿）　goiter Basedowified

巴赛多甲状腺肿（毒性甲状腺肿）　struma Basedowificata

巴氏涂片　Papanicolaou smear

巴特癌(结肠肝曲部癌)　Butter cancer

巴尤霉素(抗肿瘤药)　baumycin

靶向治疗　targeted therapy

白斑病　leucoderma

白斑病　leukoplakia

白病毒　leuko virus

白细胞共同抗原　leucocyte common antigen

白细胞减少症　leucopenia

白细胞介素 -2　interleukin -2 (IL -2)

白细胞介素 -4　interleukin -4 (IL -4)

白细胞介素 -6　interleukin -6 (IL -6)

白细胞调节素　leukoregulin

白细胞增多　leukocytosis

白消安,马利兰(抗肿瘤药)　busulphan

白血病　leukemia

白血病口炎　stomatitis leucemic

白血病前期　preleukemia

白血病生成　leukemogenesis

白血病性绿色瘤　leuko-chloroma

白血病性网状细胞增生症　leukemic reticuloendotheliosis

白血病样的　leukemoid

白血病疹　leukemid

百分比　percentage

百分位数　percentile

斑蝥素　cantharides camphor

斑痣性错构瘤病　phacomatosis

瘢痕疙瘩　cheloid

瘢痕瘤　acestoma

瘢痕瘤　cheloma

瘢痕瘤　keloid

瘢痕瘤病　keloidosis

瘢痕瘤切除术　keloidectomy

半价层　half value layer (HVL)

半数效量　median effective dose

半数治愈量　median curative dose（CD50）

半数致死量　median lethal dose

伴刀豆球蛋白 A　concanavalin ensiqomis agglutinin（ConA）

伴破骨细胞样巨细胞乳腺癌　mammary carcinoma with osteoclast-like giant cells（MC－OLGC）

伴绒毛膜癌特征的癌　carcinoma with chriocarcino-matous features

伴有破骨细胞样巨细胞的化生性癌　metaplastic carcinoma with osteoclast like giant cells

邦菲斯病（霍奇金病）　disease Bonfils

包涵体　body inclusion

包涵体　inclusion

胞嘧啶　cytosine

胞小体　endosome

胞质溶胶　cytosol

鲍温病（原位鳞状细胞癌）　Bowen disease

鲍温病（原位鳞状细胞癌）　disease Bowen

暴发型噬血细胞性综合征　fulminant hemophagocytic syndrome

爆米花细胞　popcorn cell

杯状细胞腺癌　adenocarcinoma goblet cell

贝－奈特病（白血病）　disease Bennett

贝泰病（纤维淋巴血管母细胞瘤）　Bajardi-Taddei disease

贝特曼病（触染性软疣）　Bateman disease

背景,本底　background

倍他米松　betamethasone

倍体（染色体）　ploidy

被膜瘤（肾）　capusloma

本斯－琼斯尿（骨髓瘤患者之尿）　urine Bence-Jones

本－周蛋白尿　Bence-Jones albumosuria

苯胺　aniline

苯胺癌　aniline cancer

苯胺癌　cancer aniline

苯胺瘤　aniline tumor

苯胺瘤　tumor aniline

苯丙氨酸氮芥(抗肿瘤药)　phenylalanine nitrogen mustard

苯并芘　benzopyrene

苯丁酸氮芥,瘤可宁(抗肿瘤药)　chlorambucil

苯妥英　dilantin

苯妥英性纤维瘤病　dilantin fibromatosis

鼻后孔息肉　choanal polyp

鼻息肉　rhinoncus

鼻咽癌　carcinoma nasopharyngeal

鼻咽癌　nasopharyngeal carcinoma

鼻咽的　nasopharyngeal

鼻咽血管纤维瘤　angiofibroma nasopharyngeal

比(构成比)　ratio

比较基因组杂交　comparative genomic hybridization (CGH)

比例风险回归模型　proportional hazards regression models

比值比　odds ratio (OR)

吡啶核苷酸　nucleotide pyridine

吡柔比星,吡喃阿霉素(抗肿瘤药)　pirarubicin (THP – ADM)

蓖麻凝集素　ricinus communis agglutinin (RCA)

碧罗芷(抗氧化剂)　pyenogenol

壁间性平滑肌瘤　leiomyoma intramural

臂内倒位(染色体)　paracentric inversion

壁内平滑肌瘤　intramural leiomyoma

扁平硬疣　verruca duraplana

扁平疣　flat wart

扁平疣　verruca plana

扁平痣　naevus planus

苄氧乙亚胺三嗪(抗肿瘤药)　benzodet

变形体　version

变性　denaturation

标记　label

标记染色体　marker chromosome

标准差　standard deviation (SD)

标准误　standard error（SE）

表达的标记位点　expressed tag siters（ETS）

表皮内癌　carcinoma intraepidermal

表皮生长因子　epidermal growth factor（EGF）

表皮下棘皮瘤　acanthoma subepidermal

表皮下棘皮瘤　subepidermal acanthoma

表皮样癌　carcinoma epidermoid

表皮样癌　epidermoid carcinoma

表皮样瘤　epidermidoma

表柔比星,表阿霉素（抗肿瘤药）　epirubicin

丙氨肽（霉）素（抗肿瘤药）　alazopeptin

丙脒腙（抗肿瘤药）　methylglycoxal bisguanylhydra-zone（M－GAG）

丙酸睾丸酮　testosteroni propionas

丙酸甲雄烷酮（抗肿瘤药）　masterone

丙型肝炎病毒　hepatitis C virus

并列　juxtaposition

病　disease

病毒　virus

病毒癌基因　viral onco gene

病毒基因　viro gene

病毒性疣　wart viral

病毒学　virology

病毒因子　virokine

病例对照研究　case control study

病死率　fatality rate

病因学　etiology

波形蛋白　vimentin

玻璃状细胞癌（子宫内膜）　glassy cell carcinoma

伯基特淋巴瘤　Burkitt lymphoma

伯基特细胞白血病　leukemia Burkitt cell

伯克肉样瘤　sarcoid Boeck

勃起组织瘤　erectile tumor

博来霉素,争光霉素（抗肿瘤药）　bleomycin（BLM）

博宁（帕米磷酸二钠）　bolin

博佐洛病（多发性骨髓瘤）　Bozzolo disease

博佐洛病（多发性骨髓瘤）　disease Bozzolo

不典型（乳腺）小叶增生　hyperplasia atypical lobular

不典型癌　carcinoma atypical

不典型性腺癌　adenocarcinoma atypical

不明意义的非典型鳞状细胞　atypical squamous cell of undetermined significance（ASCUS）

布尔纳维综合征（全身性血管瘤病）　Bournevill syndrome

布里斯透综合征（胼胝体瘤综合征）　Bristowe syndrome

布鲁克瘤（囊状腺样上皮瘤）　Brooke tumor

布鲁门塔尔病（红白血病）　disease Blumenthal

布伦纳瘤（卵巢纤维上皮瘤）　Brenner tumor

布罗德分级（癌）　Broder classification

布－皮瘤（恶性皮肤癌）　Brown-Pearce tumor

布瓦埃囊肿（舌骨下囊肿）　Boyer cyst

布瓦埃囊肿（舌骨下囊肿）　cyst Boyer

布－西病（巨滤泡性淋巴瘤）　Brill-Symmers disease

布－西病（巨滤泡性淋巴母细胞瘤）　disease Brill-Symmers

C

菜豆凝集素　phaseolus vulgaris agglutinin（PHA）

菜花状癌　cancer cauliflower

参数　parameter

操纵子（染色体）　operon

草分枝杆菌　mycobacteriumphlei

岑克尔平滑肌瘤　Zenker leimyoma

岑克尔平滑肌瘤(平滑肌肉瘤)　leimyoma Zenker

岑克尔液　Zenker fluid

层连蛋白　laminin（LN）

产生间质的癌　matrix producing carcinoma

长春地辛,长春酰胺(抗肿瘤药)　vindesine（VDS）

长春花碱(抗肿瘤药)　vincaleukoblastine（VLB）

长春碱(抗肿瘤药)　vinblastine

长春瑞滨,异长春花碱,诺威本(抗肿瘤药)　vinorelbine（VRB）

长春新碱　leurocristine

长春新碱(抗肿瘤药)　vincristine（VCR）

长骨釉质上皮瘤　adamantinoma of long bones

长距离多聚酶链反应　long rang PCR

长末端重复序列　long terminal repeat（LTR）

肠病型 T 细胞淋巴瘤　enteropathy-type T cell lymphoma（ETCL）

肠道相关淋巴样组织　gut associated lymphoid tissue（GALT）

肠化　intestinal metaplasia

肠蠕虫瘤(非真性肿瘤)　helminthoma

肠息肉　polyp intestinal

肠腺瘤　enteric adenoma

肠型 T 细胞淋巴瘤　intestinal T cell lymphoma

常染色体　autosome

常染色体遗传　autosomal inheritane

超倍体　hyperploid

超二倍体(染色体)　hyperdiploid

超甲基化作用　hypermethylation

超三倍体(染色体)　hypertriploid

超声波检查法　ultrasonography

超微结构　ultrastructure

超氧化物歧化酶　superoxide dismutase

巢　nest

巢蛋白　entactin

成骨肉瘤　osteoplastic sarcoma

成肌细胞瘤　myoblastoma

成人(恶性)型黑色棘皮症　acanthosis nigricans, adult (malignant) type

成人 T 细胞白血病　leukemia adult T-cell

成人 T 细胞淋巴瘤　adult T cell lymphoma

成人 T 细胞淋巴瘤　lymphoma adult T cell (ATCL)

成熟 B 细胞　mature B cell

成熟性脂肪肉瘤　adult liposarcoma

成熟组织瘤　textoma

成纤维细胞瘤　fibroblastoma

成纤维细胞生长因子受体 3　fibroblast growth factor receptor 3

成血管细胞瘤　angioblastoma

成釉细胞瘤　adamantoblastoma

程序性细胞死亡　programmed cell death (PCD)

抽样调查　sampling survey

臭氧　ozone

出血的　hemorrhagic

出血性癌　hemorrhagic carcinoma

出血性家族性血管瘤病　hemorrhagic familial angiomatosis

出血性肉瘤(卡波西肉瘤)　sarcoma hemorrhagic

处女膜息肉　hymenopolypus

处女型 T 细胞　virgin T cell

穿孔素　perforin

穿通性癌(面部)　boring cancer

穿透性癌　penetrating carcinoma

传递核糖核酸　ribonucleic acid transfer(tRNA)

传染性单核细胞增多症　infectious mononucleosis

传染性的　infectious

传染性疣　wart infectious

传染性黏液瘤　infectious myxoma

吹玻璃工人瘤(腮腺瘤)　glassblower tumor

垂体(后叶)细胞　pituicyte

垂体(后叶)细胞瘤　pituicytoma

垂体瘤　hypophysoma

垂体瘤　pituitary tumor

垂体前叶腺瘤　prolactinoma

垂体微腺瘤　microadenoma

垂体腺瘤　adenoma pituitary

垂体釉质上皮瘤　adamantinoma pituitary

纯合子　homozygote

纯系繁育　pure breeding

唇瘤　cheiloncus

磁共振成像　magnetic resonance imaging（MRI）

雌二醇　estradiol（E2）

雌二醇　oestradiol

雌激素受体　estrogen receptor（ER）

雌莫司汀,雌二醇氮芥（激素类抗肿瘤药）　estramustine

雌三醇　estriol（E3）

雌酮　estrone（E1）

次缢痕（染色体）　secondary constriction

丛状癌　plexiform carcinoma

丛状的　plexiform

丛状神经瘤　plexiform neuroma

丛状神经纤维瘤　plexiform neurofibroma

丛状纤维组织细胞瘤　plexiform fibrohisticytic tumor

丛状血管瘤　angioma plexiform

丛状血管瘤　plexiform angioma

促甲状腺素 α　thyrotropin α

促吞噬体　tuftsin

促性腺素释放激素　gonadotropin-releasing hormone（GnRH）

脆性位点　fragile site

错构瘤　hamartoma

错构瘤病　hamartomatosis

错构瘤性肥胖症　adiposity hamartomatous

错构瘤性血管瘤病　angiomatosis hamartomatous

错构胚细胞瘤　hamartoblastoma

错构软骨瘤　hamartochondroma

错配修复　mismatch repair

错义突变　missense mutation

D

达里埃病(毛囊角化症)　Darier disease

达里埃皮肤纤维瘤　Darier dermatofibroma

达－罗肉样瘤　sarcoid Darier-Roussy

大导管型腺癌　adenocarcinoma large duct type

大多数断点聚集区　major breakpoint cluster region (MBR)

大分子　macromolecules

大谷瘤(非嗜铬性副神经节瘤)　Otani tumor

大汗腺　apocrine

大汗腺癌　apocrine carcinoma

大汗腺化生　metaplasia apocrine

大汗腺腺癌　apocrine adenocarcinoma

大汗腺腺瘤　adenoma apocrine

大汗腺腺瘤　apocrine adenoma

大颗粒淋巴细胞　large granular lymphocyte (LGL)

大疱性棘皮症　acanthosis bullosa

大嗜酸粒细胞瘤(甲状腺)　oncocytoma

大嗜酸粒细胞增多症(腮腺)　oncocytosis

大细胞间变性癌　carcinoma large cellanaplastic

代－麦综合征(卵巢纤维肌瘤伴有胸腹水)　Demons-Meigs syndrome

带样纤维瘤　fibroma desmoid

带状瘤　desmoid tumor

丹佛体制(染色体组型)　Denver system

单倍二倍体(染色体)　haplodiploid

单倍体(染色体)　haploid

单纯腺瘤　true adenoma

单纯疣　simple verruca

单纯疣　verruca simplex

单核细胞的　monocytic

单核细胞瘤　monocytoma

单核细胞趋化蛋白 3　monocyte chemotactic protein 3（MCP－3）

单核细胞性白血病　monocytic leukemia

单核细胞增多症　monocytosis

单核细胞增多症　mononucleosis

单克隆抗体　antibody monoclonal

单克隆抗体　monoclonal antibody

单链构象多态性　single strand conformation polymorphism（SSCP）

单胚层瘤　monodermoma

单细胞的　monocellular

单细胞分离　single cell isolation

单细胞培养　single cell culture

单中心性母细胞瘤　blastoma unicentric

胆管癌　bile duct carcinoma

胆管癌　cholangio carcinoma

胆管－肝细胞癌　cholangio-hepatoma

胆管细胞癌　carcinoma cholangio cellular

胆管细胞癌　cholangio cellular carcinoma

胆管腺瘤　bile duct adenoma

胆囊癌　gallbladder cancer

胆小管癌　cholangiolar carcinoma

胆影葡胺　meglumine iodipamide

胆脂瘤　cholesteatoma

胆脂瘤　margarid tumor

蛋白 C 抑制剂　protein C inhibitor

蛋白丢失性肠病　protein-losing enteropathy（PLE）

蛋白酶　cathepsin D（CathD）

蛋白酶 K　proteinase K

蛋白印迹分析　Western blot analysis

氮甲,甲酰溶肉瘤素(抗肿瘤药)　formylmerphalan

氮芥(抗肿瘤药)　mustine

氮芥(抗肿瘤药)　nitrogen mustard

氮烯苯酸(抗肿瘤药)　benzoazene

氮烯咪胺(抗肿瘤药)　dacarbazine(DIC)

导管　ductal

导管癌　carcinoma ductal

导管内　intraductal

导管内癌　carcinoma intraductal

导管内癌　intraductal carcinoma

导管内大汗腺癌　intraductal apocrine carcinoma

导管内非典型增生　atypical intraductal hyperplasia(AIDH)

导管内乳头状瘤　intraductal papilloma

导管内上皮增生　intraductal hyperplasia(IDH)

导管内透明细胞癌　intraductal clear-cell carcinoma

导管内印戒细胞癌　intraductal signet ring cell carcinoma

导管乳头状瘤　ductal papilloma

导管腺瘤　ductal adenoma

导管原位癌　ductal carcinoma in situ(DCIS)

倒位(染色体)　inversion

等臂染色体　isochromosome

低度(恶性)癌　low grade carcinoma

低度(恶性)的　low grade

低度(恶性)肉瘤　low grade sarcoma

低分化腺癌　poorly differentiated adenocarcinoma

低分化性癌　carcinoma poorly differentiated

低甲基化作用　hypomethylation

迪·古格列尔莫病(急性红细胞增多症)　disease Di Guglielmo

底物　substrate

骶部畸胎瘤　sacral teratoma

骶尾瘤　sacrococcygeal tumor

地磷酰胺,磷胺氮芥(抗肿瘤药)　defosfamide

地塞米松　dexamethasone(DEX)

地中海淋巴瘤　mediterranean lymphoma

第八因子　factor Ⅷ

第八因子相关抗原　factor Ⅷ related antigen

典型霍奇金淋巴瘤　Hodgkin lymphoma classical type（CHL）

点突变　point mutation

点杂交　dot blot

电磁波　eletromagnetic wave

电离辐射　ionizing radiation

淀粉样瘤　amyloidoma

淀粉样瘤(非真性肿瘤)　tumor amyloid

凋亡峰　apoptotic peak

凋亡前体蛋白　proapoptotic protein

凋亡素 2 配体　Apo 2 ligand（TRAIL）

凋亡小体　apoptotic body

凋亡抑制因子　surviving

蝶鞍上脑膜瘤　suprasellar meningioma

蝶酰二谷氨酸(抗肿瘤药)　diopterin

蝶酰二谷氨酸(抗肿瘤药)　pteroyldiglutamic acid（P – DGA）

耵聍的　cerumial

耵聍腺瘤　cerumial adenoma

耵聍腺瘤　adenoma ceruminous

定量病理学　quantitative pathology

定量分析　quantitative analysis

定量显微镜　quantitative microscopy

东洋霉素(抗肿瘤药)　toyomycin

冬眠瘤　hiberoma

动静脉性血管瘤　arterio-venous angioma

动脉瘤　aneurysm

动脉瘤的　aneurismal

动脉瘤性骨囊肿　aneurysmal bone cyst

动脉性血管瘤　arterial hemangioma

豆状癌(皮肤)　leuticular carcinoma

毒性　toxicity

毒性甲状腺肿　toxic goiter

毒性腺瘤　adenoma toxic

独特型抗体　idiotype antibody

独特型抗原　idiotype antigen

杜普伊特伦病（跖部纤维瘤病）　disease Dupuytren

端粒　telomere

端粒酶　telomerase

端胃泌素　terminal gastrin

短小厌氧棒状杆菌　corynebacterium parvum（CP）

断层 X 射线照相术　radiography body section

断层 X 射线照相术　radiotomy

队列研究　cohost study

对比染色　counter stain

对照研究　control study

多巴氧化酶　dopa oxidase

多倍体（染色体）　polyploid

多病灶的　multifocal

多病灶性成骨肉瘤　sarcoma multifocal osteogenic

多发乳头状瘤　polypapilloma

多发性骨肉瘤　osteosarcoma multiple

多发性骨软骨瘤　osteochondroma multiple

多发性骨软骨性外生骨疣　multiple osteocartilaginous exostoses

多发性骨髓瘤　multiple myeloma

多发性黄色瘤　xanthoma multiple

多发性内分泌腺瘤病　polyendocrinoma

多发性内分泌肿瘤综合征　multiple endocri neneoplasia syndrome

多发性平滑肌瘤　leiomyoma multiple

多发性乳头状瘤　papilloma multiple

多发性乳头状毛发上皮瘤　trichoepithelioma papillosum multiple

多发性软纤维瘤　fibroma molle multiplex

多发性神经瘤　neuroma multiple

多发性神经纤维瘤病　neurofibromatosis multiple

多发性同时发生性癌　carcinoma multiple synchronous

多发性外毛根鞘瘤　multiple tricholemmoma

多发性纤维瘤病　polyfibromatosis

多发性腺瘤,腺瘤病　adenoma multiple（adenomatosis）

多发性腺瘤病　poly adenoma

多发性血管瘤　angioma multiple

多发性原发癌　carcinoma multiple primary

多发性脂肪瘤　lipomatosis

多环芳烃　polycyclic aromatic hydrocarbons

多肌炎　polymyositis（PM）

多克隆抗体　antibody polyclonal

多克隆抗体　polyclonal antibody

多瘤病毒　polyoma virus

多囊瘤（乳腺）　polycystoma

多囊性病　polycystic disease

多囊性卵巢综合征　polycystic ovary syndrome

多能干细胞　pluripotent stem cell

多能造血干细胞　multipotential hemopoietic stem cell（MHSC）

多潘,甲尿嘧啶氮芥（抗肿瘤药）　dopan

多胚瘤　polyembryoma

多柔比星,阿霉素（抗肿瘤药）　doxorubicin

多瑞吉（镇痛药）　durogesic

多色细胞瘤　pleochromocytoma

多态性　polymorphism

多糖 - 蛋白复合物外壳　external coat of glycocalyx

多形 T 细胞淋巴瘤　pleomorphic T cell lymphoma（PTCL）

多形的　pleomorphic

多形的　polymorphic

多形瘤（多瘤病毒引起的小鼠腮腺瘤）　polyoma

多形细胞腺癌　adenocarcinoma pleomorphic cell

多形性横纹肌肉瘤　pleomorphic rhabdomyosarcoma

多形性黄色星形细胞瘤　pleomorphic xanthoastrocytoma

多形性胶质母细胞瘤　glioblastoma multiforme

多形性细胞癌　pleomorphic cell carcinoma

多形性细胞癌　polymorphic cell carcinoma

多形性细胞肉瘤　pleomorphic cell sarcoma

多形性细胞肉瘤　polymorphic cell sarcoma

多形性纤维肉瘤　fibrosarcoma pleomorphic

多形性纤维腺瘤　fibroadenoma pleomorphic

多形性纤维腺瘤　pleomorphic fibroadenoma

多形性腺瘤　pleomorphic adenoma

多形性脂肪肉瘤　pleomorphic liposarcoma

多药耐药基因　multidrug resistance（MDR）gene

多乙烯吡咯啶酮　pweiston（PVP）

多中心的　multicentric

多中心性母细胞瘤　blastoma pluricentric

多肿瘤抑制基因　multiple tumor suppressor gene（MTS1）

惰性淋巴瘤　indolent lymphoma

E

恶变前的　premalignant

恶病质　cachexia

恶病质素　cachectin

恶性　malignancy

恶性的　malignant

恶性肥大细胞病　malignant mastocytosis

恶性黑色素瘤　chromatophoroma

恶性黑色素瘤　malignant melanoma

恶性畸胎瘤　malignant teratoma

恶性间叶瘤　malignant mesenchymoma

恶性腱鞘巨细胞瘤　malignant tenosynovial giant cell tumor

恶性类癌　carcinoid malignant

恶性淋巴瘤　malignant lymphoma

恶性瘤　neoplasm malignant

恶性苗勒管混合瘤　malignant mixed Mullerian tumor

恶性葡萄胎　chorioadenoma destruens

恶性葡萄胎　mole malignant hydatidiform

恶性神经胶质瘤　glioblastoma

恶性神经节瘤　ganglioblastoma

恶性神经节瘤　malignant ganglioneuroma

恶性神经鞘瘤　malignant neurinoma

恶性神经鞘瘤（恶性许旺瘤）　malignant Schwannoma

恶性肾外横纹肌样瘤　malignant extra-renalrhabdoid tumor

恶性蜕膜瘤（绒毛膜上皮癌）　deciduomamalignant

恶性胸腺瘤　malignant thymoma

恶性血管内皮瘤　malignant hemangioendothelioma

恶性血管内皮瘤病　malignant angioendotheliomatosis

恶性肿瘤　tumor malignant

腭黄色瘤　palate xanthoma

儿茶酚　catechol

儿茶素　catechin

儿童小圆蓝细胞肿瘤　small round blue cell tumor（SRBCT）

儿童型组织细胞增生症　Hand-Schüller-Christian disease

二氨基联苯胺　diaminobenzidine（DAB）

二倍体（染色体）　diploid

二甲基苯并蒽　dimethyl benzanthracene（DM－BA）

二甲基肼　dimethyl hydrazine

二甲基亚砜　DMSO

二氯甲氨蝶呤（抗肿瘤药）　dichloromethotrexate

二人癌,夫妻癌　cancer in two

二溴甘露醇（抗肿瘤药）　mitobronitol

二溴甘露醇（抗肿瘤药）　myelobromol

二溴卫矛醇（抗肿瘤药）　mitolactol

二乙基己烯雌酚　diethylstilbestrol

F

发病机制　patho genesis
发病率　incidence rate
发病率　morbidity
发母质癌　hair matrix carcinoma
发母质瘤　hair matrixoma
发母质瘤　pilomatricoma
发热疗法　pyrotherapy
发射计算机体层摄影术　emission computerized tomography（ECT）
法、美、英关于急性白血病与骨髓发育不良综合征的分类　FAB classification system
法伯雷病(弥漫性躯干部血管角质瘤)　Fabry disease
法伯雷病(弥漫性体部血管角化瘤)　disease Fabry
法倔唑(抗肿瘤药)　fadrozole
番茄样瘤(头皮多发性良性上皮瘤)　tomato tumor
反式激活作用　transactivation
反向调节　retroregulation
反向遗传学　reverse genetics
反应性增生　reactive hyperplasia（RH）
泛影葡胺　meglumine diatrizoate
方案,流程　protocol
芳香酶　aromatase
放射　radiation
放射病理学　radiopathology
放射反应　radioreaction
放射后肉瘤　sarcoma postradiation

放射后软骨肉瘤　postradiation chondrosarcoma

放射量测定器　radiometer

放射免疫　radioimmunity

放射免疫沉淀　radioimmunoprecipitation

放射免疫电泳　radioimmunoelectrophoresis

放射免疫分析　radioimmunoassay(RIA)

放射敏感的　radiosensitive

放射敏感性　radiosensibility

放射能计数器　nucleometer

放射生物学　radiobiology

放射物理学　radiophysics

放射线工作者癌　cancer roentgenologist

放射线诱发纤维肉瘤　fibrosarcoma irradiation induced

放射性碘　radioiodine

放射性核素　radioisotope

放射性核素　radionuclide

放射性镓　radiogallium

放射性甲状腺素　radiothyroxine

放射性金　radiogold

放射性磷　radiophosphorus

放射性皮炎　radiodermatitis

放射性损害　radiolesion

放射性铁　radioiron

放射性突变　radiomutation

放射性元素　radioelement

放射学　radiology

放射学家　radiologist

放射有效的　radioresponsive

放射源　radiator

放射源皮肤距离　source-skin distance (SSD)

放射照相术　radiography

放射诊断　radiodiagnosis

放射治疗　radiation therapy (RT)

放射治疗　radiotherapy

放射治疗学家　radiotherapist

放射状瘢痕　radial scar

放射自显影　radioautograph

放线菌素　Actinomycin

放线菌素 C(抗肿瘤药)　actinomycin C

放线菌素 D,更生霉素(抗肿瘤药)　actinomycin D

放线菌素 F2(抗肿瘤药)　actinomycin F2

放线菌肿(非真性肿瘤)　actinomycoma

非白血病性单核细胞增多症　monocytosis nonleukemic

非典型的　atypical

非典型黄色纤维瘤　fibroxanthoma atypical

非典型假上皮瘤性增生　atypical pseudoepitheliomatous hyperplasia

非典型交感神经母细胞瘤　atypical sympathicoblastoma

非典型男性细胞瘤　arrhenoblastoma atypical type

非典型小叶增生　atypical lobular hyperplasia

非典型性交界痣　atypical junctional nevus

非典型性巨细胞瘤　atypical giant cell tumor

非典型性淋巴瘤　atypical lymphoma

非典型性慢性粒细胞性白血病　leukemia atypical chroni myelogenous

非典型性慢性淋巴细胞白血病　atypical chronic lymphocytic leukemia

非典型性男性细胞瘤(卵巢)　atypical type arrhenoblastoma

非典型性绒毛膜癌　atypical choriocarcinoma

非典型性髓质瘤　atypical hyloma

非典型性纤维黄色瘤　atypical fibroxanthoma

非典型性纤维组织细胞增生　atypical fibrohistiocytic proliferation

非典型性腺癌　atypical adenocarcinoma

非典型增生　atypical hyperplasia

非典型增生性浆液性肿瘤　atypical proliferative serous tumor

非淀粉多糖　non-starch polysaccharides (NSP)

非霍奇金淋巴瘤　non-Hodgkin lymphoma (NHL)

非浸润性癌　non-infiltrating carcinoma

非均一人群　heterogenous population

非绿色瘤性单核细胞瘤　achloromonocytoma

非那雄胺(抗肿瘤药)　finasteride

非嗜铬的　nonchromaffin

非嗜铬性副神经节瘤　nonchromaffin paraganglioma

非嗜铬性嗜铬细胞瘤　nonchromaffin chromaffinoma

非特异性酯酶　non-specific esterase（NSE）

非向表皮性皮肤 T 细胞淋巴瘤　non-epidermotropic cutaneous T cell lymphoma（NECT – CL）

非雄激素依赖型前列腺癌　androgenin dependent prostate cancer（AIPC）

非整倍体(染色体)　aneuploid

非洲儿童淋巴瘤(伯基特淋巴瘤)　lymphoma Africa children

非洲儿童淋巴瘤(伯基特淋巴瘤)　African children lymphoma

肥大细胞　mast cell

肥大细胞白血病　leukemia mast cell

肥大细胞病　mast cell disease

肥大细胞瘤　mast cell tumor

肥大细胞瘤　mastocytoma

肥大性肺骨关节病　hypertrophic pulmonary osteoarthropathy（HPO）

肥大性血管瘤　hypertrophic angioma

肥胖症　adiposity

肺癌　lung cancer

肺的　pulmonary

肺沟瘤　pulmonary sulcus

肺沟瘤　suprasulcus tumor

肺良性透明细胞肿瘤　sugar tumor

肺泡状细胞瘤　tumor alveolar cell

肺软化斑　pulmonary malakoplakia

费城染色体　Philadelphia chromosome

分辨率　resolving power

分带技术,显带技术　banding technique

分割照射　fractionated irradiation

分化　differentiation

分化好的乳头状间皮瘤　well-differentiated papillary mesothelioma

分化好的上皮栏　well-formed terminal bars

分化性腺癌　adenocarcinoma differentiated

分级　grading

分裂间期　interphase

分泌氯化物的乳头状腺瘤　adenoma chloride-secreting papillary

分泌型(幼年型)癌　secretory (juvenile) carcinoma

分泌型乳腺病　lactating adenosis

分泌型腺瘤　lactating adenoma

分泌性腺癌　secretory adenocarcinoma

分叶状纤维肉瘤　fibrosarcoma phyllodes

分子　molecular

分子病　molecular disease

分子病理学　molecular pathology

分子交指树突状细胞肉瘤　interdigitating dendritic cell sarcoma (IDCS)

分子警察(p53)　molecular policeman

分子流行病学　molecular epidemiology

分子生物学　molecular biology

分子遗传学　molecular genetics

粉刺状癌(乳腺)　carcinoma comedo

粉刺状癌(乳腺)　comedo carcinoma

粉瘤　atheroma

粪瘤　tumor fecal

粪瘤(粪结)　coproma

粪瘤(粪结)　scatoma

粪瘤,粪结　fecaloma

蜂窝状癌　areolar cancer

蜂窝状癌　cancer alveolar

夫妻癌　conjugal cancer

夫妻癌,配偶癌　cancer a deux

呋氟尿嘧啶(抗肿瘤药)　ftorafur

弗代病(舌下乳头状瘤或肉芽肿)　Fede disease

弗来希曼水囊瘤　Fleischmann hygroma

弗罗德白血病病毒　Friend leukemia virus

氟嘧啶醇(抗肿瘤药)　fluoxydin

氟尿苷(抗肿瘤药)　floxuridine(FUDR)

氟他胺,缓退瘤(抗肿瘤药)　flutamide

氟铁龙,去氧氟尿苷(抗肿瘤药)　furtulon

福美坦,蓝他隆(抗肿瘤药)　formestane

福莫司汀(抗肿瘤药)　fotemustine

福氏佐剂　Freund adjuvant

辅助性 T 细胞　helper T cell

辅助致癌剂　cocarcinogen

辅助致癌作用　cocarcinogenesis

附件癌　carcinoma adenexal

复发的　recurrent

复发性肿瘤　recurrent tumor

复合痣　complex nevus

复性　renaturation

复制　duplication

复制错误　replication error

副蛋白质　paraprotein(PCD)

副淀粉样瘤　paraamyloid tumor

副脊索瘤　parachordoma

副甲状腺主细胞增生伴多发性肿瘤　Wermer syndrome

副胚层瘤　parablastoma

副神经节瘤　paraganglioma

副肿瘤性小脑变性　paraneoplastic cerebelar degeneration(PCD)

富尔根反应　Feulgen reaction

富含 T 细胞的 B 细胞淋巴瘤　T cell rich B cell lymphoma

富含细胞的纤维腺瘤　hyper cellular fibroadenoma

富裕淋巴细胞典型性霍奇金淋巴瘤　Hodgkin lymphoma lymphocyte rich classical type(LRCHL)

腹壁皮样囊肿　nelaton tumor

腹股沟棘皮瘤　acanthoma inquinale

腹瘤　celioma

腹膜后黄色肉芽肿　retroperitoneal xanthogranuloma

腹膜假黏液瘤　pseudomyxoma peritoneal

腹膜间皮肉瘤　sarcomesothelioma peritoneal

腹水　ascites

腹水癌　ascites carcinoma

腹水癌　tumor ascites

G

钙化的　calcified

钙化上皮瘤　calcified epithelioma

钙化上皮瘤　Malherbe tumor

钙化性巨细胞瘤　calcified giant cell tumor

钙化性纤维瘤　fibroma calcifying

钙化性牙瘤　calcified odontoma

钙黏蛋白　cadherin

概率　probability

干酪样结核瘤（非真性肿瘤）　caseoma

干酪样瘤（非真性肿瘤）　tyroma

干扰素　interferon（IFN）

干扰素诱导蛋白10　interferon inducible protein 10（IP－10）

干系　stem line

干细胞　stem cell

干细胞白血病　stem cell leukemia

干燥综合征　Sj gren syndrome

甘磷酰芥（抗肿瘤药）　glyfasfin（M25）

甘露醇氮芥（抗肿瘤药）　mannitol nitrogen mustard

肝癌　hepato carcinoma

肝胆管瘤　hepatocholangioma

肝的 hepatic

肝动脉栓塞化疗 transcatheter hepatic arterial chemoembolization（TACE）

肝淋巴瘤病 hepatolymphomatosis

肝门胆管肿瘤 klatskin tumor

肝母细胞瘤 hepatoblastoma

肝脾 γδT 细胞淋巴瘤 hepatosplenic γδ T cell lymphoma

肝脾 γδT 细胞淋巴瘤 lymphoma hepatosplenic γδ T cell

肝脾肿大 hepatosplenomegaly

肝素结合细胞因子 midkine

肝素酶 heparanase

肝细胞 liver cell

肝细胞癌 carcinoma hepato cellular

肝细胞癌 hepatic cell carcinoma

肝细胞癌 hepato cellular carcinoma

肝细胞癌 liver cell carcinoma

肝细胞腺瘤 liver cell adenoma

肝血管瘤 angioma hepatis

肝脏混合瘤 hepaticmixed tumor

肝脏原发性髓外浆细胞瘤 primary extramedullary plasmacytoma of the liver

感觉神经母细胞瘤 aesthesioneuroblastoma

肛瘘癌 anal fistula carcinoma

肛门癌 anal cancer

肛门生殖器区佩吉特病 Paget disease anogenital

肛门生殖器区佩吉特病 anogenital Paget disease

高三尖杉酯碱(抗肿瘤药) homoharringtoninine（HHAR）

睾丸瘤 orchidoncus

睾丸母细胞瘤 orchioblastoma

睾丸母细胞瘤(男性母细胞瘤) androblastoma

睾丸胚胎性癌 orchiencephaloma

睾丸髓样癌 orchiomyeloma

戈尔茨坦病(遗传性家族性出血性血管瘤病) Goldstein disease

戈尔茨坦遗传家族性血管瘤病 angiomatosis Goldstein heredo-familial

戈舍瑞林(抗肿瘤药)　goserelin

哥伦比亚临床分期　Columbia clinical classification (CCC)

格拉维次瘤(肾上腺样瘤)　Grawitz tumor

格列尔莫病(急性红细胞增多症)　Di Guglielmo disease

格－斯综合征(皮肤弹性假黄色瘤及视网膜血管样纹理)　syndrome Gronblad-Strandberg

根治手术　radical operation

弓形体　toxoplasma gondii

宫颈腺型腺癌　adenocarcinoma cervical gland type

宫内膜样癌　endometrioid carcinoma

巩固性化疗　consolidation chemotherapy

巩膜纤维瘤　filioma

汞卟啉(抗肿瘤药)　merphyrin

姑息　palliation

姑息手术　palliative operation

孤立性神经纤维瘤　isolated neurofibroma

古－卡乳头瘤病　Gougerot-Carteaud papillomatosis

骨癌　osteo carcinoma

骨动脉瘤　osteonearysm

骨化性纤维黏液样瘤　ossifying fibromyxoid tumor

骨化性血管瘤　angioma ossificans

骨化性脂肪瘤　lipoma ossificans

骨痂瘤　tumor callus

骨膦(抗肿瘤药)　bonefos

骨瘤　osteoma

骨瘤　tumor osseous

骨瘤病　osteomatosis

骨膜瘤　periostoma

骨膜软骨瘤　chondroma periosteal

骨膜软骨瘤　periosteal chondroma

骨囊肿　bonec yst

骨内软骨瘤　chondroma endosteal

骨旁的　parosteal

骨旁骨瘤　　parosteal osteoma

骨旁骨肉瘤　　parosteal osteosarcoma

骨旁肉瘤　　parosteal sarcoma

骨旁脂肪瘤　　parosteallipoma

骨肉瘤　　osteosarcoma

骨软骨瘤　　chondrosteoma

骨软骨瘤　　osteochondroma

骨软骨纤维瘤　　osteochondrofibroma

骨髓多核巨细胞　　myeloplax

骨髓多核巨细胞瘤　　myeloplaxoma

骨髓多核巨细胞瘤　　tumor amyeloplaxes

骨髓瘤　　myeloma

骨髓瘤病（多发性骨髓瘤）　　myelomatosis

骨髓肉瘤病　　myelosacomatosis

骨髓纤维化　　myelofibrosis

骨髓性绿色瘤　　myelotic chloroma

骨髓增生病　　myeloproliferative disease

骨髓组织增生　　myelosis

骨外软骨瘤　　chondroma extraosteal

骨外尤文肉瘤　　extraskeletal Ewing sarcoma

骨样骨瘤　　osteoidosteoma

骨样软骨瘤　　chondroma osteoid

骨脂瘤　　osteolipoma

骨脂瘤　　osteosteatoma

骨脂软骨瘤　　osteolipochondroma

钴 - 60　　Cobalt - 60

固定剂　　fixative

寡核苷酸探针　　oligonucleotide probe

冠瘿瘤　　crown gall nodule

管内乳头状瘤　　papilloma intraductal

管状腺瘤　　canalicularadenoma

光化性瘤　　actinic tumor

光化性网状细胞病　　actinoreticulosis

光化性网状细胞增生症　actinic reticuloid（AR）
光谱核型分析　spectral karyotyping
广东瘤(鼻咽癌)　Canton tumor
归巢受体　homing receptor
硅沉着病(矽肺)　silicosis
国际抗癌联盟　International Union against Cancer（IUAC）
过碘酸雪夫染色　periodic acid Schiff stain
过氧化酶抗过氧化酶　peroxidaseanti-peroxidase（PAP）

H

哈－帕黑色素瘤(鼠自发性黑色素瘤)　melanoma Harding-Passey
哈钦森瘤(交感神经母细胞瘤)　Hutchison tumor
哈钦森综合征(婴儿肾上腺肉瘤)　Hutchinson syndrome
海拉细胞(子宫颈癌细胞株)　Hela cell
海绵状淋巴管瘤　lymphangio-cavernoma
海绵状息肉　spongy polyp
海绵状纤维瘤　fibroma cavernosum
海绵状血管瘤　angiocavernoma
海绵状血管瘤　cavernoma
海绵状血管瘤　cavernous hemangioma
海绵状血管瘤　haemangiocavernoma
海绵状血管瘤　tumor cavernous
海绵状痣　naevus cavernous
罕见的　rare
罕见型　rare type carcinoma
罕见肿瘤　rare tumor
汉德病(慢性特发性黄色瘤病)　Hand disease

汉勒疣　Henle wart

汉 – 琼病(关节内骨软骨瘤病)　disease Henderson-Jones

汗腺癌(外阴癌)　poro carcinoma

汗腺肌上皮瘤　hidradenomyoepithelioma

汗腺囊瘤病　hidrocystomatosis

汗腺囊腺瘤　hidrocystadenoma

汗腺腺癌　hidradeno carcinoma

汗腺腺瘤　adenoma sudoriferum

汗腺腺瘤　hidradenoma

汗腺腺瘤　hydradenoma

汗腺腺瘤　spir adenoma

汗腺腺瘤　syringoma

合体细胞癌(绒毛膜癌)　syncytial carcinoma

合体滋养细胞　syneytiotrophoblast（ST）

核磁共振成像　nuclear magnetic resonance imaging

核蛋白　nucleoprotein

核分裂后期　anaphase

核分裂末期　telophase

核分裂前期　prophase

核分裂中期　metaphase

核苷　nucleoside

核苷酶　nucleosidase

核苷酸　nucleotide

核苷酸酶　nucleotidase

核固缩　pyknosis

核级　nuclear grade

核磷蛋白　nucleophosmin（NPM）

核磷酸酯酶　nucleophosphatase

核内复制子　endoduplication

核内有丝分裂　endomitosis

核内再复制　endoreduplication

核染色质体　body chromatinic

核仁组成区　nucleolar organizer regions（NOR）

核仁组成区嗜银蛋白　argyrophilic nucleolar organizer regions（AgNOR）

核溶解　karyolysis

核酸酶　nuclease

核碎裂　karyorrhexis

核糖核苷　ribonucleoside

核糖核酸　ribonucleic acid（RNA）

核糖核酸保护试验　RNA protection assay

核糖核酸酶　RNase

核糖核酸酶阻抑素　RNasin

核糖核酸条形印迹法　RNA slot blot

核糖体　ribosome

核糖体核糖核酸　ribonucleic acid ribosomal（rRNA）

核糖胸腺嘧啶核苷　ribothymidine

核外基因　extranuclear gene

核外廓指数　nuclear contour index（NCI）

核小体　nucleosome

核型(染色体组型)　karyotype

核型模式图　idiogram

核医学　nuclear medicine

核有丝分裂器蛋白　nuclear mitoticapparatus protein（NMP22）

核增生　nucleosis

褐黄斑　chloasma

赫伯特病(多发性骨髓瘤)　Huppert disease

赫珀特病(原发性多发性骨髓瘤)　disease Huppert

黑尔综合征(肺上沟恶性肿瘤压迫臂丛神经所致)　Hare syndrome

黑色棘皮症　acanthosis nigricans

黑色丘疹性棘皮症　acanthosis papulosa nigra

黑色素棘皮瘤　melanoacanthoma

黑色素瘤　melanoma

黑色素瘤抗原基因　melanoma antigen gene（MAGE）

黑色素性许旺瘤　melanotic Schwannoma

黑色素釉母细胞瘤　melanoameloblastoma

黑色细胞腺癌　adenocarcinoma dark-cell

横纹肌瘤　rhabdomyoma

横纹肌肉瘤　rhabdomyosarcoma

红白血病　erythroleukemia

红霉素　erythromycin

红皮症　erythroderma

红外线　infrared rays

红外线　ultra-red rays

红外线照射　radiation infrared

红细胞骨髓病　erythromyelosis

红细胞增多　polycythemia

红细胞增多症　erythrocytosis

喉囊肿　laryngocele

喉息肉　polyp of larynx

猴病毒 40（空泡病毒）　Simian virus 40

后鼻孔息肉　polyp choanal

后肾瘤　metanephroma

壶腹癌　ampullary carcinoma

壶腹上腺癌　supraampullary adenocarcinoma

壶腹周围癌　periampullary carcinoma

琥珀酸脱氢酶　succinate dehydrogenase

花生凝集素　arachis hypogaea agglutinin（PNA）

花型滤泡性淋巴瘤　floral variant of follicular lymphoma

华滕伯格症状（鼻痒显示脑瘤）　Wartenberg symptom

滑膜间皮肉瘤　sarcomesothelioma synovial

滑膜内皮肉瘤　sarcoendothelioma synovial

滑膜肉瘤　sarcoma synovial

滑膜肉瘤　synovio sarcoma

滑膜软骨瘤病　synovial chondromatosis

滑膜下囊肿　subsynovial cyst

滑囊囊肿　ganglion synovial

滑液瘤　bursdal tumor

化生　metaplasia

化生的　metaplastic

化生性癌　carcinoma metaplastic

化生性癌　metaplastic carcinoma

化生性脑(脊)膜瘤　metaplastic meningioma

化性内生软骨瘤(骨软骨瘤)　enchondroma petrificum

化学发光自显影　enhanced chemiluminescene (ECL)

化学感受器瘤　chemodectoma

化学感受器瘤　receptoma

化学感受器瘤　tumor chemoreceptor

化学受体触发带　chemoreceptor trigger zone (CTZ)

化学因子　chemokines

化学诱变　chemical mutagenesis

化学预防剂　chemopreventive agent

化学原位缺口平移　in situ nick translation (ISNT)

化学治疗　chemotherapy

化学治疗不敏感　chemoresistance

化学治疗增敏剂　chemosensitiver

化学致癌作用　carcinogenesis chemical

化学致癌作用　chemocarcinogenesis

坏死性淋巴结病　Kikuchi-Fujimoto lymphadenopathy

环胞素 A(免疫抑制剂)　cyclosporine A

环层小体神经纤维瘤　pacinian neurofibroma

环己亚硝脲(抗肿瘤药)　CCNU

环己亚硝脲(抗肿瘤药)　lomustine (CCNU)

环磷酰胺(抗肿瘤药)　cyclophosphamide (cytoxan, endoxan)

环氧化酶 2　cyclooxygenase 2 (COX2)

环状平滑肌瘤　annular leiomyoma

环状染色体　ring chromosome

环状缩窄性腺癌　adenocarcinoma annular constrictive

患病率　prevalence rate

黄斑瘤　xanthelasma

黄斑瘤病　xanthelasmatosis

黄曲霉毒素　aflatoxins

黄色瘤　bitahigoidea

黄色瘤　vitiligoidea

黄色瘤　xanthoma

黄色瘤病　xanthomatosis

黄色瘤性纤维腺瘤　fibroadenoma xanthomatodes

黄色髓瘤　xanthomyeloma

黄色纤维瘤　fibroxanthoma

黄素核苷酸　nucleotide flavin

黄体瘤　luteoma

黄体囊肿　corpus luteum cyst

黄体酮　progestin

回复突变　back mutation

回顾分析　retrospective analysis

回归　regression

回旋加速器　cyclotron

彗星尾征　comet tail sign

混合的　mixed

混合副中肾管肿瘤　mixed Müllerian tumor

混合瘤(腮腺瘤)　mixed tumor

混合细胞型霍奇金淋巴瘤　Hodgkin lymphoma mixed cellularity type (MCHL)

混合型癌　carcinoma mixed type

混合型男性细胞瘤(卵巢瘤)　mixed type arrhenoblastoma

混合性腺瘤　adenoma mixed

混合性血管瘤　angioma mixed

活体染色　vital stain

活体组织检查　biopsy

火焰状细胞　flame cell

获得的　acquired

获得性丛状血管瘤　acquired tufted hemangioma

获得性免疫缺陷综合征(艾滋病)　acquired immunodeficiency syndrome (AIDS)

获得性皮脂腺瘤　acquired sebaceous adenoma

获得性腺瘤　acquired adenoma

霍夫曼隆突性皮肤纤维肉瘤　dermatofibrosarcomap rotube-rans Hoffmann

霍金瘢痕瘤　Hawkin keloid

霍普曼乳头瘤(鼻息肉)　Hopmann papilloma

霍普曼息肉(鼻息肉)　papilloma Hopmann

霍普曼息肉(鼻息肉)　polyp Hopmenn

霍奇金病　disease Hodgkin

霍奇金病　Hodgkin disease

霍奇金淋巴瘤　Hodgkin lymphoma（HL）

霍奇金细胞　Hodgkin cell

J

肌黄色瘤　myoxanthoma

肌瘤　muscular tumor

肌瘤　myoma

肌瘤病　myomatosis

肌瘤切除术　myomatectomy

肌肉内血管瘤　intramuscular angioma

肌上皮癌　myoepithelial carcinoma

肌上皮瘤　myoepithelioma

肌上皮瘤病　myoepitheliosis

肌上皮唾液腺炎　myoepithelial sialadenitis（MESA）

肌上皮性腺瘤　adenoma myoepithelial

肌细胞瘤　myocytoma

肌纤维母细胞瘤　myofibroblastoma

肌腺纤维瘤　myoadenofibroma

肌血管平滑瘤　angioleiomyoma

肌脂肪瘤　myolipoma

鸡白血病病毒　fowl leukosis virus

鸡冠状息肉　cockscombpolyp

鸡肉瘤（罗斯肉瘤）　sarcoma fowl

基础肿瘤学　oncology fundamental

基底的　basal

基底鳞状细胞棘皮瘤　acanthoma basosquamous cell

基底细胞癌　basal cell carcinoma

基底细胞表皮样癌　basal cell epidermoid carcinoma

基底细胞化生　basal cell metaplasia

基底细胞棘皮瘤　acanthoma basal cell

基底细胞样鳞状细胞癌　basoloid squamous cell carcinoma

基底细胞增生　basal cell hyperplasia

基底细胞痣综合征　basal cell nevus syndrome

基尔淋巴瘤分类法　Kiel lymphoma classification

基膜　basal lamina

基因　gene

基因表达系列分析　serial analysis of gene expression（SAGE）

基因重排　gene rearrangement

基因定位　gene mapping

基因工程抗体　genetically engineered antibody

基因工程疫苗　genetically engineered vaccine

基因静默　gene silencing

基因扩增　gene amplification

基因探针　gene probe

基因位点　gene locus

基因文库　gene library

基因型　genotype

基因治疗　gene therapy

基因组　genome

基因座　locus

基质金属蛋白酶　matrix metalloproteinase（MMP）

基质金属蛋白酶抑制剂　bat mastat（BB－94）

基准剂量　basic dose（BD）

畸胎癌　　terato carcinoma

畸胎瘤　　organoma

畸胎瘤　　teratoma

畸胎瘤　　tumor teratoid

畸胎神经瘤性视网膜胚瘤　　diktyoma teratoneuromatous

畸胎样癌　　carcinoma teratoid

畸胎样囊腺瘤　　adenocystoma teratoid

畸形发生　　terato genesis

激素治疗　　hormonal therapy

吉姆萨染色　　Giemsa staining

吉姆萨显带,G 显带　　Giemsa banding

吉田腹水癌　　ascites carcinoma Yoshida

吉田腹水肉瘤　　Yoshida ascites sarcoma

吉西他滨,健择,双氟去氧胞苷(抗肿瘤药)　　gemcitabine（GCB）

急性　　acute

急性癌　　acute carcinoma

急性癌病　　carcinosis acute

急性白血病　　acute leukemia

急性传染性淋巴细胞增多症　　lymphocytosis acute infectious

急性单核细胞白血病　　acute monocytic leukemia

急性的　　acute

急性痘疮样苔藓样糠疹　　pityriasis lichenoides et varioliformis acuta

急性儿童期白血病　　acute childhood leukemia

急性分化性组织细胞增生症(累-赛病)　　acute differentiated histiocytosis
（Letterer-Siwe disease）

急性干细胞白血病　　acute stem cell leukemia

急性红白血病　　leukemia acute erythroid

急性红细胞白血病　　acute erythrocytic leukemia

急性红细胞-巨核细胞性骨髓组织增生　　acute erythromegakaryocytic
myelosis

急性红细胞增多性骨髓组织增生　　acute erythremic myelosis

急性红细胞增多症　　acute erythremia

急性甲状腺肿　　acute goiter

急性巨核母细胞白血病　acute megakaryoblastic leukemia

急性巨核细胞白血病　acute megakaryocytic leukemia

急性巨核细胞性骨髓组织增生　acute megakaryocytic myelosis

急性粒－单核细胞白血病　leukemia acut emyelo-monocytic

急性粒细胞白血病　acute granulocytic leukemia

急性粒细胞白血病　acute myeloblastic leukemia

急性淋巴母细胞白血病　acute lymphoblastic leukemia（ALL）

急性淋巴细胞白血病　acute lymphocytic leukemia

急性淋巴组织增生　acute lymphadenosis

急性嗜碱粒细胞白血病　leukemia acute basophilic

急性双表型白血病　leukemia acute biphenotypic

急性血母细胞增生　acute hemocytoblastosis

急性婴儿网状内皮细胞增生症　acute infantile reticuloendo-theliosis

急性有核红细胞增多　acute erythroblastosis

急性早幼粒细胞白血病　acute promyelocytic leukemia

急性中幼粒细胞白血病　acute myelocytic leukemia

棘，刺　acantha

棘层松解型鳞癌　acantholytic variant of squamous carcinoma

棘肌肉瘤　acanthomyosarcoma

棘皮层瘤　paracanthoma

棘皮瘤　acanthoma

棘皮症　acanthosis

棘皮痣　acanthotic nevus

棘上皮瘤　prickle cell epithelioma

棘细胞　prickle cell

棘细胞癌　prickle cell carcinoma

棘细胞癌　spinocellular carcinoma

棘腺癌，鳞化腺癌　acanthoadeno carcinoma

集落刺激因子　colony stimulation factor

脊神经节母细胞瘤　esthesinonecroblastoma

脊索瘤　chordoma

脊索瘤　notochordoma

脊索样瘤　tumor chordoid

计算机体层摄影术　computerized tomography（CT）

记忆 B 细胞　memory B cell

剂量当量(希沃特)　sievert（Sv）

剂量反应曲线　dose response curve

继发性瘤　tumor secondary

寄生性畸胎瘤　teratoma parasiticum

加德纳综合征(结肠息肉病伴软组织肿瘤等)　Gardner syndrome

加合物　adduct

家族的　familial

家族性结肠癌基因　FCC gene

家族性结肠腺瘤性息肉病　familial adenomatous polyposis（FAP）

家族性乳腺癌　familial breast cancer（FBC）

家族性息肉病　familial polyposis

颊瘤　meloncus

甲(床)瘤　onychoma

甲氨蝶呤(抗肿瘤药)　amethopterin

甲氨蝶呤(抗肿瘤药)　methotrexate（MTX）

甲氨蝶呤(抗肿瘤药)　methylaminopterin

甲地孕酮　megestrol

甲二氯二乙胺(抗肿瘤药)　mechlorethamine

甲环亚硝脲,司莫司汀(抗肿瘤药)　semustine（ME－CCNU）

甲基吡啶酸　picolimic acid

甲基苄肼(抗肿瘤药)　methylbenzyl hydrazine

甲基苄肼(抗肿瘤药)　procarbazine

甲基丁烷蒽　methybutane

甲基睾丸酮　methyl testosterone

甲基化敏感单链构象分析　methylation sensitive single strand conformation analysis（MS－SSCA）

甲基化作用　methylation

甲基纤维素　methyl cellulose

甲诺孕酮　nomegestrol（NOM）

甲羟孕酮　medroxyprogesterone

甲胎蛋白　AFP

甲胎蛋白　α-fetoprotein（AFP）

甲胎蛋白分子变异体　AFP variants

甲型肝炎病毒　hepatitis A virus

甲氧芳芥(抗肿瘤药)　methoxymelphalan

甲状旁腺腺瘤　parathroidoma

甲状旁腺肿　parastruma

甲状旁腺肿　struma aberranta

甲状舌骨囊肿　cyst thyroglossal

甲状舌管囊肿　thyroglossal cyst

甲状腺瘤　thyroma

甲状腺炎　thyroiditis

甲状腺肿　deroncus

甲状腺肿　goiter

甲状腺肿　struma

甲状腺肿切除术　strumectomy

假癌　pseudocarcinoma

假胆脂瘤　pseudocholesteatoma

假的　false

假二倍体　pseudodiploid

假黄色瘤　pseudoxanthoma

假瘤　false tumor

假瘤　pseudinoma

假瘤　pseudotumor

假黏液瘤　pseudomyxoma

假黏液性腺瘤　adenoma pseudomucinous

假肉瘤性间质癌　carcinoma with pseudosarcomatous stroma

假软骨瘤　pseudochondroma

假上皮瘤性增生(外阴)　pseudoepitheliomatous hyperplasia

假神经瘤　pseudoneuroma

假腺瘤的　pseudoadenomatous

假腺瘤性基底细胞癌　pseudoadenomatous basal cell carcinoma

假性白血病　aleukaemia

假性白血病　pseudo leukemia

假性韧带内瘤　tumor pseudointraligmentous

假血管瘤　pseudoangioma

假阳性　false positive

假阴性　false negative

假脂肪瘤　pseudolipoma

尖锐湿疣　acuminata verruca

尖锐湿疣　condyloma accuminata

尖锐湿疣　papilloma acuminatum

尖锐湿疣　verruca acuminata

尖锐湿疣　wart moistpointed

尖锐疣　wart acuminate

间变,去分化　anaplasia

间变性癌　carcinoma anaplastic

间变性大细胞淋巴瘤　ki-1 lymphoma

间变性大细胞淋巴瘤(ki－1 淋巴瘤)　anaplastic large cell lymphoma
(ALCL)

间变性大细胞淋巴瘤(T 和裸细胞,原发性皮肤型)　lymphoma anaplastic
large cell (T/null cell,primary cutaneous type)(ALCL)

间变性淋巴瘤激酶　anaplastic lymphoma kinase (ALK)

间隔去氧核糖核酸　spacer DNA

间皮瘤　celiothelioma

间皮瘤　mesothelioma

间隙连接　gap junction (GJ)

间隙连接蛋白 43　connexin 43 (CX43)

间叶瘤　mesenchymoma

间质肉瘤　sarcomesothelioma

间质腺肌病　stomatosis

间质性黄体瘤　luteoma stromal

睑黄色瘤　xanthoma palpebrarum

简单重复序列　simple repeat sequence (SRS)

碱基对　base pair

腱瘤　tenontophyma

腱鞘囊肿　cyst ganglion

腱鞘囊肿   ganglion

腱鞘囊肿   sinew weeping

姜森肉瘤(鼠)   Jensen sarcoma

浆膜下平滑肌瘤   leiomyoma subserous

浆细胞白血病   leukemia plasma cell

浆细胞骨髓瘤   plasma cell myeloma

浆细胞瘤   plasmacytoma

浆细胞样单核细胞淋巴瘤   plasmacytoid monocyte lymphoma

浆细胞增多症   plasmacytosis

浆液性囊腺癌   serous cysadenocarcinoma

浆液性乳头状囊腺瘤   seropapillary cystadenoma

浆液性腺瘤   adenoma serous

降钙素   calcitonin

降解   degradation

降植烷   pristine

交感神经副神经节瘤   paraganglioma sympathic

交感神经瘤   sympathetic neuroma

交感神经元细胞瘤   sympathicogonioma

交感嗜铬细胞瘤   sympathochromaffin cell tumor

交感性胚性神经节瘤   ganglioma embryonale sympaticum

交感性神经母细胞瘤   sympathetic neuroblastoma

交界痣   junction nevus

交界痣   marginal nevus

胶性囊肉瘤   gelatinous cystosarcoma

胶性囊腺瘤   gelatinous cystadenoma

胶性腺癌   gelatinous adenocarcinoma

胶性腺瘤   gelatinous adenoma

胶样腹水   jelly belly

胶样甲状腺肿   struma colloid

胶样瘤   tumor colloid

胶样腺癌   adenocarcinoma colloid

胶样腺癌   adenocarcinomagelatinous

胶样腺瘤(甲状腺瘤)   colloid adenoma

胶质癌　colloid carcinoma

胶质甲状腺肿　goiter colloid

胶质瘤性神经上皮瘤　neuroepithelioma gliomatosum

胶质母细胞瘤　spongioblastoma

胶质母细胞性松果体瘤　spongioblastic pinealoma

胶质神经瘤性视网膜胚瘤　diktyoma glioneuromatous

胶状的　gelatinous

焦油　tar

角蛋白　keratin

角苷脂　kerasin

角化病　kerotoma

角化不良瘤　dyskeratoma

角化不全　parakeratosis

角化过度病　hyperkeratosis

角化棘皮瘤　keratoacanthoma

角化性棘皮症　keratoacanthosis

角化血管瘤　keratoangioma

角化疣　wart horny

角膜白斑　leukoma

角质癌　horny cancer

角质的　horny

角质瘤　keracele

角质疣　horny wart

角质疣　keratiasis

较少断点聚集区　minor breakpoint cluster regio（MCR）

阶梯状电泳条带 DNA　ladder DNA

接触性癌　cancer contact

接触抑制　contact inhibition

杰－普综合征（遗传性肠息肉病伴有口腔黏膜色素沉着）　Jegher-Peutz syndrome

结肠癌　colon carcinoma

结肠息肉病　polyposis coli

结肠腺瘤性息肉基因　APC gene

结蛋白　desmin

结缔组织瘤　syndesmoma

结缔组织瘤　tumor connective tissue

结缔组织增生的　desmoplastic

结缔组织增生的纤维瘤　desmoplastic fibroma

结缔组织增生性小圆细胞肿瘤　desmoplastic small round cell tumor (DSRCT)

结核瘤(非真性肿瘤)　tuberculoma

结节性甲状腺肿　struma nodular

结节性淋巴细胞优势型霍奇金淋巴瘤　Hodgkin lymphoma nodular lymphocytic predominance type (NLPHL)

结节性腺癌　adenocarcinoma nodular

结节硬化型霍奇金淋巴瘤　Hodgkin lymphoma nodular sclerosing type (grades 1 and 2)(NSHL)

结膜瘤　conjunctivoma

结外 NK/T 细胞淋巴瘤(鼻型)　lymphoma extranodal NK/T cell(nasal type)(NK/TCL)

结外边缘区 B 细胞淋巴瘤　extranodal marginal zone B celllymphoma

捷–利病(囊性骨纤维瘤病)　disease Jaffe-Lichtenstain

睫腺癌　Mill gland carcinoma

睫状的　ciliary

睫状体神经节瘤　ciliary body ganglioma

截断术　amputation

截断性神经瘤　amputation neuroma

截肢性神经瘤　neuroma amputation

解剖疣　anatomic wart

介导分子　reporter molecule

介性治疗　interventional therapy

戒指状细胞淋巴瘤　signet ring cell lymphoma

金黄色葡萄球菌 A 蛋白　staphylococcal protein A

金属蛋白酶　metalloprotease

金属硫蛋白　metallothionein(MT)

筋膜肉瘤　fascial sarcoma

近端着丝点染色体　acrocentric chromosome

近端着丝点染色体　chromosome acrocentric

近红外乳腺扫描　infrared light scanning(ILS)

近交品系　inbred strain

近距(放射)疗法　brachy therapy

近皮质的　juxtacortical

近皮质骨肉瘤　juxtacortical osteosarcoma

近皮质肉瘤　juxtacortical sarcoma

近皮质软骨瘤　juxtacortical chondroma

近皮质软骨肉瘤　juxtacortical chondrosarcoma

近肾小球细胞肿瘤　juxtaglomerular cell tumor

进行性的　progressive

进行性复发性皮肤纤维瘤　dermatofibroma progressive recurrent

进行性复发性皮肤纤维瘤　progressive recurrent dermatofibroma

进行性腺癌　advanced adenocarcinoma

进展　progression

浸润的　invasive

浸润性导管癌　carcinoma infiltrating ductal

浸润性的　infiltrating

浸润性棘皮瘤　acanthoma invasive

浸润性棘皮症　acanthosis invasive

浸润性筛状癌　invasivecribriform carcinoma (ICC)

浸润性微小乳头状癌　invasive micropapillary carcinoma(IMC)

浸润性腺癌　adenocarcinoma infiltrating

浸润性小叶癌　invasive lobular carcinoma

浸润性小叶癌　lobular infiltrating carcinoma

浸润性小叶癌(乳腺癌)　carcinoma infiltrating lobular

经导管动脉内化疗栓塞　transcatheter arterial chemoembolization (TACE)

经皮肝穿刺冷冻疗法　percutaneous hepatic cryotherapy (PHCT)

荆豆凝集素　ulex europaeus agglutinin (UEA)

晶状体瘤　phacoma

精细胞瘤　spermatoblastoma

精原上皮瘤(精原细胞瘤)　epithelioma seminale

精原细胞瘤　seminoma

颈部纤维瘤病　torticollis

颈动脉体瘤　carotid body tumor

颈动脉体血管球瘤　tumor glomeris carotici

静脉瘤　phlebangioma

静脉瘤　varicose tumor

酒石酸盐　tartrate

巨大管内性黏液瘤（乳腺瘤）　myxoma giant intracanalicular

巨怪细胞肉瘤　monster cell sarcoma

巨核母细胞瘤　megakaryoblastoma

巨核细胞增多症　megakaryocytosis

巨核细胞增生　hyperplasia megakaryocytic

巨淋巴结病性窦组织细胞增生症　sinus histocytosis with massive lymph-adenopathy（SHML）

巨淋巴结增生　Castleman disease

巨滤泡性淋巴瘤　giant follicular lymphoma

巨滤泡性腺瘤　macro follicular adenoma

巨囊肿　macro cyst

巨球蛋白血症　macroglobulinemia

巨染色体　chromosome giant

巨舌　macroglossia

巨噬细胞激活因子　macrophage activating factor

巨细胞　giant cell

巨细胞癌　carcinoma giant cell

巨细胞癌　giant cell carcinoma

巨细胞病毒　cytomegalo virus（CMV）

巨细胞成纤维细胞瘤　giant cell fibroblastoma

巨细胞瘤　giant cell tumor

聚丙烯酰胺凝胶电泳　polyacrylamide gel electrophoresis（PAGE）

聚合酶链－单链构象多态性分析　polymerase chain reaction single strand conformation polymorphism analysis（PCR－SSCP）

聚合酶链－端粒重复序列扩增技术　polymerase chain reaction telomeric repeat amplification protocol（PCR－TRAP）

聚合酶链反应 polymerase chain reaction（PCR）
均数 mean
均匀染色区 homogeneous staining region（HSR）

K

卡–埃小体（见于卵巢颗粒细胞内） Call-Exner bodies
卡波醌（抗肿瘤药） carboquone
卡波西肉瘤 Kaposi sarcoma
卡波西肉瘤相关病毒 Kaposi sarcoma associated herpes virus（KSHV）
卡铂（抗肿瘤药） carboplatin（CBP）
卡铂（抗肿瘤药） paraplatin
卡氮芥 carmustine
卡尔顿瘤（卵巢粒层卵泡膜细胞瘤） Kahlden tumor
卡方分布 chi-square distribution
卡介苗 BCG vaccine
卡勒病（多发性骨髓瘤） disease Kahler
卡勒病（原发性多发性骨髓瘤） Kahler disease
卡–马综合征（多发性内生软骨瘤伴海绵状血管瘤） Kast-Maffucci syndrome
卡–梅综合征（血管瘤伴血小板减少） Kasabach-Merritt syndrome
卡莫氟,密福禄（抗肿瘤药） carmofur
卡诺夫斯库执行情况标准（衡量癌症病人生活质量指标） Karnofsky performance status scales
卡培他滨（抗肿瘤药） capecitabine
凯拉增殖性红斑（阴茎增殖性红斑） Queyrat erythroplasia
凯蓝德红细胞肉瘤 Callender erythrocytic sarcoma
凯–梅手术（直肠癌切除术） Quenn-Mayo operation

铠甲状癌　cancer coset

看家基因　house keeping gene

康泉（止吐药）　granisetron

抗癌基因　antioncogene

抗代谢类药物　antimetabolitas

抗独特型抗体　anti-idio type

抗放射性　radioresistance

抗酒石酸盐酸性磷酸酶　tartrate resistant acid phosphotase

抗淋巴细胞血清　antilymphocytic serum

抗瘤氨酸,异溶肉瘤素（抗肿瘤药）　isosarcolysine

抗糜蛋白酶　antichymotrypsin

抗生物素蛋白（亲和素,卵白素）　avidin

抗生物素蛋白 – 生物素复合物（过氧化物酶）技术　avidin-biotin complex technique（ABC technique）

抗生物素蛋白 – 生物素染色法　avidin-biotin staining

抗体　antibody

抗血清　antiserum

抗氧化剂　antioxidants

抗药性　drug resistance

抗胰蛋白酶　antitrypsin

抗有丝分裂的　antimitotic

抗原　antigen

抗原呈递细胞　antigen presenting cell（APC）

抗原决定簇,表位　epitopes

抗肿瘤抗生素　antitumor antibiotics

炕癌　kang cancer

考登综合征,多发性错构瘤　Cowden syndrome

柯德曼瘤（良性软骨母细胞瘤）　Codman tumor

颗粒细胞癌　carcinoma granular cell

颗粒细胞成肌细胞瘤　granular cell myoblastoma

颗粒细胞瘤　granular cell tumor

颗粒细胞瘤　tumor granular cell

颗粒细胞腺癌　adenocarcinoma granular cell

可变串联重复序列　variable number of tandem repeat（VNTR）

可变区（V区）　variable region

可的松　adreson

可靠性　reliability

可信限　confidence interval

克尔肉瘤180　Crocker sarcoma 180

克－古影核（涂片中的破碎细胞，常见于淋巴细胞白血病）　Klein-Gum-precht shadow nuclei

克拉立平（抗肿瘤药）　leustatin

克来柏斯腹水癌　ascites carcinoma Krebs

克劳德曼黑色素瘤（鼠可移植性黑色素瘤）　melanoma Cloudman

克劳斯鼓室副神经节瘤　paraganglioma tympanicum of Krause

克劳泽鼓室副神经节瘤　Krause paraganglioma tympanicum

克里斯琴病（慢性特发性黄色瘤病）　disease Christian

克里斯琴综合征（慢性特发性黄瘤病）　Christain syndrome

克利玛型骨髓穿刺针　Klima needle

克林格综合征（肉芽肿）　Klinger syndrome

克隆，无性繁殖系　clone

克隆变异体　clonal variant

克隆繁殖　clonal propagation

克隆化　cloning

克隆清除　clonal deletion

克隆选择　clonal selection

克隆选择学说　clonal selection theory

克鲁肯贝格瘤（胃肠道转移至卵巢的肿瘤）　Krukenberg tumor

克氏综合征（原发性小睾丸症）　Klinefelter syndrome

克－特综合征（先天性结构不良性血管扩张）　Klippel-Trenaunay syndrome

肯尼迪综合征（脑前叶肿瘤）　Kennedy syndrome

口黏膜黑斑　melanoplakia

库柏病（慢性囊性乳腺炎）　Cooper disease

库柏瘤（乳腺癌）　Cooper tumor

库普弗细胞肉瘤（肝星形细胞肉瘤）　Kupffer cell sarcoma

库欣病（皮质醇过多症）　disease Cushing

库欣病（嗜碱细胞垂体功能亢进症）　basophilic hyperpituitarism

库欣综合征（①皮质醇过多症，②小脑脑桥角及听神经生瘤时引起耳鸣、重听及同侧第六、七脑神经麻痹）　Cushing syndrome

快中子　fast neutrons

溃疡　ulcer

溃疡性腺癌　adenocarcinoma ulcerative

昆明系小鼠　Kunming mouse

L

拉德（测量电离放射吸收量单位）　rad

腊特克瘤（颅咽管瘤）　Rathke tumor

蜡样瘤　ceroloma

来曲唑，芙瑞（抗乳腺癌新药）　letrozole

莱迪希细胞瘤（睾丸间质细胞瘤）　Leydig cell tumor

莱纳特淋巴瘤（淋巴上皮样 T 细胞淋巴瘤）　Lennert lymphoma

赖黑尔软骨瘤病　Reichel chondromatosis

赖里尔软骨瘤病（膝关节囊内形成多数软骨瘤）　chondromatosis Reichel

兰他隆（芳香化酶抑制剂）　leutaron

阑尾神经瘤　appendical neuroma

蓝色黑色素瘤　blue melanoma

蓝痣　naevus ceruleus

郎－伊综合征（小细胞癌伴肌无力症）　Lambert-Eaton syndrome

狼疮样腺瘤　adenoma lupiform

朗格汉斯瘤（胰岛细胞腺瘤）　Langerhans tumor

朗格汉斯细胞肉瘤　Langerhans cell sarcoma

朗格汉斯细胞肉芽肿病　Langerhans cell granulomatosis（LCG）

朗格汉斯细胞组织细胞增生症　Langerhans cell histiocytosis（LCH）

朗格汉斯胰岛腺瘤　adenoma islandsof Langerhans

朗汉斯细胞癌（绒毛膜癌）　Langhans cell carcinoma

劳福特综合征（血管瘤伴迟发性白内障）　Lawford syndrome

老年的　senile

老年性角化症　senile keratosis

老年疣　senile verruca

老年疣　verruca senile

老年疣　wart senile

酪氨酸　tyrosine

酪氨酸激酶　tyrosine kinase

酪氨酰 tRNA 合成酶　tyrosyl-t RNA synthetase

乐铂（抗肿瘤药）　lobaplatin

勒－赛病（急性非类脂性组织细胞增多症）　disease Letterer-Siwe

勒－赛综合征（非类脂性组织细胞增生症）　Letterer-Siwe syndrome

雷果型癌（鼻咽部淋巴上皮癌）　Regaud type carcinoma

雷克林霍生病（多发性神经纤维瘤病）　disease Recklinghausen

雷克林霍曾病（多发性神经纤维瘤病）　Recklinghausen disease

雷克林霍曾病（多发性神经纤维瘤病）　von Recklinghausen disease

雷克林霍曾病（生殖道腺瘤样瘤）　tumor Recklinghausen

雷克吕病（女性乳房多发性良性囊肿）　Reclu disease

雷－鲁综合征（皮肤纤维肉瘤）　syndrome Levy-Roussy

雷佐生,丙亚胺（抗肿瘤药）　razoxane

泪器肿瘤　dacyoma

泪腺硬癌　dacryadenoscirrhus

泪腺硬癌　scirrhencanthus

类癌　carcinoid

类癌　tumor carcinoid

类癌综合征　carcinoid syndrome

类放射的　radiomimetic

类胡萝卜素　carotenoids

类黄斑瘤　xantheloid

类型　type

类脂性错构瘤　lipoid hamartoma

类脂性组织细胞增生症　lipoid histiocytosis

类脂质　lipoid

累赛尔白血病(白血病合并恶性贫血)　Lesser leukemia

李–弗劳明综合征(p53 基因有突变)　Li-Fraumeni syndrome

里贝特瘤(胶质母细胞瘤)　Ribbert tumor

里膜瘤　lepidoma

立体视学　stereology

立体显微镜　stereomicroscope

沥青癌　tar cancer

沥青工癌　pitch worker cancer

沥青工人癌(皮肤)　cancer pitch-worker

粒酶 B　granzyme B

粒细胞癌　granulocyte carcinoma

粒细胞白血病　granulocytic leukemia

粒细胞的　myelocytic

粒细胞集落刺激因子　granulocyte colony stimulating factor (G–CSF)

粒细胞–巨噬细胞集落刺激因子　granulocyte-macrophage colony stimulating factor (GM–CSF)

粒细胞性骨髓瘤　myelocytic myeloma

连环蛋白组织　catenin

连接区(J 区)　joining region (J region)

连锁群　linkage group

连续超分割加速放疗　continuous hyperfraction accelerated radiation therapy (CHART)

链黑霉素(抗肿瘤药)　streptonigrin (STN)

链霉菌抗生物素蛋白–过氧化物酶　streptavidin peroxidase (SP)

链霉亲和素　streptavidin

链佐星,链脲霉素(抗肿瘤药)　streptozocin

良性的　benign

良性肌母细胞瘤　benign myoblastoma

良性间叶组织瘤　benign mesenchymoma

良性类癌　benign carcinoid

良性类癌　carcinoid benign

良性瘤　innocent tumor

良性瘤　neoplasm benign

良性瘤　tumor benign

良性皮肤黑色素细胞瘤（蓝痣）　benign dermal melanocytoma

良性前列腺增生　benign prostate hyperplasia（BHP）

良性软骨母细胞瘤　benign chondroblastoma

良性神经节细胞神经瘤　benign ganglioneuroma

良性神经外胚层瘤　benign neuroectodermal tumor

良性血管内皮瘤　benign hemangioendothelioma

良性叶状囊肉瘤　benign cystosarcoma phyllodes

良性圆柱瘤性混合瘤　benign cylindromatous mixed tumor

良性中胚层瘤　benign mesodermal tumor

良性中肾瘤　benign mesonephroma

两性胚细胞瘤　gynandroblastoma

亮丙瑞林（抗肿瘤药）　leuprorelin

裂的　fissural

邻脂苯芥（抗肿瘤药）　ocaphane

林－奥－韦综合征（遗传性出血性毛细管扩张）　syndrome Rendu-Osler-Weber

林道病（中枢神经系统血管瘤病）　Lindau disease

临床肿瘤学　oncology clinical

淋巴毒素（β－肿瘤坏死因子）　lymphotoxin（LT）

淋巴管肌瘤　lymphangiomyoma

淋巴管瘤　lymphangioma

淋巴管瘤病　lymphangiomatosis

淋巴管内皮瘤　lymphangioendothelioma

淋巴管内皮肉瘤　lymphangioendotheliosarcoma

淋巴管平滑肌瘤　lymphangioleiomyoma

淋巴管纤维瘤　lymphangiofibroma

淋巴化疗　lymphatic chemotherapy

淋巴浆细胞性淋巴瘤　lymphoma lymphoplasmacytic（LPL）

淋巴浆细胞性淋巴瘤　lymphoplasmatic lymphoma

淋巴结边缘区 B 细胞淋巴瘤(+／− 单核细胞样 B 细胞)　lymphoma nodal marginal zone B cell(+／− monocytoid B cells)

淋巴结病　lymphadenopathy

淋巴结反应性增生　reactive hyperplasia of lymph node

淋巴结生发中心进行性转化(霍奇金淋巴瘤的前期病变)　progressive transformed germinal center (PTGC)

淋巴结肿　adenophyma

淋巴瘤　lymphoma

淋巴瘤性甲状腺肿　struma lymphoma tosa

淋巴瘤性囊腺瘤　adenocystoma lymphomatosum

淋巴瘤性腺瘤　adenoma lymphomatosum

淋巴瘤样丘疹病　lymphomatoid papulosis

淋巴瘤样肉芽肿病　lymphomatoid granulomatosis

淋巴瘤样药疹　lymphomatoid drug eruption (LDE)

淋巴滤泡增生　hyperplasia lymph follicle

淋巴母细胞的　lymphoblastic

淋巴母细胞性淋巴瘤　lymphoblastic lymphoma

淋巴上皮癌　carcinoma lymphoepithelial

淋巴上皮癌　lymphepithelioma

淋巴上皮癌　tumor lymphoepithelial

淋巴上皮样癌　lymphoepitheloid carcinoma

淋巴细胞归巢　lymphocyte homing

淋巴细胞消减型霍奇金淋巴瘤　Hodgkin lymphoma lymphocytic depletion type (LDHL)

淋巴细胞增多症　lymphocytosis

淋巴样增殖　lymphoproliferation

淋巴样组织(外周)　lymphoid tissue (peripheral)

淋巴样组织(原始)　lymphoidtissue (primary)

淋巴因子　lymphokine

淋巴因子激活的杀伤细胞　lymphokine activated killer (LAK) cell

淋巴组织假瘤　pseudotumor lymphoid

淋巴组织增生　lymphadenia

磷脂酰肌醇 − 3 − 激酶　phosphatidyl-inosital-3-kinase

鳞状化生　metaplasia squamous
鳞状上皮不典型增生　squamous epithelial atypical hyperplasia
鳞状细胞癌　squamous cell carcinoma
流式细胞分析术　flow cytometry（FCM）
硫肌苷（抗肿瘤药）　thioinosine
硫鸟嘌呤（抗肿瘤药）　thioguanine（TG）
硫鸟嘌呤,蓝快舒（抗肿瘤药）　tioguanine
硫巯嘌呤（抗肿瘤药）　sulfomercaprine
硫酸肼（抗肿瘤药）　hydrazine sulfate
硫替派（抗肿瘤药）　triethylenethiophosphoramide（thiotepa）
硫唑嘌呤（抗肿瘤药）　azathioprine
瘤可宁,苯丁酸氮芥（抗肿瘤药）　leukeran
瘤栓　tumor emboli
瘤细胞　oncocyte
瘤细胞溶解　oncolysis
瘤样淋巴组织增生　tumor like lymphoid hyperplasia
瘤样纤维组织增生　tumor like fibrous tissue hyperplasia
六倍体（染色体）　hexaploid
六甲嘧胺（抗肿瘤药）　hexamethylmelamine
六甲蜜胺（抗肿瘤药）　altretamine
隆突性皮肤纤维瘤　dermatofibromaprotube-rans
隆突性皮肤纤维肉瘤　dermatofibrosarcoma protube-rans
蒌叶　betel
蒌叶癌　betel cancer
蒌叶咀嚼者癌　betel chewers cancer
颅咽管瘤　craniopharyngioma
颅咽管瘤　tumor craniopharyngeal duct
颅咽釉质上皮瘤　craniopharyngeal adamantinoma
鲁斯瘤（鸡肉瘤）　tumor Rous
鲁斯肉瘤　Rous sarcoma
鲁斯肉瘤相关病毒　Rous associated virus（RAV）
滤泡性甲状腺肿　struma follicular
滤泡性淋巴瘤　follicular lymphoma

滤泡性腺癌　Adenocarcinoma follicular

滤泡样 T 细胞淋巴瘤　folliculoid T cell lymphoma

滤泡样粒层细胞瘤(卵巢瘤)　folliculoid granulosa cell tumor

滤泡中心细胞淋巴瘤　follicular center cell lymphoma

路克腺癌(蛙的肾癌)　adenocarcinoma Lucke

吕克癌(蛙肾腺癌)　Lucke carcinoma

吕－普瘤(粒层卵泡膜细胞瘤)　Loeffer-Priesel tumor

绿色癌　cancer green

绿色淋巴瘤　chlorolymphoma

绿色瘤　chloroleukemia

绿色瘤　chloroma

绿色瘤　vert cancer

氯氨铂(抗肿瘤药)　cis-dichlorodiaminoplatinum

氯乙酰酯酶　chloroacetate esterase

卵白素－生物素复合物〔免疫过氧化酶〕技术　ABC technique

卵巢癌　ovary carcinoma

卵巢的　ovarian

卵巢睾丸性管状腺瘤(男性细胞瘤)　adenoma tubulare testiculare ovarii

卵巢环状瘤　gyroma

卵巢精原细胞瘤　ovarian seminoma

卵巢瘤　oophoroma

卵巢卵泡瘤　ovarian folliculoma

卵巢门细胞瘤　hilar cell tumor

卵巢囊肿　cyst oophovic

卵巢囊肿　ovarian cyst

卵巢囊肿切除术　oophorocystectomy

卵巢黏液瘤　myxoma ovarii

卵睾体　ovariotestis

卵睾体　testovum

卵黄囊瘤　yolk sac tumor

卵泡瘤　folliculoma

卵泡膜－黄体细胞瘤　theca-lutein cell tumor

卵泡膜细胞瘤　thecoma

卵泡膜细胞瘤　tumor theca cell

卵泡膜细胞瘤病　thecomatosis

卵泡膜细胞性黄色纤维瘤　xanthofibroma

罗宾逊病(汗腺囊瘤)　Robinson disease

罗－道病(淋巴结窦组织细胞增生症伴广泛淋巴结肿大)　Rosai-Dorf-
man disease

罗德曼手术(乳腺癌根治术)　Rodman operation

罗格综合征(食管癌刺激唾液分泌过多)　Roger syndrome

螺旋 CT 血管造影　spiral CT angiography(SCTA)

裸鼠　nude mice

洛布斯坦癌(腹膜后肉瘤)　Lobstein cancer

M

麻风结节　leproma

马尔赫伯病(钙化上皮瘤)　disease Malherbe

马尔赫伯上皮瘤　epithelioma Malherbe

马富西综合征(多发性软骨瘤伴皮肤或内脏血管瘤)　Maffucci syndrome

马克来霉素(抗肿瘤药)　macracidmycin

马莱克病(鸟类淋巴瘤病)　disease Marek

马利兰(抗肿瘤药)　myeleukon

马铃薯样瘤(硬结状颈动脉体瘤)　potato tumor

马铃薯状癌　solanoma

马尾瘤　cauda tumor

迈尔斯手术(腹部会阴直肠癌切除术)　Miles operation

麦贝利血管角化瘤　Mibelli angiokeratoma

麦胚凝集素　wheat germ agglutinin(WGA)

麦耶病(鼻咽后壁淋巴组织增殖)　Meyer disease

麦耶病(腺样增殖症) disease Meyer

脉络膜 chorioid

脉络膜癌 chorioid carcinoma

脉络膜乳头状瘤 chorioid papilloma

慢性白血病 chronic leukemia

慢性单核细胞白血病 chronic monocytic leukemia

慢性的 chronic

慢性红细胞骨髓组织增生 chronic erythremic myelosis

慢性粒-单核细胞白血病 leukemia chronic myelo-monocytic

慢性粒细胞白血病 chronic granulocytic leukemia

慢性粒细胞白血病 chronic myelocytic leukemia

慢性粒细胞白血病 myelocytic leukemia chronic

慢性粒细胞性白血病 leukemia chronic myelogenous

慢性淋巴细胞白血病 chronic lymphocytic leukemia

慢性日光性皮肤病 chronic solar dermatosis

慢性嗜酸粒细胞白血病 leukemia chronic eosinophilic

慢性中性粒细胞白血病 leukemia chronic neutrophilic

蔓状动脉瘤 aneurysm cirsoid

蔓状血管瘤 racemose hemangioma

盲管乳腺病 blunt duct adenosis

猫抓病 cat-scratch disease

毛的 hairy

毛发 hair

毛发囊肿 hair cyst

毛发上皮瘤 trichoepithelioma

毛发神经膜瘤 thicholemmoma

毛猴纤维肉瘤病毒 Simian fibrosarcoma virus (SiSV)

毛囊黏蛋白病 follicular mucinosis (FM)

毛囊皮脂错构瘤 pilosebaceous hamartoma

毛囊纤维棘皮瘤 trichofibroacanthoma

毛囊肿 hairy cyst

毛细胞白血病 hairy cell leukemia

毛细胞白血病 leukemia hairy cell

毛细管扩张　telangiectasia

毛细管扩张性癌病　carcinosis telangiectatic

毛细管扩张性血管瘤　angioma telangiectodes

毛细血管扩张性共济失调　ataxia telangiectasia

毛细血管瘤　angioma capillary

毛细血管瘤　telangiectoma

毛细血管血管母细胞瘤　capillary hemangioblastoma

毛痣　hairy mole

毛痣　naevus pilosus

锚蛋白　ankyrin

帽样生长的圆柱瘤　turban tumor

梅贝利血管角质瘤　angiokeratoma Mibelli

梅格斯综合征(卵巢纤维瘤伴胸水及腹水)　Meigs syndrome

煤烟癌　soot cancer

煤烟疣　wart soot

酶联免疫吸附试验　enzyme-linked immunosorbentassay（ELISA）

霉酚酸(抗肿瘤药)　mycophenolic acid

美登素(抗肿瘤药)　maytansine

美法仑,抗瘤氨酸(抗肿瘤药)　melphalan

美国癌症研究协会　American Association of Cancer Research（AACR）

美国国立癌症研究所　National Cancer Institute（NCI）

美国食品与药物管理局　Food and Drug Administration（FDA）

美罗华(CD20 人鼠嵌合性单克隆抗体)　mabthera（rituximab）

美罗华(人鼠嵌合型抗 B 细胞淋巴瘤单克隆抗体)　rituximab

美司钠,巯乙磺酸钠,美安(抗肿瘤药)　mesna

门冬酰胺酶(抗肿瘤药)　asparaginase

蒙古斑　blue spot

蒙古斑　mongolian spot

弥漫　diffuse

弥漫性大 B 细胞淋巴瘤　diffuse large B cell lymphoma

弥漫性对称性脂肪瘤病　diffuse symmetrical lipomatosis

弥漫性淋巴管瘤　diffuse lymphangioma

弥漫性滤泡中心淋巴瘤　lymphoma diffuse follicle center

弥漫性神经内分泌系统　diffuse neuroendocrine system（DNES）

弥漫性息肉病　diffuse polyposis

弥漫性腺癌　adenocarcinoma diffuse

弥漫性血管瘤　diffuse angioma

弥漫性脂肪瘤病　diffuse lipomatosis

弥散条带　smear

迷芽瘤　choristoma

迷走性甲状腺肿,副甲状腺肿　aberrant goiter

迷走性蒙古斑　aberrant mongolian spot

米尔斯综合征　Milles syndrome

米非司酮(抗孕激素药)　mifepristone

米托蒽醌(抗肿瘤药)　mitoxantrone（MX）

米托胍腙,丙脒腙(抗肿瘤药)　mitoguazone

米托洁林,丝裂吉菌素(抗肿瘤药)　mitogillin

米托坦(抗肿瘤药)　mitotane

密码,编码　code

密码三联体　coding triplet

密码子　codon

嘧啶　pyrimidine

嘧啶苯芥,合520(抗肿瘤药)　uraphetine

绵羊肺腺瘤病　maedi

绵羊红细胞凝集试验　sheep erythrocyte agglutination（SEA）

免疫病理学　immunopathology

免疫电子显微镜　immunoelectron microscope（IEM）

免疫化学　immunochemistry

免疫活性细胞　immunocompetent cell

免疫监视　immunosurveillance

免疫球蛋白　immunoglobulin

免疫球蛋白轻链　immunoglobulin light chain

免疫球蛋白重链　immunoglobulin heavy chain

免疫球蛋白重链转换　IgH switching

免疫调节　immunomodulation

免疫细胞化学　immunocytochemistry

免疫细胞瘤　immunocytoma

免疫治疗　immunotherapy

免疫组织化学　immunohistochemistry

苗勒管瘤　Müellerianoma

苗勒管增生症　Mülleriosis

苗勒脂瘤(纤维脂瘤)　Müller steatoma

明胶样癌　gelatiniform carcinoma

明胶样的　gelatiniform

模拟定位　simulation

模拟机　simulator

模型　model

末端标记法　end-labelling

末端脱氧核苷酸转移酶　terminal deoxynucleotidyl transferase (TdT)

末端着丝点的(染色体)　telocentric

莫伦溃疡(角膜基底细胞癌)　ulcer Mooren

默－山综合征(伴周期性发热的淋巴瘤)　Murchison-Sanderson syndrome

母室管膜细胞瘤　ependymoblastoma

母细胞瘤　blastoma

木棉纺织工癌　mule spinner cancer

木脂素类　lignans

N

纳博特囊肿(子宫颈腺囊肿)　Naboth cyst

奶酪样癌　butyroid tumor

奈格利单核细胞性白血病　Naegeli monocytic leukemia

男性化的　virilizing

男性化黄体瘤　luteoma virilizing

男性化瘤（卵巢瘤）　masculinoma

男性乳房发育　gynecomastia

男性乳腺癌　male breast carcinoma（MBC）

男性细胞瘤　testiculoma

男性细胞瘤（卵巢瘤）　androma

男性细胞瘤（卵巢瘤）　arrhenoma

囊瘤　hydatidoma

囊腺癌　cystadenocarcinoma

囊腺癌性腺癌　adenocarcinoma cystadenocarcinoma

囊腺瘤　adenocystoma

囊腺瘤　adenoma cyst

囊腺瘤　cystadenoma

囊性瘤　tumor cystic

囊性纤维瘤　fibroma cystic

囊性纤维肉瘤　cystofibrosarcoma

囊性腺癌　adenocarcinoma cystic

囊性腺样棘皮瘤　acanthoma adenoides cysticum

囊性釉质上皮瘤　adamantinoma cysticum

囊肿　cyst

囊状水囊瘤　hygroma cystic

脑（脊）膜成纤维细胞瘤　meninggeal fibroblastoma

脑（脊）膜的　meninggeal

脑（脊）膜神经胶质瘤病　meninggeal gliomatosis

脑（脊）膜性脑（脊）膜瘤病　meninggeal meningiomatosis

脑啡肽　enkephalin

脑苷类　cerebroside

脑苷脂质贮积病,戈谢病　cerebroside lipoidosis

脑回样腺癌　adenocarcinoma gyriform

脑回状核的单核细胞　cerebriform mononuclear cell（CMC）

脑瘤　cerebroma

脑瘤　encephalophyma

脑三叉神经血管瘤病（斯－韦综合征）　angiomatosis cephalotrigeminal

脑沙瘤　acervuloma

脑视网膜血管瘤病(林-希病) angiomatosis cephaloretinal

脑血管瘤 angioma encephalic

脑样癌 cephaloid cancer

内翻的 inverted

内翻性乳头状瘤 inverted papilloma

内翻性息肉 inverted polyp

内分泌多腺性综合征 syndrome endocrine polyglandular

内含子 intron

内胚窦癌 endodermal sinus carcinoma

内胚窦瘤 tumor endodermal sinus

内皮瘤 endothelioma

内皮肉瘤 sarcoendothelioma

内皮素 endothelin

内皮抑制素 endostatin

内生软骨瘤 enchondroma

内生软骨瘤病 enchondromatosis

内生软骨瘤性黏液瘤 myxoma enchondromatosum

内生软骨肉瘤 enchondrosarcoma

内生软骨肉瘤 sarcoendochondroma

尼华斯他(鲨鱼软骨制剂) neovastat

尼曼病(类脂组织细胞增多症) Niemann disease

尼莫司汀(抗肿瘤药) nimustine (ACNU)

逆转录 reverse transcription (RT)

逆转录聚合酶链反应 reverse transcription-polymerase chain raction (RT -PCR)

年龄标化死亡率 age-standardised death rate

黏膜白斑病 leukokeratosis

黏膜内癌 intramucosal carcinoma

黏膜相关淋巴样组织淋巴瘤 mucosa associated lymphoid tissue lymphoma (MAL - Toma)

黏膜相关淋巴组织 B 细胞淋巴瘤 B cell lymphoma of mucosa associated lymphoid tissue(MALT)

黏膜相关淋巴组织淋巴瘤 lymphoma mucosa associated lymphoid tissue

黏液表皮样癌   carcinoma mucoepidermoid

黏液表皮样癌   tumor mucoepidermoid

黏液表皮样腺癌   adenocarcinoma mucoepider-moid

黏液表皮样腺癌   mucoepidermoid adenocarcinoma

黏液瘤   myxoma

黏液瘤   tumor mucous

黏液瘤性混合瘤   tumor myxomatous mixed

黏液瘤性软骨瘤   chondroma myxomatodes

黏液瘤性纤维肉瘤   fibrosarcoma myxomatodes

黏液内皮瘤   myxoendothelioma

黏液肉瘤   myxosarcoma

黏液软骨癌   myxochondro carcinoma

黏液软骨瘤   myxochondroma

黏液软骨肉瘤   mucochondrosarcoma

黏液软骨肉瘤   myxochondrosarcoma

黏液软骨纤维肉瘤   myxochondro fibrosarcoma

黏液上皮瘤   myxoepithelioma

黏液神经胶质瘤   myxoglioma

黏液纤维瘤   myxoinoma

黏液纤维性毛细血管瘤   angioma myxofibrotic capillary

黏液腺瘤   myxoadenoma

黏液性的   mucinous

黏液性囊腺癌   mucinous cystadenocarcinoma

黏液性囊腺瘤   mucinous cystadenoma

黏液性肉瘤   sarcoma mucosum

黏液性腺癌   adenocarcinoma mucinous

黏液性腺癌   mucinous adenocarcinoma

黏液样癌   mucinoid carcinoma

黏液样的   blennoid

黏液样的   mucinoid

黏液样纤维腺瘤   fibroadenoma myxoid

黏液圆柱瘤   myxocylindroma

黏液脂肪瘤   myxolipooma

黏液脂肪肉瘤　myxoliposarcoma

鸟类淋巴瘤病毒　marek disease virus

尿　urine

尿癌素　cancerin

尿道肉阜　caruncle urethral

尿道肉阜　urethral caruncle

尿道上皮瘤　urothelioma

尿道肿瘤　urethrophyma

尿苷　uridine（U）

尿激酶　urokinase（UK）

尿激酶型纤维蛋白酶原激活剂　urokinase type plasminogen activator（uPA）

凝酶敏感蛋白　thrombin sensitive protein（TSP）

凝血酶敏感蛋白1　thrombospondin 1

牛白血病病毒　bovine leukemia virus（BLV）

牛乳头状瘤病毒　bovine papilloma virus（BPV）

农吉利甲素　crotalin

脓胸相关淋巴瘤　pyothorax associated lymphoma（PAL）

女阴干枯病　kraurosis valvae

诺雷德(抗肿瘤药)　zoladex

诺森印迹杂交　Northern blot

O

偶氮　azo

偶氮化合物　azo compound

P

帕－韦－迪病(大脑三叉神经血管瘤病) Parker-Weber-Dimitri disease

帕－韦－迪病(脑三叉神经血管瘤病) disease Parker-Weber-Dimitri

潘德雷德综合征(先天性耳聋伴甲状腺肿) syndrome Pendred

潘科斯特瘤(肺沟瘤) Pancoast tumor

潘科斯特综合征(肺尖部肿瘤、上臂痛、肌萎缩) syndrome Pancoast

潘纳病(多发性骨髓瘤) Panner disease

盘状溃疡(面部溃疡性上皮癌) ulcer crateriform

蟠管状瘤 eiloid tumor

胚裂淋巴管瘤 fissural lymphangioma

胚裂血管瘤 fissural angioma

胚胎干细胞 embryonic stem cell

胚胎瘤 embryoma

胚胎瘤 tumor embryonal

胚胎型肺腺癌 pulmonary blastoma

胚胎性癌 carcinoma embryonic

胚胎性癌 embryonal carcinoma

胚胎性的 embryonal

胚胎性肝细胞癌 embryonal hepatoma

胚胎性横纹肌肉瘤 embryonal rhabdomyosarcoma

胚胎性肉瘤 sarcoma embryonal

胚胎性肾瘤 nephroma embryonic

胚胎性纤维肉癌 embryonal fibrosarcoma

胚胎性腺癌 adenocarcinoma embryonal

胚胎性腺瘤 adenoma embryonal

胚芽血管瘤 gemmangioma

培洛霉素(抗肿瘤药)　peplomycin

佩尔曼瘤(肾良性多房性囊瘤)　Perlmann tumor

佩吉特病(乳头癌)　Paget disease

佩吉特病(湿疹性癌)　disease Paget

佩罗病(阴茎纤维瘤病)　disease Peyronie

佩珀综合征(肾上腺神经母细胞瘤伴肝内转移)　Pepper syndrome

佩珀综合征(右肾上腺发生神经母细胞瘤时,其子瘤大多局限于肝脏)　
Popper syndrome

配体　fas ligandfas

膨大细胞性腺瘤　adenoma oncocytic

碰撞瘤(两种不同组织来源的不同类型的肿瘤互相混合在一起)　collision tumor

皮肤 B 细胞假性淋巴瘤　cutaneous B cell pseudolymphoma

皮肤 B 细胞淋巴瘤　cutaneous B cell lymphoma

皮肤 T 细胞淋巴瘤　cutaneous T cell lymphoma

皮肤癌　carcinoma cutis

皮肤的　cutaneous

皮肤的　dermal

皮肤恶性淋巴瘤　cutaneous malignant lymphoma

皮肤棘皮瘤　acanthoma dermal

皮肤棘皮瘤　dermal acanthoma

皮肤假性淋巴瘤　cutaneous pseudolymphoma

皮肤滤泡中心淋巴瘤　lymphoma cutaneous follicle center

皮肤神经瘤　neuroma cutis

皮肤神经内分泌细胞癌　Menkel cell carcinoma

皮肤神经纤维瘤　dermal neurofibroma

皮肤生发中心细胞淋巴瘤　cutaneous germinal center cell - derived lymphoma (CGC – CL)

皮肤纤维瘤　dermatofibroma

皮肤纤维瘤病　dermatofibrosis

皮肤纤维肉瘤　dermatofibrosarcoma

皮肤血管瘤　angioma cutis

皮肤蕈样肉芽肿细胞　lutzner cell

皮肤脂肪瘤　dermolipoma

皮肤肿瘤　cutaneous tumor

皮肤转移性肿瘤　cutaneous metastatic tumor

皮革样胃(胃硬癌)　stomach leather bottle

皮肌炎　dermatomyositis（DM）

皮角　cornu cutaneum

皮内痣　intradermal nevus

皮下非实质性血管瘤　subcutaneous non-parenchymal hemangioma

皮下脂膜炎性 T 细胞淋巴瘤　subcutaneous panniculitic T cell lymphoma（SPTCL）

皮样囊肿　cyst dermoid

皮样囊肿　tumor dermoid

皮脂囊肿　sebocystoma

皮脂囊肿　steatocystoma

皮脂囊肿　tumor sebaceous

皮脂囊肿(粉瘤)　cyst sebaceous

皮脂囊肿,粉瘤　wen

皮脂腺癌　sebaceous adenocarcinoma

皮脂腺瘤　steatadenoma

皮脂腺腺瘤(普林格尔病)　sebaceous adenoma

皮脂溢出性角化症　seborrheal keratosis

皮脂溢出性角化症　verruca seborrheic

脾边缘区 B 细胞淋巴瘤　splenic marginal zone B cell lymphoma

脾大性红细胞增多　polycythemia megalosplenica

脾瘤　splenoma

嘌呤　purine

贫血性甲状腺肿　goiter anemic

品系混杂　lineage promiscuity

平滑肌瘤　leiomyoma

平滑肌瘤　liomyoma

平滑肌肉瘤　leiomyosarcoma

平滑肌肉瘤　liomyosarcoma

平滑肌纤维瘤　leiofibroma

平滑肌纤维瘤　liomyofibroma

平均寿命　average life

平卡斯纤维上皮瘤　Pinkus fibroepithelioma

平阳霉素(抗肿瘤药)　pingyangmycin

泼尼莫司汀,松龙苯芥(抗肿瘤药)　prednimustine

泼尼松　prednisone

泼尼松龙　prednisolone

破成骨细胞瘤　osteoblastoclastoma

破骨细胞肉瘤　sarcoma osteoclastic

破牙质细胞瘤　odontoclastoma

葡萄簇状腺瘤　racemose adenoma

葡萄胎　Acephalocystis racemosa

葡萄胎(水疱状胎块)　hydatid mole

葡萄胎,水疱状胎块　mole hydatidiform

葡萄状的　botryoid

葡萄状的,蔓状的　racemose

葡萄状横纹肌肉瘤　botryoid rhabdomyosarcoma

葡萄状肉瘤　botryoid sarcoma

葡萄状腺瘤　adenoma racemose

朴波瘤(血管球瘤)　Popoff tumor

朴-杰综合征(黑斑息肉综合征)　Peutz-Jegher syndrome

普卡霉素,光辉霉素(抗肿瘤药)　plicamycin(mithramycin)

普利默小体(癌细胞中小包涵体)　body Plimmer

普林格尔皮脂腺瘤　Pringle sebaceous adenoma

普瑞微聚集(蕈样肉芽肿病变)　Pautrier micro abscess

Q

七倍体（染色体）　heptaploid

脐瘤　omphaloma

脐肉瘤　sarcomphalocele

脐腺瘤　adenoma umbilicale

脐脂瘤　liparomphalus

启动　promotion

启动点　start point

启动子　promotor

起始, 引发　initiation

气管癌　bronchiolar carcinoma

器官培养　organ culture

憩室瘤　Diverticuloma

迁移的　migratory

迁移性癌　migratory tumor

前 B 淋巴母细胞性白血病/淋巴瘤　precursor B lymphoblastic leukemia/lymphoma

前 B 细胞急性淋巴母细胞白血病　leukemia precursor B-cell acute lymphoblastic

前 T 细胞急性淋巴母细胞白血病　leukemia precursor T-cell acute lymphoblastic

前朗格汉斯细胞组织细胞增生症　precursor Langerhans cell histiocytosis（PLCH）

前列腺癌　prostate carcinoma

前列腺特异性抗原　prostate specific antigen（PSA）

前驱细胞　precursor cell

前哨淋巴结　sentinel lymph node（SLN）

前细胞凋亡　proapoptosis

前瞻性研究　prospective study

前致癌物　procarcinogen

潜伏的　latent

潜伏性癌　latent carcinoma

潜伏状态　latency

潜在性膜蛋白　latent membrane protein（LMP）

浅蓝菌素（抗肿瘤药）　cerulenin

腔内性平滑肌瘤　leiomyoma intraluminal

腔外性平滑肌瘤　leiomyoma extraluminal

羟基脲（抗肿瘤药）　hydrea

羟基脲（抗肿瘤药）　hydroxycarbamide（hydroxyurea）

羟基喜树碱（抗肿瘤药）　hydroxycamptothecin（HCPT）

羟甲亚甲孕酮（抗肿瘤药）　melengestrol

桥本病（淋巴瘤性甲状腺肿）　Hashimoto disease

桥本甲状腺肿　struma Hashimoto

桥粒　desmosome

巧克力囊肿　chocolate cyst

切割酶　nickase

切片机　microtome

切斯特病（长骨黄色瘤病）　disease Chester

亲和组织化学　affinity histochemistry

亲瘤的　oncotropic

亲银性　argentaffinic

侵蚀性　erosive

侵蚀性腺瘤病　erosive adenomatosis

侵袭前癌　preinvasive carcinoma

侵袭前的　preinvasive

禽白血病病毒　avian leucosis virus（ALV）

禽髓母细胞瘤病毒　avian myeloblastosis virus（AMV）

禽髓母细胞瘤病毒反转录酶　avian myeloblastosis virus reverse transcriptase

青春期乳腺肥大　pubertal hypertrophy

氢化可的松　hydrocortisone

秋水仙胺(抗肿瘤药)　omaine

秋水仙碱　colchicine（COLC）

球瘤　glomoma

球母细胞瘤(一种神经组织恶性肿瘤)　sphaeroblastoma

球状瘤　spheroma

球状瘤　tumor globular

球状细胞痣　ballen cell nevus

巯嘌呤(抗肿瘤药)　mercaptopurine

曲磷胺,氯乙环磷酰胺(抗肿瘤药)　trofosfamide

曲普瑞林,达必佳(抗肿瘤药)　triptorelin

曲他胺,癌宁(抗肿瘤药)　triethylenemelamine（TEM）

曲线　curve

去分化性脂肪肉瘤　dedifferentiated liposarcoma

去甲斑蝥素　norcantharidin

去甲长春碱,诺威本(抗肿瘤药)　navelbine（NVB）

去甲柔红霉素(抗肿瘤药)　idarubicin（IMI－30）

去氧氟尿苷(抗肿瘤药)　doxifluridine（5－DFUR）

去氧核糖核酸　DNA

全反式维甲酸(抗肿瘤药)　all-trans retinoic acid（ATRA）

全骨髓组织增生　panmyelosis

全能细胞　totipotential cell

全身性,系统性　general

全身性皮脂囊肿　general steatoma

全身性肉瘤病　general sarcomatosis

全身性血管内皮瘤病　systemic angioendotheliomatosis

醛氢叶酸　leucovorin

犬乳头状瘤病毒　canine papilloma virus

缺失　deletion

R

染工（膀胱）癌　cancer dye-worker

染色单体　chromatid

染色单体倒位　chromatid inversion

染色单体分离　chromatid segregation

染色单体交换　chromatid exchange

染色单体易位　chromatid translocation

染色丝　chromonema

染色体　chromosome

染色体 Q 带　Q banding

染色体 R 带　R banding

染色体步移　chromosome walking

染色体重排　chromosome rearrangement

染色体倒位　chromosome inversion

染色体断裂　chromosome fragmentation

染色体断裂综合征　bloom syndrome

染色体断裂综合征　chromosome breakage syndrome

染色体粉碎　chromosome pulverization

染色体复制　chromosome duplication

染色体工程学　chromosome engineering

染色体基因　chromogene

染色体畸变　chromosome aberration

染色体交互易位　reciprocal translocation

染色体交换　chromosome exchange

染色体缺失　chromosome deletion

染色体融合　chromosome fusion

染色体丝,染色体螺旋　chromosonema

染色体酸性蛋白　chromosomin

染色体损伤　chromosome damage

染色体突变　chromosome mutation

染色体图　chromosome map

染色体学　chromosomology

染色体易位　chromosome translocation

染色体缢痕　chromosome constriction

染色质　chromatin

染色质凝聚　chromatin condensation

染色质溶解　chromatinolysis

染色质碎裂　chromatinorrhexis

热带性淋巴瘤(伯基特淋巴瘤)　tropical lymphoma

热化疗　thermochemotherapy

热炕癌　cancer kang

人鼻咽癌细胞　KB cell

人的　human

人类 T 细胞白血病病毒　human T cell leukemia virus (HTLV)

人类白细胞抗原　human leukocyte antigen (HLA)

人类免疫缺陷病毒　human immunodeficiency virus (HIV)

人类疱疹病毒 6 型　human herpes virus type 6 (HHV6)

人类疱疹病毒 8 型　human herpes virus type 8 (HHV8)

人群归因危险性　population attributable risk (PAR)

人绒毛膜促性腺激素　human chorionic gonadotropin (HCG)

人乳头状瘤病毒　human papilloma virus (HPV)

妊娠瘤　pregnancy tumor

日本血吸虫　schistosoma japonicum

日光的　solar

日光性癌　solar carcinoma

日光性角化瘤　solar keratoma

日光性角化症　solar keratosis

绒毛瘤　villioma

绒毛膜癌　carcinoma chorionic

绒毛膜癌　chorio carcinoma
绒毛膜上皮癌　chorioepithelioma
绒毛膜上皮癌　cytotrophoblastic carcinoma
绒毛膜上皮癌　trophoblastoma
绒毛膜血管瘤　chorangioma
绒毛状癌　cancer villous
绒毛状的　villiform
绒毛状瘤　tumor villous
绒毛状息肉　villious polyp
绒毛状腺瘤　villiform adenoma
溶癌的　carcinolytic
溶癌呤(抗肿瘤药)　tisupurine (AT – 1438)
溶癌素　carcinolysin
溶骨肉瘤　sarcoma osteolytic
溶骨性骨肉瘤　osteosarcoma osteolytic
溶菌酶　lysozyme
溶酶体　lysosome
蝾螈瘤　triton tumor
柔红霉素,正定霉素(抗肿瘤药)　daunorubicin (daunomycin,DRN)
肉阜　caruncle
肉瘤　sarcoma
肉瘤病　sarcomatosis
肉瘤发生　sarcoma genesis
肉瘤性龈瘤　epulis sarcomatosa
肉瘤样癌变　carcinoma with sarcomatoid changes
肉瘤样的　sarcomatoid
肉膜样肌瘤(阴囊肌瘤)　dartoid myoma
肉芽肿性松弛皮肤　granulomatous slack skin
肉芽肿性龈瘤　epulis granulomatous
肉样瘤　sarcoid
肉样瘤病(结节病)　sarcoidosis
乳多空病毒　papova virus
乳房　masto

乳房癌　masto carcinoma

乳房内浆细胞瘤　intramammary plasmocytoma

乳房切除术　mastectomy

乳房软骨瘤　masto chondroma

乳房纤维瘤　masto fibroma

乳房肿瘤　masto adenoma

乳糜管瘤　chylangioma

乳头部导管腺瘤　nipple ductal adenoma

乳头部汗腺腺瘤　syringomatous adenoma of the nipple

乳头部侵蚀性乳腺病　erosive adenosis of the nipple

乳头部乳头状腺瘤　papillary adenoma of the nipple

乳头部增生旺盛的乳头状瘤病　florid pappillomatosis of the nipple

乳头瘤病　papillomatosis

乳头溢液　nipple discharge

乳头肿瘤　theloma

乳头状　papillary

乳头状癌　papillary carcinoma

乳头状瘤　papilloma

乳头状瘤　tumor papillary

乳头状囊腺瘤　papillary adenocystoma

乳头状唾液腺瘤　sialadenoma papilliferum

乳头状纤维瘤　fibroma papillary

乳腺　mammary

乳腺 X 射线照相术　mastography

乳腺癌　breast cancer

乳腺癌　cancer mammary

乳腺癌保乳治疗　breast conserving treatment（BCT）

乳腺癌组织学分级系统　Nottingham combined histologic grade

乳腺病　adenosis

乳腺病　mastopathia

乳腺结构不良　mammary dysplasia

乳腺囊肿　galactoma

乳腺囊肿　lactocele

乳腺外佩吉特病　Paget disease extramammary

乳腺外佩杰病　extramammary Paget disease

乳腺腺癌　mammary adenocarcinoma

乳腺腺病　mammary adenosis

乳腺学　mastology

乳腺硬癌　mastoscirrhus

乳腺硬化性乳腺病　adenosis sclerotisans mammae

乳腺组织增生　mammoplasia

软垂疣　acrochordon

软骨的　cartilaginous

软骨发育不良　chondrodystrophia

软骨肌瘤　chondromyoma

软骨肌脂肪瘤　chondromyolipoma

软骨瘤　chondroma

软骨瘤　tumor catilaginous

软骨瘤病　chondromatosis

软骨膜瘤　perichondroma

软骨母细胞瘤　chondroblastoma

软骨母细胞性脑膜瘤　chondroblastic meningioma

软骨内皮瘤　chondroendothelioma

软骨囊肿　chondrocyst

软骨黏液样纤维瘤　chondromyxoid fibroma

软骨黏液样纤维瘤　fibroma chondromyxoid

软骨肉瘤　chondrosarcoma

软骨室管膜瘤　chondroependymoma

软骨纤维瘤　chondrofibroma

软骨腺瘤　chondro adenoma

软骨性化生　cartilaginous metaplasia

软骨血管瘤　chondroangioma

软骨样肉瘤　sarcoma chondroid

软骨疣　chondrophyte

软骨疣　enchondrosis

软骨脂肪瘤　chondrolipoma

软脑膜瘤　leptomeningioma
软脑膜肉瘤　leptomeningeal sarcoma
软疣　verruca carnosa
软组织肉瘤　sarcoma soft tissue
软组织肿瘤　soft tissue tumor
瑞捷细胞（B 淋巴瘤细胞株）　Raji cell
瑞宁得（抗肿瘤药）　anastrozole

S

塞替派（抗肿瘤药）　thiotepa
腮腺混合瘤　enclavoma
鳃的　branchial
鳃裂囊肿　branchial cleft cyst
鳃裂囊肿　cyst branchial
鳃瘘　branchial fistula
鳃原癌　branchial cancer
赛塞利综合征,红皮病　Sézary syndrome
三倍体（染色体）　triploid
三尖杉酯碱　harringtonine（Har）
三联体　triplet
三联组氨酸　histidine triad（HIT）
三磷酸吡啶核苷酸　nucleotide triphosphopyridine
三胚层瘤　tridermoma
三胚层瘤　tumor tridermic
三胚层瘤性畸胎瘤　teratoma triphyllomatous
三羧氨基喹啉　linomide
三氧化二砷（抗肿瘤药）　trisenox

三氧化二砷(抗肿瘤药)　arsenic trioxide

桑普森囊肿(卵巢巧克力囊肿)　cyst Sampson

桑普森囊肿(巧克力样囊肿)　Sampson cyst

扫烟囱工人癌,煤烟癌　cancer chimney-sweeps

色谱仪　chromatograph

色素细胞癌　chromoma

色素细胞瘤　chromaphoroma

色素性干皮病　angioderma pigmentosum

色素痣　mole pigmented

色素痣　naevus pigmentosus

色素痣　pigmented nevus

沙可来新,溶肉瘤素,苯丙氨酸氮芥(抗肿瘤药)　sarcolysine

沙粒瘤小体　body psammoma

沙粒性腺瘤　adenoma psammosum

沙瘤性脑膜瘤　psammoma meningioma

沙瘤性肉瘤　psammoma sarcoma

沙培林(链球菌722制剂)　picibanil

沙样瘤　psammoma

沙样瘤　sand tumor

沙样瘤病　psammomatosis

沙样血管瘤　psammoangioma

鲨肝醇　selachyl alcohol

筛状的　cribriform

筛状腺癌　adenocarcinoma cribriform

筛状腺癌　cribriform adenocarcinoma

筛状小叶癌　lobular cribriform carcinoma

膳食纤维　dietary fibre

上皮癌　epithelial carcinoma

上皮癌性湿疹　eczema epitheliomatosum

上皮瘢痕(放射治疗后)　epithelite

上皮的　epithelial

上皮瘤　epithelioma

上皮瘤　tumor epithelial

上皮瘤病　epitheliomatosis

上皮膜抗原　epithelial membrane antigen（EMA）

上皮内癌　intraepithelial carcinoma

上皮生长因子受体　epithelial growth factor receptor（EGFR）

上皮血管肉瘤　epithelial angiosarcoma

上皮样血管内皮瘤　epithelioid hemangio endothelioma

少年导管内纤维腺瘤　juvenile intracanalicular fibroadenoma

少年的　juvenile

少年富含细胞的纤维腺瘤　juvenile cellular fibroadenoma

少年型乳头状瘤病　juvenile papillomatosis

少年型血管瘤　juvenile hemangioma

少年性血管纤维瘤　juvenile angiofibroma

少年疣　juvenile wart

少突胶质细胞瘤　oligodendroglioma

少突神经胶质瘤　mesoglioma

绍曼结节病　Schaumann sarcoidosis

绍曼肉样瘤（肉样瘤病）　sarcoid Schaumann

绍曼综合征（全身播散性肉样瘤病）　syndrome Schaumann

舌癌　carcinoma linguae

舌癌　lingual carcinoma

舌下囊肿　hypoglossal cyst

舌下囊肿　subligual cyst

摄取胺前体脱羧细胞瘤（神经内分泌细胞瘤）　amine precursor uptake and decarboxy lation（APUD）cell tumor

砷　arsenic

砷的　arsenical

砷性癌　arsenic cancer

砷性角化病　arsenical keratosis

砷性角质癌　arsenical keratoma

砷性皮肤病　arsenical dermatosis

砷性腺癌　adenocarcinoma arsenical

砷性腺癌　arsenical adenocarcinoma

神经管母细胞瘤　medulloblastoma

神经黄色瘤　neuroxanthoma

神经胶质肌瘤　gliomyoma

神经胶质瘤　glioma

神经胶质瘤　neuroglioma

神经胶质瘤　neurospongioma

神经胶质瘤病　neurogliomatosis

神经胶质黏液瘤　gliomyxoma

神经胶质神经瘤　glioneuroma

神经胶质室管膜瘤　glioependymoma

神经胶质细胞瘤　gliocytoma

神经胶质细胞瘤　neurogliocytoma

神经胶质纤维肉瘤　gliofibrosarcoma

神经节瘤　ganglioma

神经节瘤病　ganglioneuromatosis

神经节神经胶质瘤　ganglioglioma

神经节细胞瘤　gangliocytoma

神经节细胞瘤　neuroganglioma

神经节细胞神经瘤　gangliocytoneuroma

神经节星形母细胞瘤　ganglioastroblastoma

神经瘤　neuroma

神经瘤性象皮病　pachydermatocele

神经母细胞瘤　neuroblastoma

神经内分泌细胞瘤　APUDoma

神经黏液瘤　neuromyxoma

神经鞘瘤　lemmoma

神经鞘瘤　nerve sheath tumor

神经鞘瘤　neurilemmoma

神经鞘瘤　neurinoma

神经鞘纤维瘤　neurinofibroma

神经肉瘤　neurosarcoma

神经上皮瘤　neuroepithelioma

神经生长因子　netrin

神经特异性烯醇酶　neuro-specific endolase

神经微丝蛋白　neurofilament(NF)

神经纤维瘤　neurofibroma

神经纤维瘤病　neurofibromatosis

神经纤维瘤蛋白　neurofibromin

神经纤维瘤基因(如 NF‑1)　neurofibromatosis gene

神经纤维黏液瘤　neurofibromyxoma

神经纤维肉瘤　neurofibrosarcoma

神经星形细胞瘤　neuroastrocytoma

神经血管瘤病　neuroangiomatosis

肾瘤　nephroma

肾母细胞瘤　nephroblastoma

肾肉瘤　nephrosarcoma

肾上腺癌　hypernephroma

肾上腺淋巴瘤　adrenal lymphoma

肾上腺瘤　supernephroma

肾上腺皮质癌　carcinoma adrenal cortical

肾上腺皮质腺瘤　adenoma adrenal cortical

肾上腺皮质腺瘤　adrenal corticaladenoma

肾上腺皮质腺瘤　brown tumor

肾上腺髓质瘤　medullosuprarenoma

肾上腺髓质腺瘤(嗜铬细胞瘤)　adenoma adrenal medullary

肾上腺腺瘤　adenoma adrenal

肾上腺腺瘤　adrenal adenoma

肾上腺样瘤　paranephroma

肾上腺样瘤　tumor hypernephroid

肾上腺样腺癌　adenocarcinoma hypernephroid

肾外横纹肌样瘤　extrarenal rhabdoid tumor

肾腺癌(格腊维次瘤)　adenocarcinoma renal (Grawitz tumor)

肾腺瘤　nephradenoma

渗液性瘤　oozing tumor

生存率　survivalrate

生存者　survivor

生发中心　germinal center

生物反应调节剂　biologic response modifiers

生物分期　biostagine

生物活性化合物　bioactive compounds

生物寿命学　chronobiology

生物素　biotin

生长抑素　somatostatin

生长抑素瘤　somatostatinoma

生殖细胞瘤　germ cell tumor

生殖细胞瘤　germinoma

生殖细胞瘤　gonioma

尸体解剖　postmortem

施-范肉样瘤(女性乳房好发肿瘤)　Spiegler-Fendt sarcoid

施明克瘤(鼻咽部淋巴上皮癌)　tumor Schmincke

施皮格勒瘤(头皮多发性良性肿瘤)　Spiegler tumor

施特恩伯格巨细胞(霍奇金病的细胞)　Sternbergs giant cell

湿疹样癌样网状细胞增生症　pagetoid reticuloid (PR)

十二指肠腺腺瘤　Brunner adenoma

石蜡癌　cancer paraffin

石蜡瘤　oleogranuloma

石蜡瘤　paraffinoma

石蜡瘤(非真性肿瘤)　tumor paraffin

实质性癌　solid carcinoma

实质性瘤　tumor parenchymatous

实质性釉质上皮瘤　adamantinoma solidum

食管癌　esophagus carcinoma

史蒂文斯-约翰逊综合征(多形性糜烂性红斑)　Stevens-Johnson syndrome

矢状窦旁脑膜瘤　parasagittal meningioma

世界卫生组织　World Health Organization (WHO)

视网膜母细胞瘤　retinoblastoma

视网膜母细胞瘤基因　retinoblastoma gene(Rb gene)

视网膜胚瘤　dictyoma

视网膜胚瘤　diktyoma

视网膜神经上皮瘤　neuroepithelioma retinae
视网膜细胞瘤　retinocytoma
室管膜神经胶质瘤　ependymal glioma
室管膜下巨细胞性星形细胞瘤　subependymal giant cell astrocytoma
室管膜下瘤　subependymoma
室管膜星形细胞瘤　ependymoastrocytoma
适形放疗　conformation radiotherapy
嗜铬蛋白　chromogranin
嗜铬母细胞瘤　pheochromoblastoma
嗜铬细胞瘤　chromaffinoma
嗜铬细胞瘤　phaeochromocytoma
嗜铬细胞瘤　pheochromocytoma
嗜铬细胞瘤　tumor chromaffin
嗜碱细胞　basophil
嗜碱细胞瘤(肥大细胞瘤)　basophiloma
嗜碱细胞腺瘤　basophil adenoma
嗜碱性腺瘤　adenoma basophil
嗜酸的　acidophilic
嗜酸细胞癌　acidocytoma
嗜酸性　eosinophilic
嗜酸性粒细胞瘤　pyknocytoma
嗜酸性肉芽肿　eosinophilic granuloma
嗜酸性细胞腺瘤　oxyphil adenoma
嗜酸性腺癌　adenocarcinoma oxyphilic
嗜酸性腺瘤　acidophilic adenoma
嗜酸性腺瘤　eosinophilic adenoma
嗜酸性腺瘤病　acidophilic adenomatosis
嗜血管性大 B 细胞淋巴瘤　angiotropic large B cell lymphoma
嗜血管性淋巴瘤　angiotropic lymphoma
嗜银细胞癌　argentaffine carcinoma
嗜银细胞癌　Kultschitzky cell carcinoma
嗜银细胞瘤　argentaffinoma
嗜银性　argyrophilic

噬红细胞 Tr 淋巴瘤　erythrophagocytic Tr lymphoma

噬血细胞综合征　hemophagocytic syndrome（HPS）

手霉素（法尼基转移酶抑制剂）　manumycin

寿命表　life table

受体　receptor

舒曼射线（紫外线）　Schumann rays

输卵管瘤　salpingioma

树枝状癌（乳头状癌）　dendritic cancer

树枝状囊肉瘤　arborescens cystosarcoma

树枝状细胞　dendritic cell

数字化钼靶片　digital mammography

双　double

双侧性痣　bilateral nevus

双侧原发性乳腺癌　bilateral primary breast cancer（BPBC）

双重标记　double labeling

双单克隆抗体　bispecific monoclonal antibody

双二倍体（染色体）　amphidiploid

双氯乙基亚硝脲（抗肿瘤药）　BCNU（carmustine）

双盲试验　double blind trial

双喃氟啶（抗肿瘤药）　tegadifur

双胚层瘤　bidermoma

双胚层瘤　didermoma

双微体　double minutes

双向分化癌　amphicrine carcinoma

双心体　diplosome

双原发癌　double primary cancer

双着丝点　dicentric

水癌,走马疳（非真性肿瘤）　cancer aquaticus

水瘤　hydroma

水瘤　tumor fluid

水囊瘤　hygroma

水囊瘤病　hygromatosis

水囊肿　hydrocyst

水泡状胎块（葡萄胎）　vesicular mole

顺铂（抗肿瘤药）　cisplatin（PDD）

顺铂（抗肿瘤药）　platinol

丝裂霉素（抗肿瘤药）　mutamycin

丝裂霉素 C（抗肿瘤药）　mitomycin C（MMC）

丝裂前期　premitotic phase

丝裂原　mitogen

丝状疣　verruca filiform

司帕霉素（抗肿瘤药）　sparsomycin

斯 - 卡 - 韦综合征（脑三叉神经血管瘤病）　syndrome Sturge - Kalischer - Weber

斯 - 李综合征（多囊性卵巢综合征）　syndrome Stein-Leventhal

斯诺症状（乳腺癌转移至胸腺后引起的胸骨隆起）　Snow symptom

斯 - 特综合征（乳腺癌根治术后淋巴管肉瘤）　Stewart-Treves syndrome

死亡结构域　dead domain

死亡率　mortality rate

死亡信号　dead signal

四倍体　tetraploid

四氢吡喃阿霉素　tetrahydropyranyl adriamycin（THP）

四氢叶酸　tetrahydrofolate

四氧嘧啶（抗肿瘤药）　mesoxalylurea

饲养层　feeder layer

饲养细胞　feeder cell

松果体瘤　pinealoma

松果体母细胞瘤　pinealoblastoma

松质骨瘤　osteospongioma

宿主　host

随访　follow up

随机　random

随机分布　random distribution

随机取样　randomization

随机突变　random mutation

随机引物法　random primed DNA labelling

髓内神经胶质瘤　intramedullary glioma

髓鞘质瘤(神经鞘瘤)　myelinoma

髓上皮瘤　medulloepithelioma

髓外浆细胞瘤　extramedullary plasmacytoma

髓外浆细胞瘤　tumor extramedullary plasma cell

髓样癌　carcinoma medullary

髓样癌　medullary carcinoma

髓样肉瘤　fungus medullaris

髓质瘤　hyloma

梭形的　fusiform

梭形细胞　spindle cell

梭形细胞癌　fusiform cell carcinoma

梭形细胞癌　spindle cell carcinoma

梭形细胞横纹肌肉瘤　spindle cell rhabdomyo sarcoma

梭形细胞肉瘤　fusiform cell sarcoma

梭形细胞肉瘤　spindle cell sarcoma

梭形细胞血管内皮瘤　spindle cell hemangioendothelioma

梭形细胞脂肪瘤　spindle cell lipoma

羧基末端终肽　carboxy terminal telopeptide

T

他莫昔芬,三苯氧胺(抗肿瘤药)　tamoxifen

塔布路门尔病(红白血病)　Blumenthal disease

胎儿的　fetal

胎儿性肾错构瘤　fetal renal hamartoma

胎儿性纤维腺瘤　fetal fibroadenoma

胎儿性腺瘤,微小滤泡性腺瘤(甲状腺)　adenoma fetal (microfollicular

adenoma）

胎儿性脂肪瘤　fetal lipoma

胎块　mole

胎牛血清　fetal calf serum（FCS）

胎盘部位中间型滋养细胞肿瘤　placental site intermediate trophoblastic tumor

胎盘息肉　polyp placental

胎盘血管瘤　angioma placental

胎盘异铁蛋白　placental isoferritin

胎痣　birthmark

台盼蓝　trypan blue

太勒姆瘤(内胚窦瘤)　Teilum tumor

泰索帝(抗肿瘤药)　docetaxel

泰索帝,多西紫杉醇,紫杉特尔(抗肿瘤药)　taxotere

唐纳综合征　Down syndrome

糖尿病性黄色瘤　xanthoma diabeticum

糖皮质激素　glucocorticosteroid

套细胞淋巴瘤　lymphoma mantle cell

套细胞淋巴瘤　mantle cell lymphoma

特发的　idiopathic

特发性多发出血性肉瘤　idiopathic multiple hemorrhagic sarcoma

特发性黄色瘤　xanthoma essential

特发性血小板增多症　idiopathic thrombocythemia

特克特综合征(结肠腺瘤性息肉伴大脑胶质母细胞瘤)　Turcot syndrome

特鲁瓦西埃征(胸骨内或腹腔内恶性肿瘤的一种体征)　Troisier sign

特罗特综合征(鼻咽部恶性肿瘤)　Trotter syndrome

特殊染色　special stain

特素,紫杉醇(抗肿瘤药)　paclitaxel

提奥病(乳腺纤维囊性病)　Tillauz disease

提取物　extract

体,小体　body

体力活动水平　physical activity level（PAL）

体腔淋巴瘤　body cavity based lymphoma

体外转录法　in vitro transcription

体细胞超突变　somatic hypermutation

体细胞突变　somatic mutation

体重指数　body mass index（BMI）

替加氟，呋喃氟尿嘧啶（抗肿瘤药）　tegafur

替尼泊苷，威猛，鬼臼噻吩苷（抗肿瘤药）　teniposide（VM－26）

天花粉蛋白　trichosanthin

添田霉素（抗肿瘤药）　soedomycin

条带　band

条带移位分析　band shift assay

铁蛋白　ferritin

听的　acoustic

听神经瘤　acoustic nerve tumor

听神经瘤　acoustic neuroma

听神经瘤　cerebellopontine tumor

听神经瘤　neuroma acoustic

听神经瘤　tumor acoustic nerve

听神经鞘瘤　acoustic neurilemmoma

听神经鞘瘤　acoustic neurinoma

听神经纤维瘤　acoustic neurofibroma

听神经纤维瘤　neurofibroma acoustic

同步化　synchronization

同等位基因　isoallele

同工酶　isozyme

同位素标记　isotope labeling

同源盒基因　Hox genes

同种型抗体　isotype antibody

同种异构体　isoform

痛风石性脂肪瘤　topholipoma

痛性皮下结节（血管球瘤）　painful subcutaneous tubercle

痛性纤维脂肪瘤病　fibrolipomatosis dolorosa

痛性脂肪瘤　lipoma dolorosa

痛性脂肪瘤（德尔肯病）　adipoma dolorosa（Dercum disease）

透明细胞　clear cell

透明细胞癌　carcinoma clear cell

透明细胞棘皮瘤　acanthoma clear cell

透明细胞淋巴瘤　clear cell lymphoma

透明细胞肉瘤　clear cell sarcoma

透明细胞腺癌　clear celladeno carcinoma

透明性变纤维腺瘤　hyalinized fibroadenoma

透射电子显微镜　transmission electron microscope

透射扫描电子显微镜　transmission scanning electron microscope

突变　mutation

突变瘤　anlage tumor

突变瘤　mutation tumor

突变瘤　prognoma

突变热点　mutation hot spot

突变体　mutant

突变型 p53　mutant p53

土拨鼠　woodchuck

土拨鼠乙型肝炎病毒　woodchuck hepatitis B virus（WHBV）

兔黏液瘤病毒　rabbit myxoma virus

兔乳头状瘤病毒　rabbit papilloma virus

团块　mass

蜕膜瘤　deciduoma

蜕膜瘤病　deciduomatosis

蜕膜细胞肉瘤　deciduo cellular sarcoma

托通巨细胞（见于黄色瘤）　Touton giant cell

脱氧核糖　deoxyribose

脱氧核糖核苷　deoxyribonucleoside

脱氧核糖核苷酸　deoxyribonucleotide

脱氧核糖核酸　deoxyribonucleic acid（DNA）

拓扑特肯（抗肿瘤药）　topotecan（TPT）

拓扑异构酶Ⅱ　topoisomerase Ⅱ

唾液腺瘤　sialoma

唾液腺母细胞瘤　sialoblastoma

W

蛙蟆肿(舌下腺囊肿)　ranine tumor

瓦尔信瘤(腮腺腺淋巴瘤)　Warthin tumor

外科保守治疗　conservative surgery（CS）

外胚层瘤　ectodermal tumor

外切核酸酶　exonuclease

外生软骨瘤　ecchondroma

外显子　exon

外周 T 细胞淋巴瘤　peripheral T cell lymphoma

外周 T 细胞淋巴瘤(无其他特征)　lymphoma peripheral T cell（not otherwise characterized）

外周神经外胚层肿瘤　peripheral neuroectodermal tumor（PNET）

外周血 T 淋巴细胞 rDNA 转录活性　rDNA transcriptional activity of peripheral T lymphocytes

烷化剂　alkylating agents

腕部腱鞘囊肿　ganglion wrist

网络受体　networking receptor

网状内皮系统　reticuloendothelial system

网状细胞增多　reticulosis

网状纤维染色　reticular fiber staining

微波　microwave

微管　microtubule

微绒毛　microvilli

微乳头浆液性癌　micropapillary serous carcinoma

微乳头状癌　micropapillary carcinoma

微丝　filament

微体　microbody

微卫星　microsatellite

微卫星不稳定　microsatellite instability

微腺腺病　microglandular adenosis

微小癌　microcarcinoma

微小残留病变　microresidual disease（MRD）

微小的　micro

微小浸润　microinvasion

微小浸润性癌　carcinoma microinvasive

微小瘤　tumorlet

微小染色体　minute chromosome

微小腺瘤病　microadenomatosis

微转移　micromatastasis

韦尔纳神经瘤　Verneuil neuroma

韦尔讷伊神经瘤（丛状神经瘤）　neuroma Verneuil

韦格纳肉芽肿病　Wegner granulomatosis

韦－莫综合征（胰岛细胞腺瘤综合征）　syndrome Vernet-Morrison

韦氏环淋巴瘤　Waldeyer ring lymphoma

维尔姆瘤（肾母细胞瘤）　Wilms tumor

维甲酸　retinoic acid

维拉帕米,异搏定　verapamil

未成熟的　immature

未成熟性神经节神经瘤　immature ganglioneuroma

未成熟性纤维瘤　immature fibroma

未分化癌　undifferentiated carcinoma

未分化的　undifferentiated

未分化腺癌　adenocarcinoma anaplastic

未确定细胞瘤　indeterminate cell tumor

胃癌　stomach carcinoma

胃肠道间质瘤　gastrointestinal stromal tumor

胃肠自主神经肿瘤　gastrointestinal autonomic nerve tumor

胃泌素　gastrin

胃素瘤　gastrinoma

胃息肉病　polyposis gastrica

胃幽门螺杆菌　helicobacter pylori

魏尔啸淋巴结(左锁骨上转移癌淋巴结)　Virchow gland

文特斯蒂纳瘤(神经胶质瘤性神经上皮瘤)　Wintensteiner tumor

稳定区(C区)　constant region

沃登斯仓巨球蛋白血症(浆细胞样淋巴瘤)　Waldenstrom macroglobu-
linemia

沃尔克肉瘤256　Walker sarcoma 256

乌拉莫司汀,尿嘧啶氮芥(抗肿瘤药)　uramustine

乌拉坦(抗肿瘤药)　urethan

乌瑞替派(抗肿瘤药)　uredepa

无功能 DNA　junk DNA

无黑色素的恶性黑色素瘤　amelanotic malignant melanoma

无坏死筛孔状癌　non-necrotic cribriform carcinoma

无瘤生存率　disease free survival (DFS)

无男性化黄体瘤　nonvirilizing luteoma

无色素性黑色素瘤　melanoma amelanotic

无色素痣　nonpigmented nevus

无丝分裂(直接分裂)　amitosis

无性细胞瘤(卵巢)　disgerminoma

无性细胞瘤(卵巢)　dysgerminoma

吴非管囊肿　Wolffian duct cyst

误差　error

误诊　misdiagnosis

X

西红柿红素　lycopene

西蒙症状(乳腺癌转移至垂体所致多尿症)　Simon symptom

西莫尔斯病(巨滤泡性淋巴瘤)　Symmers disease

西默病(巨滤泡性淋巴瘤)　disease Symmers

吸烟斗者癌(唇或舌部癌)　cancer pipe-smoker

希勒中肾瘤　Schiller mesonephroma

希罗达,卡培他滨,氟嘧啶氨基酸酯(抗肿瘤药)　xeloda

希培尔病(视网膜血管瘤病)　disease Hippel

希培尔病(视网膜血管瘤病)　Hippel disease

希培尔病(视网膜血管瘤病)　von Hippel disease

息肉　polyp

息肉病　polyposis

息肉夹碎器　polypotrite

息肉样病(家族性腺瘤病)　polypoid disease

息肉样的　polypoid

息肉样瘤　tumor polypoid

息肉样腺癌　polypoid adenocarcinoma

息肉样腺瘤　polypoid adenoma

烯醇化酶巢蛋白　enolase

喜树碱(抗肿瘤药)　camptothecine(CPT)

系统性红斑狼疮　systemic lupus erythematosus

系统性淋巴样增殖病　general lymphoproliferation disease

系统性增生性血管内皮细胞增生病　systemic proliferative hemangioendo-theliosis

细胞　cell

细胞病理学　cytopathology

细胞的　cellular

细胞凋亡　apoptosis

细胞凋亡蛋白酶　caspase-3(CPP3)

细胞凋亡的　apoptotic

细胞凋亡信号调节激酶　apoptosis signal regulating ki-nase(ASK)

细胞凋亡指数　apoptotic index(AI)

细胞动力学　cytokinetics

细胞毒性 T 淋巴细胞　cytotoxic T lymphocyte(CTL)

细胞分裂　cell division

细胞骨架　cytoskeleton

细胞骨架微丝　cytoskeletal filament

细胞核分类法　cytonuclear classification

细胞化学　cytochemistry

细胞间黏附　inter cellular adhesion molecule（ICAM）

细胞角蛋白　cytokeratin

细胞离心涂片器　cytospin

细胞瘤　cytoma

细胞瘤　interstitial cell tumor

细胞黏着　cell adhesion

细胞绒毛蛋白　cytovillin

细胞松弛素　cytochalasin

细胞图像分析术　image cytometry（ICM）

细胞系　cell line

细胞形态学　cytomorphology

细胞性纤维瘤　cellular fibroma

细胞性血管瘤　cellular angioma

细胞学　cytology

细胞遗传学　cytogenetics

细胞因子　cytokine

细胞周期　cell cycle

细胞周期蛋白　cyclin D1

细胞株　cell strain

细胞滋养细胞　cytotrophoblast（CT）

细乳头状腺纤维瘤　fine papillary adenofibroma

细针穿刺　fine needle aspiration（FNA）

细支气管肺泡癌　bronchio-alveolar carcinoma

细支气管－肺泡腺癌　adenocarcinoma bronchioloalveolar

细支气管腺癌　adenocarcinoma bronchiolorum

细支气管腺癌细支　bronchiolar adenocarcinoma

先天的　congenital

先天性多发性内生软骨瘤骨　enchondroma multiple congenital

先天性发育不良性血管瘤病　angiomatosis congenital dysplastic

先天性囊肿　congenital cyst

先天性软骨瘤　chondroma congenital

先天性神经节神经胶质瘤　ganglioglioma congenital

先天性斜颈　congenital wry neck

先天性斜颈（颈部纤维瘤病）　wryneck congenital

先天性形成障碍性血管扩张（克－特综合征）　angiectasia congenital dysplastic（Klippel-Trenaunay syndrome）

先证者（病员家系中疾病最先确诊者）　propositus

纤连蛋白　fibronectin（FN）

纤毛的　ciliated

纤毛性上皮囊肿　ciliated epithelial cyst

纤毛性腺癌　ciliatedadeno carcinoma

纤维变性　fibrosis

纤维错构瘤　fibrohamartoma

纤维蛋白溶酶原　plasminogen

纤维蛋白溶酶原激活剂抑制剂　plasminogen activator inhibitor（PAI）

纤维肌病　fibromyosis

纤维肌腺瘤　fibromyoadenoma

纤维角质瘤　fibrokeratoma

纤维瘤　fibroma

纤维瘤　tumor fibroid

纤维瘤病　fibromatosis

纤维瘤切除术　fibromectomy

纤维囊瘤　fibrocystoma

纤维囊瘤　inocystoma

纤维内皮瘤　fibroendothelioma

纤维内皮瘤　inoendothelioma

纤维黏液内皮瘤　fibromyxoendothelioma

纤维黏液软骨瘤　fibromyxochondroma

纤维黏液脂肪瘤　fibromyxolipoma

纤维平滑肌瘤　fibroleiomyoma

纤维肉瘤　fibrosarcoma

纤维软骨瘤　fibrochondroma

纤维软骨瘤　inochondroma

纤维软骨黏液瘤　fibrochondromyxoma

纤维上皮瘤　fibroepithelioma

纤维神经胶质瘤　fibroglioma

纤维神经瘤　inoneuroma

纤维细胞瘤　tumor fibrocellular

纤维腺病　fibroadenosis

纤维腺瘤　fibroadenoma

纤维腺黏液瘤　fibroadenomyxoma

纤维性牙骨质瘤　fibrocementoma

纤维血管瘤　fibroangioma

纤维脂肪瘤　fibrolipoma

纤维脂肪瘤　inosteatoma

纤维脂肪瘤病　fibrolipomatosis

纤维脂肪血管瘤　fibrolipoangioma

纤维状(毛样)星形细胞瘤　astrocytoma piloid

纤维状细胞星形细胞瘤　astrocytoma pilocytic

纤维组织细胞瘤　fibrohistiocytoma

嫌色性腺瘤(垂体)　adenoma chromophobe

显微操作器　micromanipulator

显微解剖法　microdissection

显性致癌的　dominant oncogenic

显著性测验　significance test

线粒体　mitochondria

线粒体 DNA　mitochondrial DNA

线粒体瘤(又称 oncocytoma)　mitochondroma

线性,线的　linear

线性能量转换　linear energy transfer (LET)

线状角化病　linear keratoma

线状痣　linear nevus

限制性核酸内切酶　restriction endonuclease

限制性片段长度多态性　restriction fragment length polymorphism (RFLP)

腺癌　adenocarcinoma

腺癌　glandular carcinoma

腺癌性息肉　polypadeno carcinomatous

腺病毒　adenovirus

腺成釉细胞瘤　adenoameloblastoma

腺垂体瘤　infundibuloma

腺的　glandular

腺管癌　tubular carcinoma

腺管的　tubular

腺管小叶癌　tubulolobular carcinoma

腺管型乳腺病　tubular adenosis

腺管型腺瘤　tubular adenoma

腺化生　glandular metaplasia

腺肌上皮瘤　adenomyoepithelioma

腺肌上皮乳腺病　adenomyoepithelial adenosis

腺棘皮癌　adenoacanthoma

腺淋巴瘤　Adenolymphoma

腺－鳞基底细胞癌　basal cell carcinoma, adeno-squamous

腺鳞状基底细胞癌　adeno-squamous basal cell carcinoma

腺鳞状细胞腺癌　adenocarcinoma adenosqua-mous cell

腺鳞状细胞腺癌　adeno-squamous cell adeno carcinoma

腺瘤　adenoma

腺瘤性甲状腺肿　goiter adenomatous

腺瘤性息肉　polyp adenomatous

腺瘤性息肉病　polyposis adenomatous

腺瘤性腺癌　adenocarcinoma adenomatosum

腺瘤样的　adenomatoid

腺瘤样甲状腺肿(结节性甲状腺肿)　adenomatoid goiter

腺瘤样粒层－卵泡膜细胞瘤　adenomatoid granulosa-theca cell tumor

腺瘤样瘤　tumor adenomatoid

腺瘤样息肉　adenomatoid polypus

腺瘤样增生　adenomatoid hyperplasia

腺囊肉瘤(叶状囊肉瘤)　adenocystosarcoma

腺囊性纤维瘤　fibroma adenocysticum

腺内皮瘤　adenoendothelioma

腺黏液瘤　adenomyxoma

腺黏液肉瘤　adenomyxosarcoma

腺黏液软骨肉瘤　adenomyxochondrosarcoma

腺泡癌　cancer acinous

腺泡的　acinar

腺泡细胞癌　acinar cell carcinoma

腺泡细胞瘤　tumor acinic cell

腺泡细胞腺癌　adenocarcinoma acinic

腺泡细胞腺癌（肺）　fechner tumor

腺泡细胞腺瘤　acinar cell adenoma

腺泡细胞腺瘤　alveolar cell adenoma

腺泡腺瘤性增生　acinar adenomatoushyperplasia

腺泡性癌　acinar cancer

腺泡性横纹肌肉瘤　acinar rhabdomyosarcoma

腺泡性腺癌　adenocarcinoma alveolar

腺泡性腺瘤　acinar adenoma

腺泡性腺瘤（乳腺瘤）　acinar adenosis

腺泡状横纹肌肉瘤　rhabdomyosarcoma alveolar

腺泡状棘皮瘤　acanthoma alveolare（auspitz）

腺肉瘤　adenosarcoma

腺肉瘤　sarcoadenoma

腺软骨瘤　adenochondroma

腺上皮瘤　adenoepithelioma

腺嗜色性瘤　adenoma chromophil

腺细胞癌　carcinoma glanular cell

腺纤维瘤　adenofibroma

腺纤维脂肪软骨黏液瘤　adenofibrolipochondromyxoma

腺型间皮瘤　glandular type mesothelioma

腺性成釉细胞瘤　adeno-adamantoblastoma

腺样癌　cancer adenoid

腺样瘤　tumor adenoid

腺样囊性基底细胞癌　adenocystic basal cell carcinoma

腺样囊性瘤　adenoidcystic carcinoma

腺样囊性腺癌　adenocarcinoma adenoides cysticum

腺源性腺癌　adenocarcinoma adenogenous

腺增大　hyperadenosis

腺脂肪瘤　adenolipoma

腺肿腺病　adenoncus

相差显微镜　phase-contrast microscope

相对生物效应　relative biology efficiency（RBE）

相关　correlation

相关系数　correlation coefficient

香豆素　coumarin

香菇多糖　lentinan

镶嵌体　mosaic

镶嵌状疣　mosaic wart

消瘤芥（抗肿瘤药）　nitrocaphane

小导管腺癌　adenocarcinoma smallduct

小的　small

小管的　canalicular

小管性小叶癌　lobular tubular carcinoma

小汗管瘤　poroma eccrine

小汗腺瘤　eccrine spiradenoma

小梁状腺癌　trabecular adenocarcinoma

小淋巴细胞性淋巴瘤　small lymphocytic lymphoma（SLL）

小滤泡性腺瘤（甲状腺）　microfollicular adenoma

小脑脑桥的　cerebellopontine

小脑脑桥角神经鞘瘤　cerebellopontine angle neurilemmoma

小脑视网膜的　cerebelloretinal

小脑视网膜血管瘤病　angiomatosis cerebelloretinal

小脑视网膜血管瘤病，林－希病　cerebelloretinal angiomatosis

小神经胶质细胞瘤　hortega cell tumor

小神经胶质细胞瘤　microglioma

小神经胶质细胞瘤病　microgliomatosis

小神经瘤　neuromatioma

小鼠白血病病毒　abl virus

小鼠白血病病毒　murine leukemia virus(MLV)

小卫星序列　minisatellite

小细胞癌　small cell carcinoma

小叶癌(乳腺癌)　lobular carcinoma

小叶的　lobular

小叶旁血管瘤　perilobular hemangioma

小叶原位癌　lobular in situ carcinoma

心动脉瘤(非真性肿瘤)　cardianeurysma

锌指　zinc fingers

新氮芥,新恩比兴(抗肿瘤药)　novembichin

新蝶呤　neopterin

新辅助化疗　neoadjuvant chemotherapy

新生儿龈瘤　newborn epulis

新生物(肿瘤)　neoplasm

新生血管瘤　hemartoma

信息核糖核酸　ribonucleic acid messenger(mRNA)

星形胶质瘤　astroglioma

星形母细胞瘤　astroblastoma

星形细胞瘤　astrocytoma

星形细胞瘤Ⅰ级(原纤维性及原浆性星形细胞瘤)　astrocytoma grade Ⅰ

星形细胞瘤Ⅱ级(星形母细胞瘤)　astrocytoma grade Ⅱ

星形细胞瘤Ⅲ级和Ⅳ级(多形性神经胶质母细胞瘤)　astrocytoma grade Ⅲ and Ⅳ

星形细胞肉瘤　stellate cell sarcoma

形态学　morphology

形性脂肪瘤　pleomorphic lipoma

性染色体　chromosome sex

性染色体　idiochromosome

性染色质　chromatin sex

性索间质性肿瘤　sex cord stromal tumor

性腺瘤　gonadoma

性腺母细胞瘤　gonadoblastoma

胸膜的　pleural

胸膜恶性间皮瘤　malignant mesothelioma of pleura

胸膜间皮瘤　pleural mesothelioma

胸膜间皮肉瘤　sarcomesothelioma pleural

胸膜瘤　pleuroma

胸膜内皮肉瘤　sarcoendothelioma pleural

胸腺癌　carcinoma thymic

胸腺白血病抗原　thymus leukemia antigen

胸腺瘤　thymoma

胸腺嘧啶氮芥（抗肿瘤药）　thyminalkylamine

胸腺肉瘤　sarcoma thymic

胸腺生成素　thymopoietin

胸腺素　thymosin

胸腺细胞　thymocyte

胸腺脂肪瘤　lipothymoma

雄（甾）烯二酮　androstenedione

雄激素　androgen

雄激素受体　androgen receptor（AR）

雄激素依赖型前列腺癌　androgen dependent prostate cancer（ADPC）

休眠细胞　dormant cell

休普乳头状瘤（病毒引起的兔口腔乳头状瘤）　papilloma Shope

许尔特累细胞腺瘤（甲状腺瘤）　adenoma Hürthle cell

许－克综合征（慢性特发性黄色瘤病）　syndrome Schüller-Christian

许特耳细胞瘤（甲状腺大嗜酸性细胞瘤）　Hürthle cell tumor

许旺瘤　Schwannoglioma

许旺瘤　Schwannoma

许旺瘤（神经鞘瘤）　tumor Schwann

嗅神经母细胞瘤　esthesioneuroblastoma（EN）

嗅神经母细胞瘤　olfactory neuroblastoma

嗅神经上皮瘤　neuroepithelioma olfactory

悬雍垂瘤　staphyloncus

选择素　selectin

学说　theory

血管成纤维细胞瘤　angiofibroblastoma

血管错构瘤　angiohamartoma

血管骨髓瘤　angiomyeloma

血管黄色瘤　hemangioxanthoma

血管肌肉瘤　angiomyosarcoma

血管肌神经瘤　angiomyoneuroma

血管肌纤维瘤　angiomyofibroma

血管肌脂肪瘤（肾瘤）　angiomyolipoma

血管角化病　angiokeratosis

血管角质瘤　angiokeratoma

血管扩张　Angiectasia

血管扩张性癌　cancer telangiectatic

血管淋巴管瘤　angio lymphangioma

血管淋巴管瘤　hemangiolymphangioma

血管淋巴管内皮瘤　hemangiolymphangioendothelioma

血管瘤　angeioma

血管瘤　angioma

血管瘤　haemangioma

血管瘤　tumor vascular

血管瘤病　angiomatosis

血管瘤病　hemangiomatosis

血管瘤性息肉　polyp angiomatous

血管瘤性纤维瘤　fibroma angiomatosum

血管瘤性龈瘤　epulis hemangiomatosa

血管瘤样瘤　tumor angiomatoid

血管瘤样纤维组织细胞瘤　angiomatoid fibrous histiocytoma

血管瘤样型颈动脉体瘤　angioma like type carotidbody tumor

血管免疫母细胞 T 细胞淋巴瘤　lymphoma angioimmunoblastic T cell

血管免疫母细胞性 T 细胞淋巴瘤　angioimmunoblastic T cell lymphoma

血管免疫母细胞性淋巴结病　angioimmunoblastic lymphadenopathy（AILD）

血管母细胞瘤　hemangioblastoma

血管母细胞瘤病　hemangioblastomatosis

血管囊肿　angiocyst

血管内大 B 细胞淋巴瘤　intravascular large B cell lymphoma

血管内淋巴瘤病　intravascular lymphomatosis

血管内皮瘤　angioendothelioma

血管内皮瘤　hemangioendothelioma

血管内皮肉瘤　hemangioendothelial sarcoma

血管内皮肉瘤　sarcoma hemangioendothelial

血管内皮生长因子　vascular endothelial growth factor（VEGF）

血管内乳头状血管内皮瘤　Dabska tumor

血管黏液瘤　angiomyxoma

血管平滑肌瘤　hemangioleimyoma

血管平滑肌瘤　leiomyoma vascular

血管平滑肌脂肪瘤(肾瘤)　hemangioleimyolipoma

血管球瘤　glomangioma

血管肉瘤　angiosarcoma

血管肉瘤　haemangio sarcoma

血管肉瘤病　angiosarcomatosis

血管软骨瘤　angiochondroma

血管神经胶质瘤　angioglioma

血管神经胶质瘤病　angiogliomatosis

血管神经胶质增生病　angiogliosis

血管外皮瘤　hemangioperithelioma

血管外皮肉瘤　perivascular sarcoma

血管外皮肉瘤　sarcoma hemangiopericytic

血管外皮细胞瘤　haemangio pericytoma

血管外皮细胞瘤　pericytoma

血管纤维瘤　angiofibroma

血管纤维瘤　hemangiofibroma

血管纤维肉瘤　angiofibrosarcoma

血管纤维脂肪瘤　angiofibrolipoma

血管形成素－1　angiopoietin－1（Ang－1）

血管性肌瘤　myoma vascular

血管性纤维肉瘤　fibrosarcoma vascular

血管性腺瘤　adenoma vascular

血管性釉质母细胞瘤　hemangioadamantoblastoma

血管抑制素　angiostatin

血管脂肪瘤　angiolipoma

血管脂肪纤维瘤　angiolipofibroma

血管中心性淋巴瘤　angiocentric lymphoma

血浆取出法　plasmapheresis

血浆血小板反应蛋白　plasma thrombospondin

血囊肿　hematocele

血脑屏障　blood brain barrier(BBB)

血清高黏稠度综合征(见于骨髓瘤、巨球蛋白血症)　hyperviscosity syndrome

血吸虫病　schistosomiasis

血小板减少性血管瘤综合征　thrombopenia-haemangioma syndrome

血小板减少症　thrombocytopenia

血小板增多症　thrombocytosis

血性疣　bloody wart

血液病理学　hematopathology

血肿(非真性肿瘤)　haematoma

寻常的　common

寻常疣　common wart

寻常疣　wart common

寻常痣　common mole

蕈样癌　fungating carcinoma

蕈样瘤　tumor fungating

蕈样肉芽肿(皮肤 T 细胞淋巴瘤)　mycosis fungoides

Y

牙本质性外生骨疣　ivory exostosis
牙本质样瘤　ivory like tumor
牙的　dental
牙根牙瘤　radicular odontoma
牙骨瘤　dental osteoma
牙骨瘤　odontosteophyte
牙骨疣　dental exostosis
牙骨质瘤　cementoma
牙骨质母细胞瘤　cementoblastoma
牙冠牙瘤　coronary odontoma
牙瘤　odontoma
牙肉瘤　odontosarcoma
牙龈息肉　polyp gum
牙釉质瘤　enameloma
牙源性　odontogenic
牙源性癌　carcinoma odontogenic
牙源性混合瘤　odontogenic mixed tumor
牙源性囊肿　odontogenic cyst
牙源性黏液瘤　odontogenic myxoma
牙源性肉瘤　odontogenic sarcoma
牙源性纤维肉瘤　odontogenic fibrosarcoma
牙质瘤　dentinoma
牙质瘤　odontoblastoma
牙质瘤　tumor dentinoid
牙质母细胞瘤　dentinoblastoma

牙周瘤　paradentoma

哑铃状瘤　hourglass tumor

雅达逊表皮内基底细胞上皮瘤　Jadassohn intraepidermal basal cell epithelioma

雅各布溃疡(面部溃疡性基底细胞癌)　Jacob ulcer

雅克什病(婴儿假白血病贫血)　Jakch disease

雅库征(白血病时,胸骨上切迹的主动脉隆起)　Jaccoud sign

雅－利病(囊性骨纤维瘤病)　Jaffe-Lichtenstains disease

亚、低、少　hypo

亚胺醌,癌抑散(抗肿瘤药)　ethyleniminoquinone

亚胺醌,癌抑散(抗肿瘤药)　solaziquone

亚二倍体(染色体)　hypodiploid

亚基,亚单位　subunit

亚末端着丝点(染色体)　subtelocentric

亚三倍体(染色体)　hypotriploid

亚硝胺　nitrosamines

亚硝基脲(抗肿瘤药)　nitro-urea

亚型　sub type

咽下困难　dysphagin

烟管癌(唇)　cancer clay-pipe

延续突变　ongoing mutation

延滞期,滞后期　lagphase

炎性癌　inflammatory carcinoma

炎性的　inflammatory

炎性假癌　inflammatory pseudocarcinoma

炎性假癌　pseudocarcinoma inflammatory

炎性假瘤　inflammatory pseudotumor

炎性息肉　polyp inflammatory

炎性纤维肉瘤　inflammatory fibrosarcoma

炎症后假瘤(肺瘤)　postinflammatory pseudo tumor

眼(球)癌　ophthalmo carcinoma

眼黑色素瘤　ophthal momelanoma

眼睑癌　blepharocarcinoma

眼睑粉瘤　blepharoatheroma

眼睑软瘤　pladaroma

眼睑腺瘤　blepharoadenoma

眼睑硬癌　scirrhoblepharoncus

眼旁肿瘤　parophthalmoncus

眼窝畸胎瘤　orbitopagus

眼窝假瘤　pseudotumor orbitae

燕麦细胞癌　oat cell carcinoma

燕麦细胞肉瘤　oat cell sarcoma

羊膜瘤　amnioma

氧氮芥(抗肿瘤药)　nitromin

氧化石蒜碱　lycobetaine

氧自由基　oxyradical

野生型 p53　wild type p53

野生株　wild type strain

叶状囊肉瘤　cystosarcoma phyllodes

叶状囊肉瘤　phyllode cystosarcoma

叶状肉瘤　sarcoma phyllodes

叶状纤维腺瘤　phyllode fibroadenoma

液基细胞学　liquid based cytology

液体石蜡瘤(非真性肿瘤)　petrolatoma

液相色谱法　chromatograph liquid

一穴肛原性癌　cloacogenic carcinoma

一氧化氮合成酶　nitric oxide synthetase

伊立替康,喜树碱 11(抗肿瘤药)　irinotecan（CPT－11）

依赖性病毒　dependovirus

依那通(抗肿瘤药)　enatone

依托泊苷,鬼臼毒素(抗肿瘤药)　etoposide（VP－16）

胰岛母细胞瘤　nesidioblastoma

胰岛素瘤　insulinoma

胰岛细胞癌　carcinoma island cell

胰岛细胞瘤　islet cell tumor

胰岛细胞瘤　nesidioma

胰岛细胞腺瘤　island cella denoma

胰岛细胞腺瘤　npsidioblastoma

胰岛细胞腺瘤综合征(胰岛细胞腺瘤伴水泻、低血钾,又称胰性霍乱)
islet cell adenoma syndrome

胰多肽瘤　pancreatic polypeptide tumor

胰高血糖素瘤(胰腺 α 细胞肿瘤)　glucagonoma

胰腺癌　pancreas carcinoma

移行细胞癌　transitional cell carcinoma

移植物抗宿主反应　graft-vs-host reaction（GVH）

遗传　inheritance

遗传的　genetic

遗传的　hereditary

遗传突变　genetic mutation

遗传性肠息肉病伴口腔黏膜色素沉着(普－杰综合征)　hereditary intestinal polyposis with oral pigmentation

遗传性出血性血管瘤病　hereditary hemorrhagic angiomatosis

遗传性多发纤维瘤病　hereditary polyfibromatosis

遗传性多发性纤维瘤病　polyfibromatosis hereditary

遗传性非腺瘤病性结直肠癌　hereditary nonpolyposis colorectal cancer
（HNPCC）

遗传性皮肤病　genodermatosis

遗传性息肉病　hereditary polyposis

遗传性血管扩张性静脉血管瘤　hereditary angiectatic venous hemangioma

遗传易感性　genetic susceptibility

乙烯乙胺四乙酸　versene（EDTA）

乙型肝炎表面抗原　HBsAg

乙型肝炎病毒　hepatitis B virus

乙型肝炎核心抗原　HBcAg

乙型肝炎抗原　HBAg

乙亚胺(抗肿瘤药)　ethylenediamine

异倍体(染色体)　heteroploid

异芳芥(抗肿瘤药)　betamerphalan

异芳芥(抗肿瘤药)　betamerphalan

异环磷酰胺(抗肿瘤药)　ifosfamide（IFO）

异硫氰酸荧光素　fluorescein isothiocyanate

异体的　xenogenic

异体移植　heterologous transplantation

异位的　heterotopic

异位性肝细胞癌　heterotopic hepatoma

异位性脑膜瘤　ectopic meningioma

异位性神经节神经胶质瘤　ganglioglioma heterotopic

异位性息肉　heterotopic polyp

异位性腺瘤　adenoma hiterotopic

异位性胰岛细胞瘤　heterotopic islet cell tumor

异形的　heteromorphic

异形上皮瘤　heteromorphic epithelioma

异型,非典型　atypia

异型增生,结构不良　dysplasia

异质的　heterogenous

异质性　heterogeneity

异质性瘤　heterogenous tumor

异种形成性瘤　heterologous tumor

异种移植物　heterograft

异种移植物　xenograft

抑癌基因　cancer suppressor gene

抑癌基因　tumor suppressor gene

抑制细胞凋亡基因　BCL－2 gene

抑制消减杂交法　suppression subtractive hybridization

抑制性 T 淋巴细胞　suppressor T lymphocyte

抑制性 T 细胞淋巴瘤　suppressor T cell lymphoma

易感性　susceptibility

易位(染色体)　translocation

疫苗　vaccine

阴道瘤　elytrophyma

阴茎癌　carcinoma penis

阴茎癌　penile carcinoma

阴茎的　penile

阴茎纤维瘤病　penile fibromatosis

阴囊瘤　oscheoncus

阴囊脂瘤　liparocele

银染　silverstein

龈癌　ulo carcinoma

龈瘤　epulis

龈瘤　gingivoma

龈瘤　parodontid

龈瘤　uloncus

龈纤维瘤　tumor gingival fibrous

引起肝癌的　hepatocarcinogenic

引起髓性白血病的杂交基因　c-abl-bcr

引物　primer

隐匿性癌　occult carcinoma

隐性癌　cancer occultus

隐性癌　carcinoma latent

隐性癌基因　recessive oncogene

隐性白血病　cryptoleukemia

印戒细胞腺癌　adenocarcinoma signet-ring

婴儿的　infantile

婴儿结缔组织增生性幕上神经上皮性肿瘤　desmoplastic supratentorial neuroepithelial tumor of infancy

婴儿色素性神经外胚层肿瘤　metanotic progonoma

婴儿性血管内皮瘤　infantile hemangioendothelioma

婴儿血管瘤　infantile hemangioma

樱红色血管瘤　angioma cherry

樱红色血管瘤　cherry angioma

荧光激活细胞分选术　fluorescence activated cell sorting

荧光原位杂交　fluorescent in situ hybridization（FISH）

硬癌　cancer hard

硬癌　hard cancer

硬癌　ino carcinoma

硬癌　scirrhoma

硬化的　sclerosing

硬化性癌　sclerosing carcinoma

硬化性乳腺病　sclerosing adenosis

硬化性纤维瘤　sclerosing fibroma

硬化性血管瘤　sclerosing angima

硬结　induration

硬脑(脊)膜瘤　pachymeningioma

硬皮病　scleroderma

尤文瘤(骨分化差的外周神经外胚层肿瘤)　tumor Ewing

尤因肉瘤(骨分化差的外周神经外胚层肿瘤)　Ewing sarcoma

油肿　eleoma

疣　verruca

疣　wart

疣癌(阴茎癌,外阴癌)　verrucous carcinoma

疣状肢端角化症　acrokeratosis verruciformis

游走性疣　fugitive wart

有蒂息肉样平滑肌瘤　leiomyoma pedunculated polyoid

有丝分裂　mitosis

有效的　effective

幼 B 细胞　immature B cell

幼红细胞骨髓瘤　erythroblastomyeloma

幼红细胞瘤　erythroblastoma

幼红原粒细胞增多症(鸡的肿瘤病)　erythromyeloblastosis

幼年粒－单核细胞白血病　leukemia juvenile myelo-monocytic

幼年型黑色棘皮症　acanthosis nigricans,juvenile type

幼年性鼻咽纤维瘤　fibroma juvenile nasopharyngeal

幼年性血管纤维瘤　angiofibroma juvenile

釉质母细胞性纤维瘤　fibroma ameloblastic

釉质上皮瘤　adamantinoma

釉质牙瘤　osteoodontoma

与家族性乳腺癌有关的基因 1　BRCA1 gene

与家族性乳腺癌有关的基因 2　BRCA2 gene

原癌基因　protoonco gene

原处发生的　autochthonous

原处发生性畸胎瘤　autochthonous teratoma

原处发生性胚细胞瘤　autochthonous blastoma

原发癌　cancer primary

原发癌　primary cancer

原发的　primary

原发性红细胞增多　polycythemia primary

原发性浆膜淋巴瘤　primary sesosal lymphoma

原发性皮肤 CD30 大 T 细胞淋巴瘤　primary cutaneous CD30 positive large T cell lymphoma

原发性皮肤 T 免疫母细胞性淋巴瘤　primary cutaneous T immunoblastic lymphoma（PCTIBL）

原发性皮肤间变性大细胞淋巴瘤　lymphoma primary cutaneous anaplastic large cell

原发性皮肤滤泡中心细胞淋巴瘤　primary cutaneous follicle center cell lymphoma（PCFCCL）

原发性渗出性淋巴瘤　lymphoma primary effusion

原发性渗出性淋巴瘤　primary effusion lymphoma（PEL）

原发性血管内（向血管性）淋巴瘤　primary intravascular（angiotropic）lymphoma

原发性肿瘤　tumor primary

原发性纵隔 B 细胞淋巴瘤　primary mediastinal B cell lymphoma（PMBL）

原浆性星形细胞瘤　protoplasmic astrocytoma

原粒细胞白血病　myeloblastic leukemia

原粒细胞瘤　myeloblastoma

原粒细胞瘤　myelocytoblastoma

原位　in situ

原位癌　cancer in situ

原位癌　carcinoma in situ

原位癌　in situ carcinoma（ISC）

原位聚合酶链反应　in situ PCR

原位末端标记法　in situ end labeling（ISEL）

原位乳头状癌　in situ papillary carcinoma

原位腺癌　adenocarcinoma in situ

原位杂交　hybridization in situ

原位杂交　in situ hybridization

原位杂交组织　in situ hybridization histochemistry

原子力显微镜　atomic force microscope（AFM）

圆韧带瘤　ligamentum teres tumor

圆形细胞肉瘤　sarcoma round cell

圆柱瘤　cylindroma

圆柱瘤型腺癌　adenocarcinoma cylindroma type

圆柱瘤型腺癌　adenoma cylindroid form

圆柱细胞腺癌　adenocarcinoma cylindrical cell

远程病理学　telepathology

远距(放射)疗法　teletherapy

云芝糖肽　krestin（PSK）

云芝糖肽　polysaccharopeptide（PSP）

孕激素受体　progesterone receptor（PR）

Z

杂合性丢失　loss of heterozygosity（LOH）

杂合子　heterozygote

杂环胺　heterocyclic amine

杂交　hybridization

杂交瘤　hybridoma

杂交体　hybrid

再分化　redifferentiation

在体内　in vivo

早幼粒细胞性白血病　promyelocytic leukemia

藻红蛋白　phycoerythrin（PE）

泽－艾瘤(家族性多发内分泌腺瘤病)　Zollinger-Ellison tumor

泽－艾综合征　Zollinger-Ellison syndrome

增强放疗　intensity modulated radiation therapy

增强子　enhancer

增生　hyperplasia

增生素　proliferin

增生性假瘤　pseudotumor hyperplasia

增殖细胞核抗原　proliferating cell nuclear antigen（PCNA）

增殖性　proliferating

增殖性肌炎　proliferating myositis

增殖指数　proliferation index

掌部纤维瘤病　palmar fibromatosis

掌腱鞘囊肿　ganglion palmar

照射　irradiation

照射诱发的纤维肉瘤　irradiation induced fibrosarcoma

针芯活检　core needle biopsy

珍珠样瘤(胆脂瘤)　pearls tumor

真核生物　eukaryote

真菌病　mycosis

真性的　genuine

真性红白血病　genuine erythroleukemia

真性红细胞增多　polycythemia vera

真性瘤　tumor true

真性组织细胞性淋巴瘤　truehistiocytic lymphoma

振动切片机　vibratome

整倍体　euploid

整合素　integrin

整体生存率　overall survival（OS）

正电子发射计算机断层摄片　positron emission tomography（PET）

正定霉素(抗肿瘤药)　rubidomycin

支气管癌　bronchial carcinoma

支气管腺瘤　bronchial adenoma

支气管相关淋巴样组织　bronchial associated lymphoid tissue（BALT）

支气管源性腺癌　adenocarcinoma bronchogenic

支柱细胞　sustentacular cell（SC）

织纤维弹性组瘤　fibroelastoma

肢端角化症　acrokeratosis

肢端软骨瘤　acrochondroma

脂沉积症　lipidosis

脂肪肌瘤　lipomyoma

脂肪类脂质沉积症　lipolipidosis

脂肪瘤　adipoma

脂肪瘤　fatty tumor

脂肪瘤　lipoma

脂肪瘤　pimeloma

脂肪瘤　tumor adipose

脂肪瘤病　adipomatosis

脂肪瘤病　pimelosis

脂肪瘤性纤维瘤　fibroma lipomatodes

脂肪黏液瘤　lipomyxoma

脂肪黏液肉瘤　lipomyxosarcoma

脂肪皮样囊肿　lipodermoid

脂肪肉瘤　liposarcoma

脂肪软骨瘤　lipochondroma

脂肪软骨腺瘤　lipochondroadenoma

脂肪疝　adipocele

脂肪酸合成酶　fatty acid synthase（FAS）

脂肪纤维瘤　adipofibroma

脂肪纤维瘤　lipofibroma

脂肪纤维肉瘤　lipo fibrosarcoma

脂肪腺瘤　lipoadenoma

脂肪血管瘤　lipoangioma

脂类　lipid

脂溢性疣状棘皮瘤　acanthoma verrucosa sebor rhoeica

脂质分泌性癌　lipid secreting carcinoma

脂质黑色素性网织细胞增生症　lipomelanotic reticulosis

脂质体　liposome

脂质细胞瘤　lipid cell tumor

脂质相关性唾液酸　lipoid associated sialic acid（LASA）

蜘蛛痣　araneous nevus

蜘蛛状血管瘤　angioma spider

蜘蛛状血管瘤　spider hemangioma

直肠癌　rectum carcinoma

直方图　histogram

职业性癌　cancer occupational

职业性癌　occupational carcinoma

职业性的　occupational

职业性致癌物　occupational carcinogens

植物雌激素　phyto-oestrogen

植物生物碱　plant alkaloids

植物血凝素　phytohemagglutinin（PHA）

指状疣　verruca digitate

志贺痢疾杆菌　Shigella dysenteria bacteria

志贺痢疾杆菌蛋白　Shigella dysenteria bacteria protein

制癌的　carcinostatic

制癌菌素　carcinostatin

制霉菌素　nystatin

治疗计划系统　treatment planning system（TPS）

治愈率　cure rate

致癌　carcinogenesis

致癌 RNA 病毒　oncogenic RNA virus

致癌的　carcinogenic

致癌的　oncogenic

致癌物质　blastomogen

致癌物质,癌的发生　carcinogen

致癌性　oncogenicity

致白血病的　leukemogenic

致白血病物质　leukemogen

致病的　morbigenous

致腹泻胰岛细胞肿瘤　vipoma

致畸剂　teratogen

致瘤的　tumorigenic

致瘤剂　tumorigen

致肉瘤的　sarcomagenic

致死剂量　lethal dose

致死性恶性黑色素瘤　lethal malignant melanoma

致死性中线肉芽肿　lethal midline granuloma

致突变化合物　mutageni ccompounds

致突变剂　mutagen

致有丝分裂的　mitogenic

痣　naevus

痣基底细胞　basal cell nevus

痣细胞聚集　naevus cell aggregates

中国小鼠病毒性白血病系统　TSZ system

中后肾瘤　mesometanephroma

中间型滋养细胞　intermediate trophoblastic cell

中间着丝点（染色体）　metacentric

中间着丝点（染色体）　submetacentric

中胚层的　mesoblastic

中胚层混合瘤　tumor mixed mesodermal

中胚层混合肉瘤　sarcoma mixed mesendermal

中胚层性肾瘤　nephroma mesoblastic

中胚层性肾细胞瘤　mesoblastic nephroma

中肾瘤（卵巢瘤）　mesonephroma

中肾源性腺癌　adenocarcinoma mesonephric origin

中枢神经细胞瘤　central neurocytoma

中枢性纤维肉瘤　central fibrosarcoma

中位数　median

中心粒　centriole

中心粒卫星　centrosphere

中心母细胞/中心细胞性淋巴瘤　centroblastic ∕ centrocytic lymphoma
（CB∕CC）
中心体　centrosome
中性粒细胞减少症　neutropenia
中性粒细胞趋化因子　neutrophil chemotactic factor（NCF）
中性粒细胞增多症　neutrophilia
中子射线　neutron rays
终末的　terminal
终末细支气管癌　terminal bronchiolar carcinoma
肿块　lump
肿瘤　tumor
肿瘤病　phymatosis
肿瘤病毒　tumor virus
肿瘤病毒学　oncovirology
肿瘤病理学　oncopathology
肿瘤的　onco
肿瘤发生　tumorigenesis
肿瘤分子生物学　oncomolecularbiology
肿瘤坏死因子　tumor necrosis factor（TNF）
肿瘤浸润性淋巴细胞　tumor infiltrating lymphocyte（TIL）
肿瘤抗原　tumor antigen
肿瘤淋巴管形成　tumor lympha genesis
肿瘤流行病学　oncoepidemiology
肿瘤生物学　oncobiology
肿瘤素　oncotatin
肿瘤特异性抗原　tumor specific antigen（TSA）
肿瘤外科　oncosurgery
肿瘤细胞学　oncocytology
肿瘤细胞遗传学　oncocyto genetics
肿瘤性血管内皮瘤病　neoplastic angioendotheliosis
肿瘤休眠疗法　tumor dormancy therapy
肿瘤学　oncology
肿瘤学　phymatology

肿瘤血管生成因子　tumor angio genesis factor（TAF）

肿瘤压迫　oncothlipsis

肿瘤样的　tumor like

肿瘤诱发物　tumor promoter

肿瘤制止　oncostasis

肿瘤治疗　oncotherapy

肿瘤转移基因　metastatic gene

种系　germ line

重链病　heavy chain disease

蛛网膜血管瘤　arachnoid angioma

主动脉体瘤　aortic body tumor

主胚层瘤　archblastoma

主要组织相容性复合体抗原　major histocompatibility complex antigen

助诱变作用　comutagenic activity

转化基因　transforming gene

转基因动物　transgenic animal

转录　transcription

转录酶　transcriptase

转染　transfection

转移　metastasis

转移的　metastatic

转移性癌　metastatic carcinoma

转移性瘤　neoplasm metastatic

转移性腺癌　adenocarcinoma metastatic

转移性肿瘤　tumor metastatic

转移抑制基因　metastatic suppressor gene

转移因子　transfer factor（TF）

转译　translation

着色性干皮病　xeroderma pigmentosum

着丝点　centromere

着丝点异染色质带（C 带）　C banding

子宫癌　hystero carcinoma

子宫癌　metra carcinoma

子宫合体细胞增生　uterine syncytiosis

子宫肌瘤　hysteromyoma

子宫肌瘤　myoma uteri

子宫肌瘤切除术　hysteromyomectomy

子宫颈癌　carcinoma cervical

子宫颈癌　cervix carcinoma

子宫颈息肉　polyp cervical

子宫内膜间质肉瘤　sarcoma endometrialstromal

子宫内膜息肉　polyp endometrial

子宫内膜样腺癌　adenocarcinoma endometriumlike

子宫内膜增生　hyperplasia endometrii

子宫旁组织腺癌　parametrial adenocarcinoma

子宫体癌　carcinoma corpus

子宫纤维瘤　metrafibroma

子宫腺肌病(子宫内膜异位症)　adenomyosis

子染色体　chromosome daughter

姊妹染色单体　chromatid sister

姊妹染色单体交换　sister chromatid exchanges (SCE)

紫杉醇(抗肿瘤药)　taxol

紫外分光光度计　ultraviolet spectroscopy

紫外线照射　radiation ultraviolet

自发性突变　spotaneous mutation

自分泌运动因子　autotaxin (ATX)

自泌　autocrine

自然杀伤细胞　natural killer cell

自杀基因　suicide gene

自身免疫　autoimmune

自身免疫性溶血性贫血　autoimmune hemolytic anemia (AIHA)

自由基　free radical

综合征　syndrome

棕色脂肪瘤(冬眠瘤)　brown lipoma

棕色脂肪瘤(冬眠瘤)　lipoma brown

足底纤维瘤病　plantar fibromatosis

组间质治疗　interstitial curitherapy

组织化学　histochemistry

组织瘤　histoma

组织内放射疗法　radiation interstitial

组织细胞坏死性淋巴结炎　histiocytic necrotizing lymphadenitis

组织细胞瘤　histiocytoma

组织细胞瘤病　histiocytomatosis

组织细胞肉瘤　histiocytosarcoma

组织细胞髓性网状细胞增生症　histiocytic medullary reticulosis（HMR）

组织细胞性恶性淋巴瘤　histiocytic malignant lymphoma

组织细胞增生症 X　histiocytosis X

组织相容性　histocompatibility

组织增殖　hyperblastosis

祖细胞　progenitor cell

最大概率分布　most probable distribution

最大耐受剂量　maximal tolerated dose

左旋天冬酰胺酶（抗肿瘤药）　kidrolase

左旋天冬酰胺酶（抗肿瘤药）　leucogen

其他

［睾丸］支持-间质细胞瘤　Sertoli-Leydig cell tumor

［霍奇金淋巴瘤中的］R－S 细胞　Reed-Sternberg cell

［乳腺］小叶增生　hyperplasia lobular

21 号染色体三体性（唐氏综合征）　trisomy 21

4,5,7 三羟基异黄酮　genistein

50% 致死量　50% lethal dose（LD50）

5－氟尿嘧啶（抗肿瘤药）　5-fluorouracil

5 - 溴脱氧尿苷　5-bromodeoxyribouridine

6 - 氯嘌呤(抗肿瘤药)　6 - chloropurine

6 - 巯嘌呤(抗肿瘤药)　purinethol (6 - MP)

B 淋巴细胞　B lymphocyte

B 淋巴细胞淋巴瘤　B lymphocytic lymphoma

B 细胞　B cell

B 细胞单克隆抗体　B cell rituxan

B 细胞分化因子　B cell differentiation factor

B 细胞抗原受体　B cell antigen receptor

B 细胞慢性淋巴细胞白血病　leukemia B cell chronic lymphocytic

B 细胞生长因子　B cell growth factor (BCGF)

B 细胞转化　B cell transformation

B 型超声波　B ultrasound

B 型肿瘤病毒　type B oncovirus

C DNA 克隆　C DNA cloning

C DNA 探针　C DNA probe

c - myc 基因　c-myc gene

C 反应蛋白　C-reactive protein (CRP)

C 类肿瘤病毒　c type virus

C 型肿瘤病毒　type C oncovirus

DNA 测序　DNA sequencing

DNA 甲基化　DNA methylation

DNA 聚合酶Ⅰ　DNA polymerase Ⅰ

DNA 纤维荧光原位杂交　DNA fiber FISH

DNA 印迹法　Southern blotting

DNA 指数　DNA index (DI)

DNA 指纹　DNA fingerprinter

DNA 自动测序仪　automatic DNA sequencer

EB 病毒　EB virus (EBV)

EB 病毒　Epstein-Barr virus (EBV)

EB 病毒核抗原　Epstein-Barr nuclear antigen (EBNA)

EB 病毒相关淋巴瘤　EB virus associated lymphoma

E - 玫瑰花结　E-rosette

E - 选择素　E -selectin

G 显带法　G banding

IV 型胶原　type IV collagen

MALT 型结外边缘区 B 细胞淋巴瘤　lymphoma extranodal marginal zone B cell (MALT – MZL)

neu 基因(即 c – erbB – 2 基因)　neu gene

NK/T 细胞淋巴瘤　NK/T cell lymphoma

NM23 基因　NM23 gene

p53 基因　p53 gene

P – 糖蛋白　P-glycoprotein

P 物质　substance P

Rb 基因(视网膜母细胞瘤基因)　Rb gene

RNA 病毒　RNA virus

RNA 任意引物 PCR　RNA arbitrarily primed PCR

RNA 指导的 DNA 聚合酶　RNA-directed DNA polymerase

S – 100 蛋白　S – 100 protein

SDS 聚丙烯酰胺凝胶电泳　SDS - polyacrylamide gel electrophoresis (SDS – PAGE)

TdT 介导的脱氧核苷酸切口末端标记法　TdT-mediated X-dUTP nick end labeling (TUNEL)

T 淋巴细胞　T lymphocyte

T 淋巴细胞性淋巴瘤　T lymphocytic lymphoma

T 免疫母细胞　T immunoblast

T 区淋巴瘤　lymphoma T-zone

T 细胞库　T cell repertoire

T 细胞生长因子　T cell growth factor (TCGF)

T 细胞受体　T cell receptor (TCR)

T 细胞细胞内抗原　T cell intracellular antigen 1 (TIA – 1)

T 细胞幼淋巴细胞白血病　leukemia T-cell prolymphocytic

VDJ 重组　VDJ recombination

VHL[病]基因(一种多发部位的血管母细胞瘤基因)　von Hippel-Lindau disease gene (VHL gene)

X 染色体　chromosome X

X 射线　roentgen rays

X 射线　X-ray

X 射线性角化病　X-ray keratosis

Y 染色体　chromosome Y

Y 染色体　y chromosome

β 放射源　radiator beta-ray

γ 放射源　radiator gamma-ray

γ 射线　gamma rays

γ 射线照射　radiation gamma

医学分类词汇（英汉）

1. 医院部门及科室名称

out-patient department　门诊部
in-patient department　住院部
nursing department　护理部
admission office　住院处
discharge office　出院处
registration office　挂号处
reception room, waiting room　候诊室
consultation room　诊察室
isolation room　隔离室
delivery room　分娩室
emergency room　急诊室
ward　病房室
department of internal medicine　内科
department of surgery　外科
department of pediatrics　儿科
department of obstetrics and gynecology　妇科
department of neurology　神经科
department of ophtalmology　眼科
E. N. T. department　耳鼻喉科
department of stomatology　口腔科
department of urology　泌尿科
department of orthopedic　骨科
department of traumatology　创伤科
department of endocrinology　内分泌科
department of anesthesiology　麻醉科

department of dermatology　皮肤科

department of infectious diseases　传染病科

department of pathology　病理科

department of psychiatry　精神科

department of orthopacdic surgery　矫形外科

department of cardiac surgery　心脏外科

department of cerebral surgery　脑外科

department of thoracic surgery　胸外科

pharmacy dispensary　药房

nutrition department　营养部

diet-preparation department　配膳室

therapeutic department　治疗室

operating room/theater　手术室

blood-bank supply room　血站供应室

disinfection room　消毒室

dressing room　换药室

mortuary　太平间

record room　病案室

department of plastic surgery　矫形外科

department of physiotherapy　理疗科

electrotherapy room　电疗科

heliotherapy room　光疗科

wax-therapy room　蜡疗科

hydrotherapy room　水疗科

central laboratory　中心实验室

clinical laboratory　临床实验室

bacteriological laboratory　细菌实验室

biochemical laboratory　生化实验室

serological laboratory　血清实验室

X-ray room　X光室

doctor's office　医生办公室

nurse's office　护士办公室

2. 医务人员名称

director of the hospital　院长

physician　内科医师

chief physician　主任医师

associate chief physician　副主任医师

attending doctor　主治医师

resident doctor　住院医师

intern doctor　实习医师

general practitioner　全科医师

specialist　专科医师

head of the nursing department　护理部主任

head nurse　护士长

student nurse　实习护士

E. N. T. doctor　耳鼻喉科医师

ophthalmologist　眼科医师

dentist　牙科医师

orthopedist　骨科医师

dermatologist　皮肤科医师

urologist surgeon　泌尿外科医师

neurosurgeon　神经外科医师

plastic surgeon　矫形外科医师

anaesthetist　麻醉科医师

doctor for tuberculosis　结核科医师

physiotherapist　理疗科医师

doctor for infectious diseases　传染病科医师

dietician　营养科医师

pediatrician　儿科医师
obstetrician　产科医师
midwife　助产师
gynecologist　妇科医师
radiologist　放射科医师
epidemiologist　流行病医师
pharmacist　药剂医师
assistant pharmacist　药剂医士
laboratory technician　化验员
assistant nurse　卫生员
cleaner　清洁员
controller　总务科长
registrar　挂号员
sanitation worker　消毒员

3. 诊断和治疗常用词汇

inspection　望诊
inquiry　问诊
auscultation　听诊
percussion　扣诊
palpation　触诊
biopsy　活组织检查
pathological section　病理切片
endoscopy　内窥镜检查
ECG(electrocardiogram) examination　心电图检查
EEG(electrocardiogram) examination　脑电图检查
intravenous pyelography　静脉肾盂造影术

skin-test　皮肤试验

examination by centesis　穿刺检查

routine analysis of blood　血常规分析

urine analysis of blood　尿常规分析

red blood cell count（RBC）　红细胞计数

white blood cell count（WBC）　白细胞计数

general check-up　全身检查

routine examination　常规检查

follow-up examination　随访检查

consultation　会诊

emergency　急诊

diagnosis　诊断

prognosis　预后

convalescence recovery　康复

relapse　复发

treatment　治疗

prescribe　开药方

fill a prescription　配药

injecting　打针

hypodermic injection　皮下注射

intramuscular injection　肌肉注射

intravenous injection　静脉注射

inoculating　预防注射

fluid infusion　点滴注射

blood transfusion　输血

dose　剂量

tablet　药片

capsule　胶囊

liquid medicine　药水

powder　药粉

ointment　药膏(软膏)

plaster　硬膏石膏

lotion　洗剂

suppository　栓剂

analgesics　止痛药

antipyetics　退烧药

antitussive　止咳药

expectorant　祛痰药

diuretics　利尿药

hemostatic　止血药

antidiarrheal　止泻药

antipruritic　止痒药

antidote　解毒药

antirheumatic　抗风湿药

anticarcinogen　抗癌药

antibiotics　抗菌素

anticoagulant　抗凝剂

cardiac tonic　强心药

vasodilator　血管舒张药

vasoconstrictor　血管收缩药

antiepileptic　抗癫痫药

antispasmodic　解痉药

sedative　镇静药

anesthetics　麻醉药

penicillin　盘尼西林

streptomycin　链霉素

gentamycin　庆大霉素

aspirin　阿司匹林

morphine　吗啡

dolantin　杜冷丁

iodine　碘酒

distilled water　蒸馏水

normal saline solution　生理盐水

atropine　阿托品

hormone　激素

glucose　葡萄糖

side effect；adverse effect　副作用

operative treatment　手术疗法

major operation　大手术

minor operation　小手术

anesthesia　麻醉

general anesthesia　全身麻醉

local anesthesia　局部麻醉

excision removal resection　切除术

tonsillectomy　扁桃体切除术

thyroidectomy　甲状腺切除术

pneumonectomy　肺切除术

mastectomy　乳房切除术

gastrectomy　胃切除术

cholecystectomy　胆囊切除术

hepalobectomy　肝叶切除术

splenectomy　脾切除术

nephrectomy　肾切除术

salpingectomy　输卵管切除术

hysterectomy　子宫切除术

hysteromyomectomy　子宫肌瘤切除术

proctectomy　直肠切除术

appendectomy　阑尾切除术

prostatectomy　前列腺切除术

tracheotomy　气管切开术

incision of abscess　脓肿切开术

craniotomy　颅骨切开术

thoracotomy　胸廓切开术

laparotomy　剖腹术

amputation　截肢

fixation　固定

hot compress　热敷

cold compress　冷敷

gastric lavage　洗胃

enema　灌肠

urethral catheterication　导尿

hemostasis　止血

dressing　包扎

sew up the incision　缝合切口

remove the stitches　拆线

cardiac massage　心脏按摩

artificial respiration　人工呼吸

diet　饮食

special diet　特定饮食

low protein diet　低蛋白饮食

low fat diet　低脂肪饮食

low calorie diet　低热量饮食

liquid diet　流质饮食

semi-liquid diet　半流质饮食

solid diet　固体饮食

light diet　易消化的饮食

vegetable diet　素食

4. 常见疾病名称

Internal Medicine　内科

acidosis　酸中毒

Adams-Stokes syndrome　亚－斯氏综合征

alcoholism/alcoholic intoxication　酒精中毒

alkalosis　碱中毒

anaphylaxis　过敏症

anemia　贫血

iron deficiency anemia　缺铁性贫血

megaloblastic anemia　巨幼红细胞性贫血

aplastic anemia　再生障碍性贫血

angiitis　脉管炎

angina pectoris　心绞痛

arteriosclerosis　动脉硬化

apoplexy　中风

auricular fibrillation　心房纤颤

auriculo-ventricular block　房室传导阻滞

bronchial asthma　支气管哮喘

bronchitis　支气管炎

bronchiectasis　支气管扩张

bronchopneumonia　支气管肺炎

carcinoma　癌

cardiac arrhythmia　心律失常

cardiac failure　心力衰竭

cardiomyopathy　心肌病

cirrhosis　肝硬化

coronary arteriosclerotic heart disease　冠状动脉硬化性心脏病

Crohn disease　克罗恩病

Cushing's syndrome　库欣综合征

diabetes　糖尿病

diffuse intravascular coagulation　弥散性血管凝血

dysentery　痢疾

enteritis　肠炎

gastric ulcer　胃溃疡

gastritis　胃炎

gout　痛风

hepatitis　肝炎

Hodgkin's disease　霍奇金病

hyperlipemia　高脂血症,血脂过多

hyperparathyroidism　甲状旁腺功能亢进

hypersplenism　脾功能亢进

hypertension　高血压

hyperthyroidism　甲状腺功能亢进

hypoglycemia　低血糖

hypothyroidism　甲状腺功能减退

infective endocarditis　感染性心内膜炎

influenza　流感

leukemia　白血病

lobar pneumonia　大叶性肺炎

lymphadenitis　淋巴结炎

lymphoma　淋巴瘤

malaria　疟疾

malnutrition　营养不良

measles　麻疹

myeloma　骨髓瘤

myocardial infarction　心肌梗死

myocarditis　心肌炎

nephritis　肾炎

nephritic syndrome　肾综合征

obstructive pulmonary emphysema　阻塞性肺气肿

pancreatitis　胰腺炎

peptic ulcer　消化性溃疡

peritonitis　腹膜炎

pleuritis　胸膜炎

pneumonia　肺炎

pneumothorax　气胸

purpura　紫癜

allergic purpura　过敏性紫癜

thrombocytolytic purpura　血小板减少性紫癜

pyelonephritis　肾盂肾炎

renal failure　肾衰竭

rheumatic fever　风湿病

rheumatoid arthritis　类风湿性关节炎

scarlet fever　猩红热

septicemia　败血症

syphilis　梅毒

tachycardia　心动过速

tumour　肿瘤

typhoid　伤寒

ulcerative colitis　溃疡性结肠炎

upper gastrointestinal hemorrhage　上消化道血

Neurology　神经科

brain abscess　脑脓肿

cerebral embolism　脑栓塞

cerebral infarction　脑梗死

cerebral thrombosis　脑血栓

cerebral hemorrhage　脑出血

concussion of brain　脑震荡

craniocerebral injury　颅脑损伤

epilepsy　癫痫

intracranial tumour　颅内肿瘤

intracranial hematoma　颅内血肿

meningitis　脑膜炎

migraine　偏头痛

neurasthenia　神经衰弱

neurosis　神经官能症

paranoid psychosis　偏执性精神病

Parkinson's disease　帕金森病

psychosis　精神病

schizophrenia　精神分裂症

Surgery　外科

abdominal external hernia　腹外疝

acute diffuse peritonitis　急性弥漫性腹膜炎

acute mastitis　急性乳腺炎

acute pancreatitis　急性胰腺炎

acute perforation of gastro-duodenal ulcer　急性胃十二指肠溃疡穿孔

acute pyelonephritis　急性肾盂肾炎

anal fissure　肛裂

anal fistula　肛瘘

anesthesia　麻醉

angioma　血管瘤

appendicitis　阑尾炎

bleeding of gastro-duodenal ulcer　胃十二指肠溃疡出血

bone tumour　骨肿瘤

breast adenoma　乳房腺瘤

burn　烧伤

cancer of breast　乳腺癌

carbuncle　痈

carcinoma of colon　结肠炎

carcinoma of esophagus　食管癌

carcinoma of gallbladder　胆囊癌

carcinoma of rectum　直肠癌

carcinoma of stomach　胃癌

cholecystitis　胆囊炎

cervical spondylosis　颈椎病

choledochitis　胆管炎

cholelithiasis　胆石症

chondroma　软骨瘤

dislocation of joint　关节脱位

erysipelas　丹毒

fracture　骨折

furuncle　疖

hemorrhoid　痔

hemothorax　血胸

hypertrophy of prostate　前列腺肥大

intestinal obstruction　肠梗阻

intestinal tuberculosis　肠结核

lipoma　脂肪瘤

lithangiuria　尿路结石

liver abscess　肝脓肿

melanoma　黑色素瘤

osseous tuberculosis　骨结核

osteoclastoma　骨巨细胞瘤

osteoporosis　骨质疏松症

osteosarcoma　骨质疏松症

osteosarcoma　骨肉瘤

Paget's disease　佩吉特病

perianorecrtal abscess　肛管直肠周围脓肿

phlegmon　蜂窝织炎

portal hypertension　门静脉高压

prostatitis　前列腺炎

protrusion of intervertebral disc　椎间盘突出

purulent arthritis　化脓性关节炎

pyogenic ostcomyclitis　化脓性骨髓炎

pyothorax　脓胸

rectal polyp　直肠息肉

rheumatoid arthritis　类风湿性关节炎

rupture of spleen　脾破裂

scapulohumeral periarthritis　肩周炎

tenosynovitis　腱鞘炎

tetanus　破伤风

thromboangiitis　血栓性脉管炎

thyroid adenocarcinoma　甲状腺腺癌

thyroid adenoma　甲状腺腺瘤

trauma　创伤

urinary infection　泌尿系感染

varicose vein of lower limb　下肢静脉曲张

Paediatrics　儿科

acute military tuberculosis of the lung　急性粟粒性肺结核

acute necrotic enteritis　急性坏死性结肠炎

anaphylactic purpura　过敏性紫癜

ancylostomiasis　钩虫病

ascariasis　蛔虫病

asphyxia of the newborn　新生儿窒息

atrial septal defect　房间隔缺损

birth injury　产伤

cephalhematoma　头颅血肿

cerebral palsy　脑性瘫痪

congenital torticollis　先天性斜颈

convulsion　惊厥

Down's syndrome　唐氏综合征

glomerulonephritis　肾小球肾炎

hemophilia　血友病

infantile diarrhea　婴儿腹泻

intracranial hemorrhage of the newborn　新生儿颅内出血

intussusception　肠套叠

necrotic enterocolitis of newborn　新生儿坏死性小肠结膜炎

neonatal jaundice　新生儿黄疸

nutritional iron deficiency anemia　营养性缺铁性贫血

nutritional megaloblastic anemia　营养性巨幼细胞性贫血

patent ductus arteriosis　动脉导管未闭

poliomyelitis　脊髓灰质炎

premature infant　早产儿

primary tuberculosis　原发性肺结核

progressive muscular dystrophy　进行性肌肉营养不良

pulmonary stenosis　肺动脉狭窄

purulent meningitis　化脓性脑膜炎

rickets　佝偻病

sepsis of the newborn　新生儿败血症

tetanus of the newborn　新生儿破伤风

tetralogy of Fallot　法洛四联征

thrush　鹅口疮真菌性口炎

varicella　水痘

ventricular septal defect　室间隔缺损

viral encephalitis　病毒性脑炎

viral myocarditis　病毒性心肌炎

Gynecology and Obstetrics　妇产科

abortion　流产

adenomyosis　子宫内膜异位症

amniotic fluid embolism　羊水栓塞

Bartholin's cyst　巴氏腺囊肿

carcinoma of cervix　子宫颈癌

carcinoma of endometrium　子宫内膜癌

carcinoma of ovary　卵巢癌

cervicitis　宫颈炎

chorio-epithelioma　绒毛膜上皮癌

corpora luteum cyst　黄体囊肿

dystocia　难产

eclampsia　子痫

edema-proteinuria-hypertension syndrome　水肿蛋白尿高血压综合征（妊娠高血压综合征）

endometriosis　子宫内膜异位症

extrauterine pregnancy　子宫外孕

hydatidiform mole　葡萄胎

hyperemesis gravidarum　妊娠剧吐

infertility　不育症

irregular menstruation　月经失调

lochia　恶露

monilial vaginitis　念珠菌性阴道炎

multiple pregnancy　多胎妊娠

myoma of uterus　子宫肿瘤

oligohydramnios　羊水过少

ovarian tumour　卵巢肿瘤

pelvic inflammatory disease　盆腔炎

placenta previa　前置胎盘

placental abruption　胎盘早期剥离

pregnancy-hypertension syndrome　妊娠高血压综合征

premature birth　早产

premature rupture of membrane　胎膜早破

postpartum hemorrhage　产后出血

puerperal infection　产褥感染

rupture of uterus　子宫破裂

trichomonas vaginitis　滴虫性阴道炎

uteroplacental apoplexy　子宫胎盘卒中

vulvitis　外阴炎

Ophthalmology and Otorhinolaryngology　五官科

amblyopia　弱视

amygdalitis tonsillitis　扁桃体炎

astigmatism　散光

carcinoma of nasopharynx　鼻咽癌

carcinoma of larynx　喉癌

cataract　白内障

tinnitus　耳鸣

chalazion　霰粒肿,睑板腺囊肿

colour blindness　色盲

deflection of nasal septum　鼻中隔偏曲

deafness　聋

furuncle of nasalvestibule　鼻前庭疖

glaucoma　青光眼

heterotropia　斜视

hyperopia　远视

injury of cornea　角膜损伤

ceruminal impaction　耵聍嵌塞

iritis　虹膜炎

keratitis　角膜炎

labyrinthitis　迷路炎,内耳炎

laryngitis　喉炎

mastoiditis　乳突炎

myopia　近视

nasal sinusitis　鼻窦炎

otitis media　中耳炎

obstruction of larynx　喉梗阻

peritonsillar abscess　扁桃体中脓肿

pharyngitis　咽炎

rhinitis　鼻炎

Dermatology　皮肤科

acne　痤疮

carcinoma of skin　皮肤癌

bed sore　褥疮

decubitus ulcer　褥疮性溃疡

drug eruption　药皮疹

eczema　湿疹

herpes simplex　单纯疱疹

herpes zoster　带状疱疹

lupus erythematosus　红斑狼疮

psoriasis　牛皮癣

urticaria　荨麻疹

wart　疣

5. 常见手术名称

General Surgery   普外

appendectomy（appendicectomy）　阑尾切除术

cholecystectmy　胆囊切除术

cholecystostomy　胆囊造口术

drainage of the abscess　脓肿引流

enterostomy　肠造口术

exploratory laparotomy　开腹探查术

gastrectomy　胃切除术

gastroduodenostomy　胃十二指肠吻合术

hemorrhoidectomy　痔切除术

hepaticotomy　肝管切开术

hepatectomy　肝切除术

herniorrhaphy　疝修补术

ligation of lower oesophageal veins　低位食管静脉结扎

pancreatectomy　胰切除术

portal vena cava anastomosis　门腔静脉吻合术

pyloroplasty　幽门成形术

mastectomy　乳房切除术

splenectomy　脾切除术

thyroidectomy　甲状腺切除术

thyroid lobectomy　甲状腺叶切除术

vagotomy　迷走神经切断术

Orthopedics　骨科

amputation　截肢

arthrodesis　关节固定术

curettage if bone tumor　骨瘤刮除术

excision of bone tumor　骨瘤切除术

external fixation　外固定

fasciotomy　筋膜切开术

free skin graft　自由皮瓣移植

internal fixation　内固定

plaster cast　石膏管形

plaster splintage　石膏夹板固定

prosthetic replacement for joint　人工关节置换术

reduction of fracture　骨折复位

reduction of joint dislocation　关节脱位复位

repair if ligament　韧带修补

replantation if digit　断指再植

skeletal traction　骨牵引

tenorrhaphy　腱缝合术

Thoracic Surgery　胸外科

aortocoronary bypass　主动脉冠状动脉分流

closed drainage of pleural cavity　胸腔闭式引流

complete intracardiac repair of Fallot's tetralogy　法洛完全修复术

dilation of aortic valular stenosis　主动脉瓣狭窄扩张术

exploratory thoracotomy　开胸探查

heart transplantation　心脏移植

heart valve replacement　心脏瓣膜置换术

ligation of patent ductus arteriosis　动脉导管未闭结扎术

lobectomy of lungs　肺叶切除

local excision of tumor of lungs　肺肿瘤局部切除术

partial esophagectomy and reconstruction of esophagus　食管部分切除、重建

repair of auricular septal defect   房间隔缺损修补术

repair if ventricular septal defect   室间隔缺损修补术

repair if valvular insufficiency   瓣膜闭锁不全的修补

pericardiectomy   心包切除术

pericardiotomy   心包切开术

pulmonary embolectomy   肺动脉栓子切除术

resection of arterial aneurysm   动脉瘤切除术

Urology   泌尿科

cystoplasty   膀胱成形术

cystostomy   膀胱造口术

nephrectomy   肾切除术

nephrostomy   肾造口术

nephrolithotomy   肾石切除术

orchiectomy   睾丸切除术

prostatectomy   前列腺切除术

renal biopsy   肾活检

renal transplantation   肾移植

urethra-lithotomy   输尿管结石切除

urethroplasty   尿道成形术

vasoligation   输精管结扎术

Neurosurgery   神经外科

decompression   减压术

excision of brain tumor   脑瘤切除术

exploratory craniotomy   开颅探查术

lobectomy   （脑）叶切除术

removed of intracranial hematoma   颅内血肿清除术

repair of dura defect   硬脑膜缺损修补术

Dentistry   牙科

dental prosthetics   镶牙

filling　牙填充

orthodontic treatment　牙矫正术

periodontal treatment　牙周治疗

tooth extraction　拔牙

Gynecology & Obstetrics　妇产科

amniocentesis　羊膜穿刺术

cervicectomy　子宫颈切除术

cesarean section　剖宫产术,剖腹产

culdocentesis　后穹隆穿刺术

dilatation of the cervix　宫颈扩张术

excision of Bartholin cyst　巴氏腺囊肿切除术

hysterectomy　子宫切除术

induction of labor　引产术

ovarian cystectomy　助产术

oophorectomy　卵巢切除术

salpingectomy　输卵管切除术

sterilization　绝育术

uterine curettage　刮宫术

vulvectomy　外阴切除术

Ophthalmology & Otorhinolaryngology　五官科

aspiration of cataract　白内障吸出术

closed reduction of nasal bone　鼻骨闭合复位

corneal grafting　角膜移植

enucleation of eyeball　眼球摘除术

excision of turbinates　鼻甲切除术

extraction of intra-ocular foreign body　眼内异物摘除

laryngectomy and laryngostomy　喉切除术和喉造口术

lens extraction　晶体摘除

mastoidectomy　乳突切开术

myringotomy　鼓膜切开术

myringoplasty　鼓膜成形术
nasal polypectomy　鼻息肉切除术
septoplasty　（鼻）中隔成形术
sinusotomy　鼻窦切开术
submuscous resection of nasal septum　鼻中隔黏膜下切除术
tonsillectomy　扁桃体切除术
tympanoplasty　鼓室成形术

6. 常用药物名称

Antibiotics　抗生素

albomycin　白霉素
ampicillin　氨苄青霉素
berberine　黄连素
carbenicillin　羧苄青霉素
cephaloridine Ⅱ　先锋霉素Ⅱ
cephaloridine Ⅰ　先锋霉素Ⅰ
chloromycetin　氯霉素
erythromycin　红霉素
furbenicillin　呋苄青霉素
gentamycin　庆大霉素
griseofulvin　灰黄霉素
kanamycin　卡那霉素
meecamycin medemycin　麦迪加霉素,麦迪霉素
neomycin　新霉素
penicillin G　青霉素 G
polymyxin B　多黏菌素 B

streptomycin　链霉素

terramycin　合霉素

terramycin　土霉素

Sulfonamides and Furane Derivatives　磺胺类及呋喃类药

furacilin　呋喃西林

furazolicone　呋喃唑酮,痢特灵

sulfacetamide（SA）　磺胺醋酰

sulfaciazine（SD）　磺胺嘧啶

sulfadimidine（SM2）　磺胺二甲嘧啶

sulfamethoxazole　新诺明,磺胺甲噁唑

trimethoprim（TMP）　增效磺胺

Sedatives and Tranquilizers　镇静、安定药

chlordiazepoxide librium　利眠宁

chlorpromazine wintermin　氯丙嗪,冬眠药

diazepam valium　地西泮,安定

fluphenazine　氟奋乃静

meprobamate miltown　甲丙氨酯,眠尔通

oryzanol　谷维素

pentobarbital　戊巴比妥

perphenazine　奋乃静

phenobarbital luminal　本巴比妥鲁米那

Analgesics　镇痛药

codeine phosphate　磷酸可待因

dolantin　杜冷丁

pethidine　哌替啶

opium tincture　阿片酊

pentazocine　镇痛新

Analgesics　解热镇痛药

analgin　安乃近

aspirin　阿司匹林

aspirin compound tablet（APC）　复方阿司匹林

butazolidin butazone　保泰松

chlofenamic acid　抗风湿灵,氯灭酸

indomethacin indacin　吲哚美辛,消炎痛

ibuprofen　布洛芬

paracetamol　对乙酰氨基酚,扑热息痛

phenacetin　非那西丁

somedon　索密痛

Atitussives and Bronchial Spasm Relaxants　镇咳、解痉药

aerosol isoprenaline　异丙肾上腺素气雾剂

aminophylline　氨茶碱

carbetapentane toclase　咳必清

brown mixture　棕色合剂,复方甘草合剂

chloperastine　咳平

ephedrine　麻黄素

isoprenaline　异丙肾上腺素

salbutamol　舒喘灵

Drags for Digestive Diseases　消化系统疾病用药

yeast　酵母片

lactasin biofermin　乳酶生

pancreatin　胰酶

pepsin　胃蛋白酶

atropine　阿托品

belladonna extract　颠茄浸膏

benactyzine　胃复康

probanthine　普鲁苯辛

sodium bicarbonate　小苏打

vitamin U　维生素 U
ranitidine　雷尼替丁
liquid paraffin　液体石蜡
magnesium sulfate　硫酸镁
dehydrocholic acid　去氢胆酸
glucurone　肝泰乐
glutamic acid　谷氨酸
sodium taurocholate　胆酸钠

Drugs for Cardiovascular Diseases　心血管疾病用药

lidocaine　利多卡因
mexiletine　美西律
oxprenolol　氧烯洛尔,心得平
procainamid hydrochloride　盐酸普鲁卡因胺
propranolol dinitrate　普萘洛尔,心得安
persantin　双咪哌胺醇,潘生丁
quinidine　奎尼丁
verapamil　异搏定
nitroglycerine　硝酸甘油
nifedipine　硝苯地平,心痛定
isosorbide dinitrate　硝酸异山梨酯,消心痛
digoxin　地高辛
digitoxin　洋地黄毒甙
cedilanid　西地兰

Antihypertensive Drugs　抗高血压药

atenolol　氨酰心安
captopril　开博通,卡托普利
furazosin　派唑嗪
methyl dopa　甲基多巴
nimodipine tablet　尼莫地平片
reserpine　利血平

sodium nitroprusside　硝普钠

vertical　降压灵

dibazol　地巴唑

Antituberculosis Drugs　抗结核药

ethambutol　乙胺丁醇

isoniazid　异烟肼

para-aminosalicylic acid（PAS）　对氨基水杨酸

pyrazinamide　吡嗪酰胺

rifampin　利福平

Antifungal and Antiviral Agents　抗真菌及抗病毒药

amphotericin　二性霉素

clotrimazole　克霉唑

flagyl　灭滴灵,甲硝唑

ketoconazole　酮康唑

nystatin　制霉菌素

amantadine　金刚烷胺,金刚胺

moroxydine（ABOB）　病毒灵,吗啉胍

Antianemic Agents　抗贫血药

calcium leucovorin　甲酰四氢叶酸钙,甲叶钙

cobalt chloride　氯化钴

ferric ammonium citrate　枸橼酸铁胺,柠檬酸铁胺

ferrous sulfate　硫酸亚铁,硫酸低铁

folic acid　叶酸

iron dextran　右旋糖酐铁

liver extract　肝精

vitamin B_{12}　维生素 B_{12}

anti-allergic agents　抗过敏药

calcium gluconate　葡萄糖酸钙

chlorpheniramine　扑尔敏

diphenhydramine benadryl　苯海拉明苯那君

histaglobulin　组织胺球蛋白

promethazine phenergan　异丙嗪非那根

Anthelminthics　驱肠虫药

areca　槟榔

levamisole　左旋咪唑,驱钩蛔

piperazine citrate　驱蛔灵

Vitamins　维生素

compound rutin　复方芦丁

calcium pantothenate　泛酸钙

nicotinamide（NAA）　烟酰胺

nicotinic acid（NA）　烟酸

pyritinol hydrochloride　脑复新

vitamin A　维生素 A

vitamin B_1　维生素 B_1

vitamin B_2/riboflavin B_2　维生素 B_2,核黄素

vitamin B_6/pyridoxine B_6　维生素 B_6,吡哆醇

vitamin B/compound B　复合维生素 B

vitamin C/ascorbic acid C　维生素,抗坏血酸

vitamin D_2/calciferol D_2　维生素 D_2,骨化醇 D_2

vitamin D_3/cholecalciferol D_3　维生素 D_3,胆维丁

vitamin E/tocopherol E　维生素 E,生育酚 E

Hormones　激素

corticotrophin（ACTH）　促肾上腺皮质激素

cortisone　可的松

desoxycorticosterone（DOCA）　去氧皮质酮

dexamethasone　地塞米松

fluocinolone acetonide　氟轻松

hydrocortisone　氢化可的松

prednisolone   强的松龙,去氢氢化可的松

prednisone   强的松,去氢可的松

chorionic gonadotrophin（HCG）   绒毛膜促性腺激素,绒膜激素

clomiphene   克罗米芬

estradiol benzoate   苯甲酸雌二醇

medroxyprogesterone acetate provera   安宫黄体酮

megestrol   甲地孕酮

methyltestosterone   甲基睾丸素

progesterone   黄体酮

stillboestrol   乙烯雌酚

testosterone propionate   丙酸睾丸素

Cancer Chemotherapeutic Drugs and Drugs on the Immune System
肿瘤化疗制剂及免疫系统用药

adriamycin   阿霉素

azathioprine（AZP）   硫唑嘌呤

cyclophosphamide（CTX）   环磷酰氮芥

cyclosporine A   环孢霉素,环孢灵 A

cytarabine   阿糖胞苷

dactinomycin   放线菌素,更生霉素

fluorouracil   氟尿嘧啶

hydrocortisone   氢化可的松,氢可的松

interferon   干扰素

levamisole   左旋四咪唑,左咪唑

methotrexate   甲氨蝶呤

thiotepa   塞替哌

thymosin   胸腺素

vincristine（VCR）   长春新碱

Agents Used for Metabolic Diseases   治疗代谢性疾病用药
insulin   胰岛素

Lugol's solution　卢戈尔液

glibenclamide　格列本脲,优降糖

propylthiouracil　丙基硫氧嘧啶

phenformin　苯乙双胍,降糖灵

tapazole　甲巯咪唑,他巴唑

thyroid　甲状腺剂

tolbutamide　甲磺丁脲,甲糖宁

protamine zinc insulin（PZI）　精蛋白锌胰岛素(长效)

Fluids for Infusion　静脉输液

concentrated sodium chloride injection　浓氯化钠注射液

5% glucose in normal saline（GNS）　5%葡萄糖盐水

5% glucose solution（GS）　5%葡萄糖溶液

normal saline（NS）　生理盐水

10% potassium chloride　10%氯化钾

Ringer's solution　林格溶液,复方氯化钠溶液

5% sodium bicarbonate　5%碳酸氢钠

28.75% sodium glutamate　28.75%谷氨酸钠

11.2% sodium lactate　11.2%乳酸钠

Biological Products　生物制品

aprotinin　抑肽酶

bacillus Calmette-Guerin vaccine　卡介苗

cytochrome C　细胞色素 C

diphtheria antitoxin（DAT）　白喉抗毒素

Gamma globulin　丙种球蛋白

hyaluronidase　透明质酸酶

lysozyme　溶菌酶

pancreatin　胰酶

streptokinase（SK）　溶栓酶,链激酶

tetanus antitoxin　破伤风抗毒素

urokinase　尿激酶

Eye and ENT Drugs　眼、耳、鼻、喉用药

atropine　阿托品

borax　硼砂

chloramphenicol eye drops　氯霉素滴眼液

cortisone acetate eye drops　醋酸可的松滴眼液

homatropine　后马托品

sodium sulfacetamide　磺胺醋酰钠

boric acid alcohol　硼酸酒精

chloramphenicol glycerin　氯霉素甘油滴耳液

ephedrine nose drops　麻黄素滴鼻液

furacilin solution　呋喃西林溶液

neomycin solution　新霉素溶液

Drugs for External Use　外用药

ammonia solution　氨溶液

bromo-geramine　苯扎溴铵,新洁尔灭

hibitane　氯己定,洗必泰

mercurochrome　红汞

phenol　酚

potassium permanganate（PP）　高锰酸钾

silver nitrate　硝酸银

turpentine oil　松节油

hydrogen peroxide　双氧水

gentian violet　甲紫,紫药水

Anesthetics　麻醉药

ether　乙醚

ethyl chloride　氯乙烷

procaine　普鲁卡因

sodium pentothal　硫喷妥钠

lidocaine　利多卡因

fluothane　氟烷

7. 常用护理术语

Nursing Processes　护理过程

assessment　估计

nursing diagnosis　护理诊断

planning　计划

intervention（implementation management）　措施（实施、管理）

evaluation　评价

Daily Care of the Patient　对病人的日常护理

morning（evening）care/AM（HS）care　晨（晚）间护理

bedmaking　整理床铺

oral hygiene（mouth care）　口腔卫生

brushing the teeth　刷牙

flossing the teeth　清牙垢

denture care　清洗假牙

bathing　洗澡

cleanliness and skin care　清洁与皮肤护理

perineal care　洗会阴

hair　梳头

shaving　刮脸

care of nails and feet　指甲修剪和洗脚

changing hospital gowns　更换住院服装

massage　按摩

bedsore care　褥疮护理

Measurement of Vital Signs　测量生命体征

taking oral（rectal axillary）temperature　量口腔（直肠、腋下）体温

taking a radial pulse　测量桡动脉脉搏

counting respirations　记呼吸次数

measuring（taking）blood pressure　量血压

Catheterization　导管插入术

cardiac catheterization　心导管插入术

laryngeal catheterization　喉插管术

retro-urethral catheterization　逆行导尿管插入术

urethral catheterization　尿道导管插入术

Clean Techniques Medical Asepsis　消毒灭菌

asepsis　无菌（法）

integral asepsis　完全无菌

disinfection　消毒

concomitant（concurrent）disinfection　随时消毒,即时消毒

steam disinfection　蒸汽消毒

terminal disinfection　终末消毒

disinfection by ultraviolet light　紫外线消毒

Sterilization　灭菌

chemical sterilization　化学灭菌法

intermittent sterilization　间歇灭菌法

mechanical sterilization　器械灭菌法

Decompression　减压（术）

cardiac decompression　心减压术

cerebral decompression　脑减压术

orbital decompression　眼眶减压术

decompression of decompression　心包减压术

gastro-intestinal decompression　胃肠减压术

decompression of rectum　直肠减压术

decompression of spinal cord　脊髓减压术

Dialysis　透析

peritoneal dialysis　腹膜透析

hemodialysis　血液透析

Drainage　引流、导液

aspiration (suction) drainage　吸引导液(引流)

closed drainage　关闭引流法

negative pressure drainage　负压吸引法

open drainage　开放引流法

postural drainage　体位引流法

vaginal drainage　阴道引流法

vesicocelomic drainage　膀胱腹腔引流

Drainage　灌肠

barium enema　钡灌肠

blind enema　肛管排气法

contrast enema　对比灌肠

glycerin enema　甘油灌肠

high (low) enema　高(低)位灌肠

magnesium sulfate enema　硫酸镁灌肠

retention (non-retention) enema　保留(无保留)灌肠

soapsuds enema　肥皂水灌肠

turpentine enema　松节油灌肠

Feeding　饲喂养

forced (forcible) feeding　强制喂养

intubetion (tube) feeding　管饲法

nasal feeding　鼻饲法

rectal feeding　直肠营养法

Heat and Clod Applications　冷、热敷

applying hot compresses　热敷

applying hot soaks　湿热敷

assisting the patient to take a sitz bath　帮病人坐浴

applying hot water bottles　用热水瓶

applying an ice bag (collar)　用冰袋

applying cold compresses　冷敷

giving a cold (an alcohol) sponge bath　冷水(酒精)擦浴

Infusion　输注

glucose infusion　葡萄糖液输注

glucose-saline infusion　葡萄糖盐水输注

saline infusion　盐水输注

Injection　注射

endermic (intracutaneous) injection　皮内注射

hypertonic saline injection　高渗盐水注射

hypodermic injection　皮下注射

intramuscular injection　肌内注射

intraocular injection　眼球注射

intrapleural injection　胸膜腔注射

intrauterine injection　子宫内注射

nasal injection　鼻内注射

peritoneal injection　腹膜腔注射

rectal injection　直肠注射

subconjunctival injection　结膜下注射

urethral injection　尿道注射

vaginal injection　阴道注射

Irrigation　冲洗

vaginal irrigation　阴道冲洗

bladder irrigation　膀胱冲洗

continuous irrigation　连续冲洗法

mediate irrigation　间接冲洗法

Isolation　隔离、分离

strict isolation　严密隔离

contact isolation　接触隔离

respiratory isolation　呼吸隔离

drainage（secretion）precautions　引流预防措施

enteric precautions　肠道预防措施

blood（body fluid）precautions　血液（体液）预防措施

protective isolation　保护性隔离

Lavage　灌洗

blood（systemic）lavage　血液毒素清洗法

ether lavage　（腹腔内）乙醚洗法

gastric lavage　洗胃

intestinal lavage　洗肠

peritoneal lavage　腹膜腔灌洗

pleural lavage　胸膜腔灌洗

Medication　药疗,投药,给药

endermic medication　皮内投药法

hypodermatic medication　皮下投药法

intramuscular medication　肌肉投药法

ionic medication　离子投药疗法

nasal medication　鼻内投药法

oral medication　口服法

rectal medication　直肠投药法

sublingual medication 舌下投药法

transduodenal medication   十二指肠内投药法

vaginal medication   阴道投药法

Suctioning 吸气引液

upper airway suctioning 上呼吸道抽吸法

nasogastric suctioning 鼻胃抽吸

wound suctioning 伤口吸引

Transfusion 输血

arterial transfusion 动脉输血

blood transfusion 输血

direct（immediate）transfusion 直接输血

drip transfusion 滴注输（血）液

indirect transfusion 间接输血

plasma transfusion 输血浆

serum transfusion 输血清

venous transfusion 静脉输血,静脉输液

Diet Nursing 伙食护理

absolute diet（fasting） 禁食

balanced diet 均衡伙食

convalescent diet 恢复期饮食

diabetic diet 糖尿病饮食

eucaloric diet 适当热量饮食

fat-free diet 无脂饮食

salt-free diet 无盐饮食

fever diet 热病饮食

full diet 全食普通饮食

half diet 半食

high caloric diet 高热量饮食

high-carbohydrate diet 高糖类饮食

high-protein (protein rich) diet　高蛋白饮食

invalid diet　病弱者饮食

light diet　易消化饮食

liquid diet　流质饮食

high fat diet　高脂饮食

low fat diet　低脂饮食

low caloric diet　低热量饮食

low-protein diet　低蛋白饮食

low-residue diet　低渣饮食

nourishing diet　滋补饮食

obesity diet　肥胖病饮食

prenatal diet　孕期饮食

regimen diet　规定食谱

smooth (soft) diet　细软饮食

Preparing the Patient for the Surgery　为病人手术前做准备

shaving the patient's skin (skin prep)　备皮

anesthesia　麻醉

Postoperative Care　手术后护理

coughing and deep-breathing exercises　咳嗽呼吸练习

applying elastic stockings　穿弹性袜

applying elastic bandages　用弹性绷带

Emergency care (first aid)　急救护理

cardiopulmonary resuscitation　心肺循环复苏术

mouth-to-mouth(mouth-to-nose, mouth-to-stoma) resuscitation　口对口(口对鼻、口对颈部小口)循环复苏术

emergency care for fainting (shock stroke) victims　昏厥(休克、中风)患者急救

emergency care used to control hemorrhage　止血急救

emergency care given to help a patient who is vomiting　呕吐患者急救

emergency care for a patient during a seizure　癫痫发作急救

hospice care　临终护理
postmortem care　死后护理

8. 常用临床医学术语

diseases　疾病
acute diseases　急性病
advanced diseases　病沉重期,晚期疾病
chronic diseases　慢性病
communicable diseases　传染病
complicating diseases　并发病
congenital diseases　先天性疾病
acquired diseases　后天性疾病
contagious diseases　接触性传染病
endemic diseases　地方病
epidemic diseases　流行病
functional diseases　机能病,官能病
infectious diseases　传染病
inherited diseases　遗传病
malignant diseases　恶性病
nutritional diseases　营养病
occupation diseases　职业病
organic diseases　器质性病
paroxysmal diseases　阵发性病
periodical diseases　周期病
primary（principal）diseases　原发（主导）病
secondary diseases　继发病
sexual（venereal social）diseases　性病

terminal diseases　绝症

wasting diseases　消耗性疾病

chief complaint　主诉

clinical manifestation　临床表现

delivery history　分娩史

etiology　病因学

family history　家族史

history medical history　病史

precipitating(induced)　诱因

marital status　婚姻状况

menstrual history　月经史

menarche　初潮

menopause　闭经

past history　既往史

pathogenesis　发病机制

personal history　个人史

symptoms　症状

cardinal symptom　主要症状

classical symptom　典型症状

concomitant symptom　伴发症状

constitutional(systemic) symptom　全身症状

indirect symptom　间接症状

induced symptom　诱发症状

local symptom　局部症状

mental symptom　精神症状

symptom-complex (syndrome)　综合征,症候群

signs　体征

antecedent　前驱征

assident (accessory)　副征

commemorative　后遗症

sign of death　死征

diagnostic　诊断征

sign of disease　病征

subjective　自觉征,主观征

vein sign　静脉征

vital sign　生命体征

body length（height of the body）　身高

body weight　体重

barrel chest　桶状胸

cachexia　恶病质

compulsive position　被动体位

critical facies　病危面容

emaciation　消瘦

enophthalmos　眼球下陷

entropion　睑内翻

exophthalmos　眼球突出

flushed face　面色潮红

gain（loss）in weight　增加（减轻）体重

lock-jaw　牙关紧闭

lordosis　脊柱前凸

nasal ala flap　鼻翼扇动

nystagmus　眼震

obesity　肥胖

pallor　苍白

scolisis　脊柱侧凸

agitation　焦急不安

debility weakness　虚弱

diaphoresis　出汗,大量出汗

dizziness vertigo　眩晕

lassitude fatigue　无力,倦怠

malaise　不适

night sweat　盗汗

numbness　麻木

rigor chill　寒冷,发冷

perspiration sweating　出汗

pruritus itching　痒

somasthenia　躯体无力

tingling　麻刺感

abscess　脓肿

acidosis　酸中毒

adhesion·　粘连

alkalosis　碱中毒

allergy　过敏

coagulation defect　凝血不良

congestion　充血

dehydration　脱水

distention　膨胀

edema　水肿

embolism　栓塞,栓塞形成

fluid and electrolyte imbalance　水电解质紊乱

gangrene　坏疽

hematoma　血肿

hemorrhage,bleeding　出血

infarction　梗塞,梗死

infection　传染

inflammation　炎症

ketoacidosis　酮酸中毒

metastasis　转移

perforation　穿孔

necrosis　坏死

shock　休克

response　反应,应答

reaction　反应,感应

thrombosis　血栓形成

ulceration　溃疡

fever pyrexia　发烧,发热

continuous fever　稽留热

intermittent fever　间歇热

low-grade fever　低热

remittent fever　弛张热

relapsing fever　回归热

pain　痛

burning pain　灼痛

chest（flank）pain　胸（胁腹）痛

cramp-like pain　痉挛性痛

dull diffused pain　弥漫性钝痛

pleuritic pain　胸膜炎性痛

radiating pain（pain radiating to . . .）　放射性痛（放射到……疼痛）

绞痛

cardiac angina　心绞痛

backache　背痛

colic　绞痛,急腹痛

earache　耳痛

headache　头痛

neuralgia　神经痛

migraine　偏头痛

rebound tenderness　反跳痛

somatalgia　躯体痛

sore throat　咽喉痛

stomachache　胃痛

toothache　牙痛

bloody sputum　带血的痰

cough　咳嗽

dry cough　干咳

expectoration　咳痰

expectoration of blood　咯血

hemoptysis　咯血

anoxia　缺氧

apnea　呼吸暂停,窒息

asthma　气喘,哮喘

Cheyne-Stokes respiration　切－斯氏呼吸,潮式呼吸

dyspnea　呼吸困难

hyperpnea　过度呼吸

hyperventilation　换气过度

hypopnea　呼吸不全,呼吸浅表

hypoxia　低氧,缺氧

orthopnea　端坐呼吸

respiratory arrest　呼吸停止

suffocation　窒息

tachypnea　呼吸急促

fetid breath　口臭

fruity breath　呼吸有水果味

arrhythmia　心律失常,心律不齐

atelectasis　肺不张,肺膨胀不全

cardiac arrest　心搏骤停

cardiac hypertrophy　心脏肥大

cyanosis　发绀,青紫

distension of jugular vein　颈静脉怒张

extrasystole　期外收缩

gallop rhythm　奔马律

hemopleura　血胸

hepatojugular reflux　肝颈静脉回流

hypovolemia　(循环)血容量减少

palpitation　心悸

tachycardia　心动过速

pneumothorax　气胸

thrill　震颤

absent breath sounds　呼吸音消失

dull sound　浊音

hyperresonant　鼓音

rale　啰音

rhonchus rhonchi　鼾音,干啰音

wheeze　哮鸣音

anorexia loss of appetite　食欲不振,厌食

dysphagia　吞咽困难

eructation　嗳气

belching　嗳气

flatulence　气胀

flatus　肠胃气,屁

gaseous distention　胃胀气

hematemesis　呕血

hiccough hiccup　打呃,呃逆

nausea　恶心

pyrosis　胃灼热

regurgitation　反胃,回流

thirsty　口渴

vomiting　呕吐

anal fissure crack in the anal canal　肛裂

ascites　腹水

board-like rigidity of the abdomen　板状腹

decreased tactile fremitus　触觉性震颤减弱

exophageal varices　食管静脉曲张

fistula　瘘,瘘管

hemorrhoid　痔

hernia　疝

hepatomegaly　肝肿大

intussusception　肠套叠

jaundice　黄疸

muscle guarding defence of the abdominal wall　腹壁肌卫

peristalsis　蠕动

loss of peristalsis　蠕动消失

mass peristalsis　总蠕动

retrograde (reversed) peristalsis　逆蠕动

prolapse　脱垂

prolapse of anus　脱肛

rectal prolapse　直肠脱垂,脱肛

volvulus　肠扭转

calculus　结石

biliary calculus　胆结石

vesical calculus　膀胱结石

constipation　便秘

defecation　排便

diarrhea　腹泻

incontinence of feces　大便失禁

hematochezia　便血

fecal impaction　大便嵌塞

occult blood　潜血

painful straining with defecation　排便痛性牵动

clay colored stools　陶土色便

dark granular/coffee ground emesis　咖啡样呕吐物

fecal vomiting stercoraceous vomiting　呕粪,吐粪

foul fatty stools steatorrhea　恶臭脂肪便,脂肪痢

scanty and hard stools　便少而硬

tarry（black）stools　柏油样便

anuria　无尿

burning sensation no urination　排尿时的灼烧感

dysurea　排尿困难,尿痛

enuresis bed wetting　遗尿

frequency of urination　尿频

micturation　排尿

uresis urination voiding　排尿

nocturia　夜尿

oliguria　少尿

polyuria　多尿

tenesmus　里急后重

vesical tenesmus　排尿时里急后重

uremia coma　尿毒症昏迷

urgency of urination　尿急

urinary incontinence　尿失禁

aciduria　酸尿

chyluria　乳糜尿

cylindruia 管型尿

glycosuria 糖尿

hematuria 血尿

ketonuria 酮尿

pneumatinuria 气尿

proteinuria 蛋白尿

pyuria 脓尿

amenorrhea 经闭,无月经

dysmenorrhea 痛经

menorrhagia 月经过多

lochia 恶露

menorrhea 行经,月经过多

menstruation 月经

uterine contraction 子宫收缩

blotch 斑点

bruise 挫伤,青肿

acne 痤疮,粉刺

desquamation 脱皮,脱屑

ecchymosis 瘀斑

loss of skin turgor 失去皮肤充盈

nevus 痣

papule 丘疹

petechia 瘀点,瘀斑

pigmentation 色素沉着

pustule 脓疱

purpura 紫癜

red nodule 红结节

roseola 玫瑰疹

scar 伤疤

senile plaque 老人斑

spider anaioma 蛛形痣

subcutaneous nodule 皮下结节

urticaria 荨麻疹

vesicle　小水疱

vitiligo　白斑

blindness　失明

blurred vision visual disturbance　视力模糊

impaired vision　视力下降

lacrimation　流泪

papilledema　视神经乳头水肿

photophobia　畏光,羞明

retinal detachment　视网膜脱离

deafness　聋

hearing loss　听力丧失

tinnitus　耳鸣

epistaxis nasal bleeding　鼻出血

impaired smelling　嗅觉障碍

nasal discharge　鼻涕

nasal obstruction　鼻塞

sneeze　喷嚏

snore　打鼾

aphonia loss of voice　失音症

hoarseness　嘶哑

gum bleeding　齿龈出血

herpes labialis　唇疱疹,感冒疮

Koplik's spots　科普利克斑

lead line of the gum　龈铅线

salivation drooling　流口水

straw-berry tongue　草莓舌

tremulous tongue　舌震颤

atrophy　萎缩

contracture　挛缩

deformity　畸形,变形

dislocation　脱位

fracture　骨折

closed (simple) fracture　无创骨折,单纯性骨折

comminuted fracture　粉碎性骨折

compound fracture　哆开(开放性)骨折

knock-knee　膝外翻

opisthotonos　角弓反张

prosthesis　假体

spasm　痉挛

tetany　(肌)强直,手足抽搐

wrist drop　腕下垂

aphasia　失语

ataxia　共济失调

coma　昏迷

consciousness　知觉,意识

convulsion　抽搐,惊厥

delirium　谵妄

delusion　妄想

faint　昏厥

hallucination　幻觉

hemiplegia　偏瘫

increased intracranial pressure　颅内压增高

insanity　精神错乱

loss of orientation　定向丧失

mania　躁狂

memory defects amnesia　记忆缺损,遗忘症

paraplegia　截瘫,下身麻痹

projectile vomiting　喷射性呕吐

somnolence (lethargy)　昏睡,嗜睡

stupor　木僵,昏呆

tetraplegia　四肢瘫痪

unconsciousness　失去知觉

yawning　打哈欠

crisis　危象

cerebral (febrile/hematic/hemolytic/hypertensive/thyrotoxic …) crisis　脑(热、血性、溶血、高血压、甲状腺中毒……)危象

failure　衰竭故障

central　（circulatory/cardiac/myocardiac/peripheral/congestive/renal/respiratory）failure　中枢（循环、心力、心肌、周围循环、充血性、肾、呼吸）衰竭

diagnosis　诊断

auscultation　听诊

inspection　视诊

palpation　触诊

percussion　叩诊

laboratory examination　实验室检查

physical examination　体格检查

rectal（vaginal）touch　直肠（阴道）指诊

impression　印象

tentative diagnosis　暂定诊断

differential diagnosis　鉴别诊断

final diagnosis　最后诊断

prognosis　预后

prescription　处方

incubation（latent）period　潜伏期

prodromal stage　前驱期

incipient stage　初期

quiescent stage　静止期

alleviation　减轻,缓和

remission　缓解

attack　发作

convalescence（recovery）stage　恢复期

rehabilitation　康复

relapse　复发

sudden death　猝死

moribund　濒死的

course of the disease　病程

course of the treatment　疗程

indication　适应证,指征

complication　并发症

contraindication　禁忌证

side-effect　副作用

sequel（sequela）/after effect　后遗症

therapies　治疗方法

acupuncture therapy　针刺疗法

block therapy　封闭疗法

chemical therpy（chemo-therapy）　化学疗法

combined therapy　综合疗法

conservative therapy　保守疗法

constitutional therapy　全身疗法

dietetic therapy　饮食疗法

operative treatment　手术疗法

palliative treatment, alleviative treatment　姑息疗法

physical therapy　物理疗法

psychotherapy　精神疗法

radical treatment　根治

radio-therapy　放射性疗法

supporting treatment　支持疗法

symptomatic treatment　对症疗法

cardiac massage　心脏按摩

cardiac pacing　心脏起搏

electrotherapy　电疗法

electroshock treatment　电休克疗法

hemodialysis　血液透析

hyperbaric therapy　高压氧疗法

insulin-shock treatment　胰岛素休克疗法

light therapy　光疗法

therapeutic gymnastics　医疗体育

9. 医疗器材

absorbent cotton　脱脂棉

adhesive　胶布

bandage　绷带

bath towel　浴巾

cotton wool balls　棉球

dressing　敷料

elastic bandage　弹力绷带

gauze　纱布

mask　口罩

mattress　垫子

swab　橡皮单

swab　药签

alcohol burner　酒精灯

breast pump　吸奶器

curet(te)　刮匙,刮器

dropper　滴管

drying baker　干燥器

enema can　灌肠筒

enema syringe　灌肠注射器

finger stall　指套

forceps　钳子

hemostatic forceps　止血钳

obstetric forceps　产钳

funnel　漏斗

gastric tube　胃管

glass measure cup　玻璃量杯

hypodermic syringe　皮下注射器

pump　筒泵

needle　针头

ampule　安瓿

ice bag　冰袋

incubator　保温箱

kidney basin　弯盆

measuring tape　带尺

medicine cup　药杯

Murphy's drip bulb　墨菲滴管

percussion hammer　叩诊锤

rectal tube　肛管

rubber gloves　橡皮手套

sand bag　沙袋

scales　磅秤

scalpel　手术刀

scissors　剪刀

specimen container　取样器皿

sucker　吸管

ribbon　肠线

test tube　试管

thermometer　体温表

three-channel tube　三腔管

spatula (padded tongue blade)　压舌板

tourniquet　止血带

tray　托盘

ultraviolet lamp　紫外线灯

vessel clamp　止血钳,血管夹

vial　药瓶

bedside commode　床边洗脸台

bedside rails　床栏

bedpan　床上便盆

disposable collecting bag　一次性采尿袋

emesis basin　盂盆

patient pack　医院为病人提供的个人用具袋

urinal　男用尿壶,贮尿壶

binder　腹带,绷带

straight abdominal binder　直腹带

breast binder　裹胸带

elbow protector　肘护套

sling　悬带

splint　夹板

scrotal support　阴囊托

cane（walking stick）　手杖

crutch　拐杖

leg brace　腿支架

stretcher　担架

walker　助行器

wheelchair　轮椅

isolation unit　消毒室,消毒病房

garbage can lined with plastic bag　内衬塑料袋的垃圾罐

isolation cart（plastic bags,masks,gowns,laundry bags,gloves）　消毒箱(内装塑料袋、口罩、衣服、洗衣袋、手套)

surgical isolator　外科手术消毒包

wastebasket lined with plastic bag　内衬塑料袋的字纸篓

cannula　套管,插管

perfusion cannula　灌注导管

wash-out cannula　冲洗套管

catheter　导管

cardiac catheter　心导管

indwelling catheter　留置导尿管

double current（two-way）catheter　双腔导管

flexible catheter　软导管

female catheter　女用导尿管

prostatic catheter　前列腺导尿管

railway catheter　槽式导尿管

self-retaining catheter　自流(潴留)导尿管

tracheal catheter　气管吸引导管

dialyser　透析膜

dialyzator　透析器

drainage-tube　引导管

elastic drainage-tube　橡皮引流管

glass drainage-tube　玻璃引导管

enemator　灌肠器

intubator　插管器

irrigator　冲洗器

oxygen tank　氧气筒

oxygen tent　氧幕,氧气帐

rubber-topped hemostat　带橡皮头的止血器

speculum　窥器,张口器

anal speculum　肛门张口器,护肛器

aural speculum　耳窥器,耳镜

eye speculum　开睑器

nasal speculum　鼻窥器,鼻镜

speculum oris　张口器

rectal speculum　直肠窥镜,直肠张开器

urethral speculum　尿道窥器

vaginal speculum　阴道窥器

suction　吸吮器

disposable suction apparatus for wound suction　一次性伤口吸吮器

sputum suction apparatus　吸痰器

suction machine　吸吮机

mechanical suction　机械吸吮器

wall suction　壁式引流器

steam tent　蒸气帷

wall oxygen outlet　壁式输氧机

ventilator　呼吸机,呼吸器

automatic ventilator　自动呼吸器

positive pressure ventilator　正压呼吸机

negative pressure ventilator　负压呼吸机

cabinet respirator　箱式呼吸器

cuirass respirator　胸甲式呼吸器

autoclave sterilizer（disinfector）　高压蒸汽灭菌器

bronchoscope　支气管镜

cystoscope　膀胱镜

computer tomography（CT）　计算机体层摄影

defibrillator　除颤器

direct laryngoscope　直接喉镜

electrocardiograph　心电图机

electroencephalograph　脑电图机

esophagofiberscope　纤维食管镜

esophagoscope　食管镜

filiform sound　线形探子

flexible bronchofiberscope　可弯性纤维支气管镜

gastrofiberscope　纤维胃镜

gastroscope　胃镜

head mirror　头镜

hyperbaric oxygen chamber　高压氧舱

otoscope　耳镜

nuclear magnetic resonance　核磁共振

proctoscope　直肠镜

ophthalmoscope　眼底镜

pacemaker　起搏器

peritoneoscope　腹腔镜

phonocardiograph　心音图机

scanner　扫描仪

sigmoidoscope　乙形结肠镜

spirometer　肺活量计

ultrasonic wave apparatus　超声波机

10. 主要人体系统名称

The circulatory system　循环系统
The respiratory system　呼吸系统
The digestive system　消化系统
The (central) nervous system　(中枢)神经系统
The immune system　免疫系统
The urinary system　泌尿系统
The excretory system　排泄系统
The reproductive / genital system　生殖系统
The endocrine system　内分泌系统
The muscular system / musculature　肌肉系统
The bone & joint system　骨、关节系统
The cardiovascular system　心血管系统

11. 医院类型名称

general hospital　综合医院
children hospital　儿童医院
tumour hospital　肿瘤医院
chest hospital　胸科医院
field hospital　野战医院

isolation hospital　隔离医院

military hospital　陆军医院

municipal hospital　市立医院

maternity hospital　产科医院

mental hospital　精神医院

infectious hospital　传染医院

leprosy hospital　麻风医院

affiliated hospital　附属医院

training hospital　教学医院

常用肿瘤治疗学词汇及英文简写

英文简写及英文	英文简写	中文
3 dimensional conformal radiation therapy	3D – CRT	三维适形放射治疗
active breath control	ABC	主动呼吸控制技术
autologous bone marrow transplantation	ABMT	自体骨髓移植
accelerated fractionation	AF	加速分割
accelerated hyperfractionation	AHF	加速超分割
adaptive radiotherapy	ART	适应性照射
ataxia talangiectasia	AT	毛细血管扩张性共济失调
basal dose	BD	基准剂量
biologically effective dose	BED	生物等效剂量
beam eye view	BEV	射束方向视图
body mass index	BMI	体重指数
blood – oxygen – level – dependent	BOLD	血氧水平依赖法
biological response modifiers	BRMs	生物反应调节剂
biological target volume	BTV	生物靶区
concomitant boost hyperfractionated accelerated radiation therapy	CBHART	同时小野加量加速超分割放疗
children's cancer group	CCG	儿童癌症研究组织
cyclin – dependent kinase	CDK	细胞周期依赖性蛋白激酶
conventional fractionation	CF	常规分割

英文简写及英文	英文简写	中文
continuous hyperfractionated accelerated radiation therapy	CHART	连续加速超分割放疗
coverage index	CI	靶区覆盖指数
cerbical intraepithelial neoplasia	CIN	宫颈上皮内瘤变
continuous low dose rate radiotherapy	CLDR	低剂量率持续照射
cutaneous malignant lymphoma	CML	皮肤恶性淋巴瘤
coach's preview	CPV	床角预览视图
computed tomography	CT	计算机体层显影
clinical target volume	CTV	临床靶区
carcinoma of unknown primary	CUP	原发灶不明的转移癌
dermal dendritic cells	DDCs	真皮内树突状细胞
disease free survival	DFS	无瘤生存
dose modifying factor	DMF	剂量修饰因子
DNA protein cross – linking	DPC	DNA – 蛋白质交联
dose reduction factor	DRF	剂量减少系数
digitally reconstructed radiography	DRR	数字重建图像
digital subtractive angiography	DSA	数字减影血管造影
double strand break	DSB	双链断裂
dose volume histograms	DVH	剂量 – 体积直方图
electron backscatter factor	EBF	电子反向散射因子
extracellular matrix	ECM	细胞外基质
epithelial growth factor receptor	EGFR	表皮生长因子受体
escalating hyperfractionated accelerated radiation therapy	EHART	逐步递量加速超分割放疗
external volume index	EVI	靶外体积指数
electronic portal imaging device	EPID	电子射野影像系统
effective uniform dose	EUD	等效均一剂量
^{18}F – fluorodeoxyglucose	^{18}F – FDG	氟代脱氧葡萄糖

英文简写及英文	英文简写	中文
follicular center cell lymphoma	FCCL	滤泡中心性淋巴瘤
fractionation – dosage factor	FDF	分次剂量因子
fractionated high dose rate brachytherapy	FHDR	高剂量率分次近距离治疗
fibrolamellar hepatocellular carcinoma	FL – HCC	纤维板层样肝细胞肝癌
focal nodular hyperplasia	FNH	局灶性结节增生
fractionated stereotactic radiotherapy	FSRT	分次立体定向放射治疗
functional subunits	FSU	功能亚单元
germ cell tumor	GCT	生殖细胞瘤
gross tumor volume	GTV	肿瘤靶区或肉眼靶区
hepatocellular adenoma	HA	肝细胞腺瘤
hyperthermia and chemotherapy	HC	热疗加化疗
hepatocellular carcinoma	HCC	肝细胞肝癌
hyperdose sleeve	HDS	超剂量区
hyperfractionation	HF	超分割
relative dose homogeneity index	HI	靶区剂量均匀性指数
hyperthermia and radiation	HR	热疗加放疗
hyperthermia and radiochemotherapy	HRC	热疗加放化疗
half value layer	HVL	半价层
immunocytoma	IC	免疫细胞瘤
interval cytoreductive or intervening cytoreduction	ICR	间隔细胞减灭术
International Commission on Radiation Units and Measurements	ICRU	国际辐射单位与测量委员会
image guided adaptive radiotherapy	IGART	影像学引导的适应性照射治疗
image guided radiotherapy	IGRT	影像学引导的放射治疗

英文简写及英文	英文简写	中文
internal margin	IM	内边界
intensity modulated arc therapy	IMAT	弧形调强技术
intensity modulated radiation therapy	IMRT	调强放射治疗
intensity – modulated whole pelvic radiotherapy	IM – WPRT	全盆调强放射治疗
immunoproliferative small intestinal disease	IPSID	免疫增值性小肠病
International Organization for Standardization	ISO	国际标准化组织
International Society for Paediatric Oncology	ISPO	国际儿童肿瘤研究组织
internal target volume	ITV	内靶区
irradiation volume	IV	照射靶区
keratinocytes	KCs	表皮胶原细胞
late – course hyperfractionated accelerated radiation therapy	LCHART	后程加速超分割放疗
Langerhans cells	LCs	朗罕氏细胞
lethal damage	LD	致死损伤
late effective normal tissues	LENT	正常晚反应组织
linear energy transfer	LET	线性能量传递
local hyperthermia	LH	局部加温
labeling index	LI	标记指数
linear least squares	LLS	线性最小二乘法
linear quadratic model	LQ	LQ 模型或线性二次模型
mean central dose	MCD	平均中心剂量
multivaane intensity modulation compensator	MIMC	多叶调强补偿器
multileaf collimator	MLC	多叶准直器
magnetic resonance imaging	MRI	磁共振成像
minimum target dose	MTD	最小靶剂量
mild temperature hyperthermia	MTH	温和加温

英文简写及英文	英文简写	中文
monitor unit	MU	机器跳数
National Comprehensive Cancer Network	NCCN	美国综合癌症工作者
no evidence of disease	NED	无疾病证据
neurofibromatosis	NF	神经纤维瘤病
non – Hodgkin lymphoma	NHL	非霍奇金淋巴瘤
non – small cell lung cancer	NSCLC	非小细胞肺癌
nominal standard dose	NSD	名义标准剂量
nonseminomatous germ cell tumor	NSGCT	非精原细胞性生殖细胞瘤
normal tissue complication probability	NTCP	正常组织并发症概率
off axial ratio	OAR	离轴比
organ at risk	OAR	敏感器官
oxygen enhancement ratio	OER	氧增强比
overdose volume index	OI	超剂量体积指数
ocult primary malignancy	OPM	隐匿原发灶
output factor	OUF	射野输出因子
propylactic cranial irradiation	PCI	预防性全脑照射
primary cutaneous malignant lymphoma	PCML	原发性皮肤恶性淋巴瘤
percentage depth dose	PDD	百分深度剂量
pulsed dose rate brachytherapy	PDRB	脉冲剂量率近距离治疗
positron emission tomography	PET	正电子发射断层扫描
protection factor	PF	防护系数
potential lethal damage	PLD	潜在致死损伤
peripheral node addressin	PNAd	外周淋巴结地址素
primitive neuroectodermal tumor	PNET	原始神经外胚层肿瘤
pancreatic oncofetal antigen	POA	胰腺癌胚抗原

英文简写及英文	英文简写	中文
prostate specific antigen	PSA	前列腺特异抗原
precision radiotherapy	PT	精确放疗
percutaneous transluminal coronary angioplasty	PTCA	经皮腔内冠状动脉成型术
planning target volume	PTV	计划靶区
probability of uncomplicated control	PUC	无并发症控制概率
polyunsaturated fatty acid	PUFA	多不饱和脂肪酸
quality assurance/quality control	QA/QC	质量保证/质量控制
quality of life	QOL	生活质量
quadratic programming	QP	二次规划法
relative biological effectiveness	RBE	相对生物效应
reference dose	RD	参考剂量
room's eye view	REV	治疗室内视图
regional hyperthermia	RH	区域加温
source axis distance	SAD	源轴距
skin associated lymphoid tissue	SALT	皮肤相关淋巴样组织
scatter air ratio	SAR	散射空气比
split - course hyperfractionated accelerated radiation therapy	SCHART	分段加速超分割放疗
small cell lung cancer	SCLC	小细胞肺癌
sensitization enhancement ratio	SER	增敏比
sum index	SI	加权综合指数
simultaneously integrated boosting	SIB	大野照射及小野追加剂量照射
skin immune system	SIS	皮肤免疫系统
sublethal damage	SLD	亚致死损伤
sentinel lymph node	SLN	哨位淋巴结
sentinel lymph node biopsy	SLNB	哨位淋巴结活检技术

英文简写及英文	英文简写	中文
set – up margin	SM	摆位边界
scatter maximum ratio	SMR	散射最大剂量比
spread out Bragg peak	SOBP	扩展布拉格峰
single photo emmision computerized tomography	SPECT	单光子发射型计算机扫描
scatter phantom ratio	SPR	散射体模比
stereotactic radiosurgery	SRS	立体定向放射外科
stereotactic radiation therapy	SRT	立体定向放射治疗
single strand break	SSB	单链断裂
source skin distance	SSD	源皮距
source tumor distance	STD	源瘤距
superior vena cave syndrome	SVCS	上腔静脉综合征
singular value decomposition	SVD	奇异值分解法
tumor associated antigen	TAA	肿瘤相关抗原
transcatheter arterial embolization	TAE	经导管动脉栓塞术
tissue air ratio	TAR	组织空气比
tumor control dose	TCD	肿瘤控制剂量
tumor control probability	TCP	肿瘤控制概率
thermal enhancement ratio	TER	热增强比
therapeutic gain factor	TGF	治疗增益系数(因子)
thermoluminescence dosimeters	TLD	热释光剂量计
tissue maximum ratio	TMR	组织最大剂量比
potertial doubling time	Tpot	潜在倍增时间
tissue phantom ratio	TPR	组织体模比
treatment planning system	TPS	治疗计划系统
therapeutic ratio	TR	治疗比
total skin electron irradiation	TSEI	电子线全身照射

英文简写及英文	英文简写	中文
treatment volume	TV	治疗靶区
treatment volume ratio	TVR	治疗体积比
unscheduled DNA synthesis	UDS	程序外 DNA 合成
International Union against Cancer	UIAC	国际抗癌联盟
vascular endothelial growth factor	VEGF	血管内皮生长因子
whole body hyperthermia	WBH	全身加温

常用化疗药物中英文药物名称和缩写对照表

英文名	英文缩写	药物名,别名
Aclacinomycin	ACLA	阿克拉霉素
Alemtuznmab		阿来组单抗,抗 CD52 嵌合抗体
All – trans retinoic acid,	ATRA,RA	全反式维甲酸,维 A 酸
Aminoglutethimide	AG	氨基导眠能,氨鲁米特,氨苯哌酮
Anastrozole, Arimidex		瑞宁得,阿纳托唑,阿那曲唑
Arsenic trioxide	As_2O_3	三氧化二砷
Asparaginase	L – ASP	门冬酰胺酶
Bevacizumab, Avastin	BEV	抗血管内皮生长因子单克隆嵌合抗体
Bicalutamide, Casodex		比卡鲁胺
Bleomycin	BLM	博来霉素
Busulfan, Myleran	BUS,BSF	白消安,马利兰
Calichcamicin		人源化抗 CD33 单克隆抗体
Camptothecin	CPT	喜树碱
Carboplatin, Paraplatin	CBP	卡铂
Carmofur	HCFU	卡莫氟,嘧福禄
Carmustine	BCNU	卡莫司汀,卡氮芥
Chlorambucil, Leukeran	CLB	苯丁酸氮芥,痛可宁
Cisplatin	PDD,CDDP	顺铂

英文名	英文缩写	药物名,别名
Cladribine, 2 – chlorooxyadenosine	CDA,2 – CdA	2 – 氯脱氧腺苷,克拉屈滨
Colchicine	COL	秋水仙碱
Colchicine amide	COLM	秋水仙酰胺
Compound Diphenoxylate Tablets		苯乙哌啶
Cyclocytidine	CCY	环胞苷,安西他滨
Cyclophosphamide	CTX	环磷酰胺(烷化剂类抗肿瘤药)
Cytarabine, Cytosine arabinoside	Ara – C	阿糖胞苷
Dacarbazine	DTIC	达卡巴嗪,氮烯咪胺
Dactinomycin, Actinomycin D	ACD	放线菌素 D,更生霉素
Daunorubicin	DNR	柔红霉素,正定霉素
Dexamethasone	DXM	地塞米松
Dexrazoxane		右雷佐生
Diphenhy dramine		苯海拉明
Doxorubicin, Adriamycin	ADM	阿霉素,多柔比星
Elemene Emulsion		榄香烯乳
Epirubicin, Epidoxorubicin	EPI	表阿霉素,表柔比星(阿霉素类)
Estramustine	EM	癌腺治,雌二醇氮芥,雌莫司汀
Etoposide	VP – 16	足叶乙苷,鬼臼乙叉甙,依托泊苷,足叶已甙
Exemestane	EXE	依西美坦,艾罗美新
Femara, Letrozole	LTZ	来曲唑
Floxuridine	FUDR	5 – 氟脱氧尿苷,氟尿苷
Fludarabine	FA	氟达拉宾
Fluorouracil, Fluoracil	5 – Fu	氟尿嘧啶
Flutamide, Eulexin		氟硝丁酰胺,缓退瘤
Folic acid		叶酸

英文名	英文缩写	药物名,别名
Ftorafur, Tegafur	FT207	替加氟,喃氟啶,呋氟尿嘧啶
FudR		氟苷
Gemcitabine, Gemzar	GEM	健择,双氟胞苷,吉西他滨
Gemtuzumab Ozogamicin, Mylotarg TM	CMA - 676	卡奇霉素,吉妥组单抗,人源化抗 CD33 嵌合抗体,卡奇霉素免疫复合物
Glivec, Imatinib	STI571	格列卫,甲磺酸伊马替尼
Homoharringtonine		高三尖杉酯碱
Human granulocyte colony stimulating factor	G - CSF	重组粒细胞集落刺激因子
Human granulocyte - macrophage colony stimulating factor	GM - CSF	重组巨噬细胞粒细胞集落刺激因子
Hydrocortisone		氢化可的松
Hydroxycamptothecin	HCPT	羟基喜树碱,羟喜树碱
Hydroxyurea, Hydroxycarbamide	HU	羟基脲
Idarubicin	IDA	去甲氧柔红霉素
Ifosfamide Ifosphamide	IFO	异环磷酰胺
Interferon	IFN	干扰素
Interferon alfa	IFNα	α - 干扰素
Interferon - β	IFNβ	β - 干扰素
Interlukin 2	rIL - 2	白细胞介素 2
Iressa, Gefitinib	ZD1839	易瑞沙
Irinotecan	CPT - 11	依利替康
Leucovorin, Calcium folinate	CF,LV	亚叶酸钙
Leuprolide		瘤破利得,醋酸亮丙瑞林
Leuprolide depot		瘤破利得库
Liposomal Doxorubicin		阿霉素脂质体
Lomustine	CCNU	洛莫司汀,环己亚硝脲

英文名	英文缩写	药物名,别名
Loperamide, Imodium		洛哌丁胺,易蒙停,氯苯呱酰胺
Mechlorethamine, Mustine, Chlormethine	HN2	盐酸氮芥,氮芥
Megace	MA	甲地孕酮
Melphalan		美法仑
Melphalan, Alkeran	MEL	苯丙氨酸氮芥
Mesna		美司钠
Methotrexate	MTX	甲氨蝶呤
Methylprednisone	MPED	甲基强的松
Mitomycin	MMC	丝裂霉素
Mitoxantrone, Novantrone	MIT, NVT	米托蒽醌
Mitramycin	MTH	光辉霉素
Nilutamide		尼鲁特米
Nimustine	ACNU	尼莫司汀,嘧啶亚硝脲
Nocardia rubra cell wall skeleton	N – CWS	胞必佳,红色诺卡氏菌细胞壁骨架
Oxaliplatin	L – OHP	草酸铂,奥沙利铂
Pemetrexed, Alimta		阿灵达
Pingyangmycin	PYM	平阳霉素
Prednisone	PED, PDN	强的松,泼尼松
Procarbazine	PCB, PCZ	甲基苄肼
Provera	MPA	甲孕酮,乙酸甲羟孕酮
Raltitrexed, Tomudex		雷替曲塞
Retinoic acid	RA	维甲酸
Rituximab, Rituxan, Mabthera		美罗华,利妥昔单抗
Tamoxifen	TAM	三苯氧胺:非甾体抗雌激素类抗癌药
Taxol, Paclitaxel	TAX, PTX	紫杉醇,泰素(多西他赛)

英文名	英文缩写	药物名,别名
Taxotere, Docetaxel	DOC	多西紫杉醇,泰索帝
Temozolomide, Temodal	TEM,TMZ	替莫待尔
Teniposide	VM－26	替尼泊苷,威猛
Thalidomide		沙利度胺,反应停
Topotecan	TPT	拓扑替康
Trastuzumab, Herceptin		赫赛汀
Tumor Necrosis Factor	TNF	肿瘤坏死因子
Uracil	UFT	优福定
Vinblastine	VLB	长春花碱,长春碱
Vincristine, Oncovin	VCR	长春新碱
Vindesin	VDS	长春地辛
Vinorelbine	NVB	长春瑞滨
Xeloda, Capecitabine	Cap,BOF－A2	希罗达,卡培他滨,氟嘧啶氨甲酸酯
Zoladex, Goserelin depot		诺雷德库,戈舍瑞林

医学英语词汇快速记忆方法

一、名词性后缀

1．-age 为抽象名词后缀,表示行为、状态和全体总称

percentage　百分数,百分率	voltage　电压,伏特数
lavage　灌洗,洗	gavage　管饲法
curettage　刮除法	shortage　不足,缺少

2．-cy 表示抽象名词

accuracy　准确,精确度	infancy　婴儿期

3．-ence、-ance 表示性质和动作

difference　不同	interference　干扰,干预
influence　影响,感化	occurrence　发出,出现
violence　激烈,暴力	existence　存在
significance　意义,意味	

4．-ency、-ancy 为抽象名词后缀

difficiency　不足,不全	tendency　趋势,趋向
frequency　频率	pregnancy　妊娠
emergency　紧急,急救	fluency　流利,流畅
sufficiency　足够,充足	constancy　坚定,经久不变

5．-er 表示……人、……者

diameter　直径	receiver　接收者,接受者
carrier　携带者	beginner　初学者,创始人
reader　读者	shutter　快门
goiter　甲状腺肿	

6. -ics 表示……科学

pediatrics　儿科学	psychiatrics　精神病学
obstetrics　产科学	orthopdics　矫形科学
auristics　耳科学	gnathostomatics　口腔生理学
andriatrics　男性医学,男性科	

7. -ian 表示人称名词

physician　医师,内科医师	technician　技术员

8. -ication 为由动词变化而来的抽象名词,常译为"……化"

simplification　简化	calcification　钙化
classification　分类,分级	communication　交流,交往

9. -ing 为由动词变化而来的动名词

nursing　护理	typing　分型,分类
mapping　绘制……图	bleeding　出血
vomiting　呕吐	softening　变软
functioning　使器官活动,使器官有功能	
positioning　把……放在适当的位置	
matching　和……相配	imaging　成像

10. -ion 为由动词构成的名词

occasion　偶然原因,近因,时机	division　分割,分开
vision　视力,视觉	distortion　扭曲,变形

11. -ism 表示制度、主义及现象等抽象名词

mechanism　机理,机制	autism　孤独性

12. -ist 表示人称名词

specialist　专家	internist　内科医生
pediatrist　儿科学家	biologist　生物学家
economist　经济学家	chemist　化学家
obstetrist　产科学家,产科医师	

13. -ization 为由动词构成的抽象名词

recanalization　再管化,再通化	catheterization　插管
immunization　免疫法,预防接种	organization　组织,机构,机化

hospitalization　住院　　　　normalization　正常化

ketonization　酮化作用

14. -logy 表示学科

morphology　形态学　　　　histology　组织学

neurology　神经学　　　　embryology　胚胎学

radiology　放射学　　　　laryngorhinology　喉鼻科学

proctology　直肠学　　　　hexiology　个体,生态学

15. -ment 表示动作、行为或具体事物

measurement　测量,量度　　experiment　实验

instrument　仪器,器械　　integument　体被,皮肤

segment　节段　　　　fragment　片段,断片,碎片

replacement　替代,置换　　increment　增长,增殖

development　发育,显影　　movement　动作,活动

ligament　韧带　　　　equipment　器材,装置,设备

improvement　改善

16. -ness 加在形容词后构成抽象名词

tenderness　触痛　　　　hardness　坚硬

thickness　厚度　　　　effectiveness　有效

usefulness　有用　　　　coldness　寒冷

dampness　潮湿　　　　darkness　黑暗

shallowness　浅　　　　permanentness　永久

brightness　明亮

17. -or 表示……人、……物

inhibitor　抑制物　　　　doctor　医生

monitor　监视器　　　　donor　给血者,供体

director　主任　　　　factor　因素

operator　操作者,手术者

18. -ry 表示集合名词

laboratory　实验室　　　　chemistry　化学

19. -ship 表示状态

relationship　关系,联系　　interrelationship　相互关系

20. -th 由形容词构成名词

length　长度　　　　　　　　width　宽度

depth　深度　　　　　　　　truth　真理

21. -ty 表示性质

rigidity　强直,僵硬　　　　　speciality　特征,专业

responsibility　责任,责任心　capacity　容量,智能,能力

mortality　死亡率　　　　　　morbidity　发病率

nocturnality　夜间　　　　　　safty　安全性

conductivity　传导性　　　　　permeability　渗透性

property　性质　　　　　　　plenty　丰富

unity　整体,统一性　　　　　obesity　肥胖

similarity　类似,相似

22. -ure 表示行为结果

failure　衰竭　　　　　　　pressure　压力

curvature　弯曲　　　　　　fissure　裂隙,裂

puncture　穿刺　　　　　　rupture　破裂

structure　结构　　　　　　seizure　发作

nomenclature　名称,术语

二、形容词性后缀

1. -able 表示可能的、可以的

excitable　易兴奋的　　　　acceptable　易接受的

movable　可移动的　　　　alterable　可改变的,可改动的

available　可用的,可得到的　uncomfortable　不舒服的

2. -al 表示有……属性

regional　局部的　　　　　natural　自然的

special　特别的,特殊的　　spinal　脊髓的

central　中央的　　　　　vertebral　脊柱的

cervical　颈的　　　　　mural　壁的

terminal　末端的　　　　typical　典型的

digital　数字的　　　　capital　首席,重要的

vocal　有声的,声带的　　several　几个

parasternal　胸骨旁的

3. -ant 有些是从动词派生来的

significant　有意义的

resistant　抵抗的,反抗的(自动词 resist 派生)

important　重要的　　　　　infant　婴儿的

constant　坚定的,持久的　　permanent　永久的

4. -ar 表示……特征的、……形状的

regular　规则的　　　　　muscular　肌肉的

circular　环形的,圆的　　anular　环的

5. -ary 表示与……有关的

ordinary　平常的,通常的　　anniversary　周年的

voluntary　自愿的,随意的

6. -ed 用于名词加 ed,转化为形容词,或动词过去分词作形容词

coded　加密码的(名词 code 加 ed)

colored　加颜色的

deposited　被沉淀的(由动词 deposite 加 ed)

curved　使……弯曲的　　　limited　有限的

lubricated　滑润的,使滑润的　　surrounded　围住的,被围绕的

7. -ent 与 -ant 类同

consistent　坚定的　　　　different　不同的

sufficient　足够的　　　　convenient　便利的,方便的

evident　明显的　　　　　fluent　流利的,流畅的

efficient　有效的　　　　frequent　常常的,频繁的

8. -ful 由名词构成形容词

useful　有用的　　　　　successful　成功的

plentiful　丰富的　　　　helpful　有帮助的

9. -ible 与 -able 相同

visible　可见的　　　　　irreversible　不可逆的

impossible　不可能的　　　inaudible　听不见的

10. -ic 加在外来词根的名词上,构成形容词

specific 特异的	magnetic 磁性的
aerobic 需氧的	pubic 耻骨的
oxytocic 催产的,催产剂	therapeutic 治疗的
dramatic 戏剧性的	icteric 黄疸的
dynamic 动力的	hemolytic 溶血的

11. -ish 加在表示颜色的形容词后,表示略带……色

reddish 带红色的,微红的	yellowish 带黄色的,微黄的

12. -ive 为由动词构成形容词

relative   有关的,相关的(由动词 relat 派生的)

sensitive 灵敏的	congestive 充血性的
imaginative 富有想象力的	imitative 模仿的
repetitive 重复的	reproductive 生殖的
contractive 收缩的	conservative 保守的
circulative 循环的	effective 有效的
invasive 侵入性的	

13. -less 表示没有……的

useless 无用的	lifeless 无生命的
hopeless 绝望的,医治不好的	fruitless 无效的,无益的

14. -ory 表示……性质的、属于……的

sensory 感觉的	accessory 附属的,附加的
circulatory 循环的	urinary 泌尿的,尿的

15. -ous 表示具有……的、有……特性的

dangerous 有危险的	continuous 连续性的,连续的
serious 严重的	various 各种的
vigorous 强有力的	apueous 水的
generous 大量的,丰盛的	tremendous 可怕的,惊人的
previous 以前的	pervious 能通过的,能穿过的

三、动词性后缀

1. -ate 多用于外来词构成动词

deviate 背离,偏离	decelerate 减速
accelerate 加速	degenerate 变性
operate 操作,手术	defibrillate 除颤
vibrate 振动,颤动	migrate 移动
angulate 成角	anticipate 预期,期望
abbreviate 缩写	antecede 在……之前

2. -en 加在形容词后构成动词,表示变、加、使……

weaken 变弱,变衰弱	soften 使……软化
thicken 使……变厚	strengthen 加强
shorten 使……变短	wooden 木制的
deepen 加深,深化	harden 使……变硬
lengthen 使……延长	loosen 放松,解开
quicken 加快,刺激	roughen 变粗糙
lighten 减轻	sharpen 变尖锐

3. -ize 加在形容词或名词后,表示……化

neutralize 中和	standardize 标准化
mineralize 矿物质化	repolarize 复极化
depolarize 去极化	sensitize 致敏
metastasize 转移	

四、副词性后缀

1. -ly 加在形容词后构成副词,最为常用,表示……地

simultaneously 同时地	concurrently 同时地
widely 广泛地	exclusively 专用地,唯一地
scarcely 仅仅,刚刚	immediately 立即

2. -ward(s) 加在前置词上,构成副词,表示方向

backward(s) 向后	upward(s) 向上

四、医学常用字首、字根与举例

Medical Prefix and Suffix　字首与字根举例

brady- 徐缓　bradycardia　心跳徐缓

bronch-,broncho- 气管　bronchitis　支气管炎

card-,cardi-,cardio- 心脏　cardiomegaly　心脏肥大

-centesis 穿刺　cardiocentesis　心脏穿刺术

cephal-,cephalo- 头　cephalitis　脑炎

cereb-,cerebro- 大脑　cerebritis　（大）脑炎

chol-,chole-,cholo- 胆,胆汁　cholecystography　胆囊造影术

chondr-,chondro- 软骨　chondritis　软骨炎

contra- 反,逆　contraindication　禁忌证

cyano- 青紫,绀　cyanosis　发绀

-cyst, cysti- 膀胱,囊　dacryocyst　泪囊

cyto- 细胞　cytopenia　血细胞减少

dent-,denti- 牙,齿　dentist　牙科医师

dermat-m,dermato- 皮　dermatoneuritis　神经性皮炎

dia- 离,透　diarrhoea　腹泻

dys- 困难,不良　dystrophy　营养不良

-ectasis 扩张　bronchiectasis　支气管扩张

-ectomy 切除　appendectomy　阑尾切除术

-mia 血　anemia　贫血

end-,endo- 在内　endoscope　内窥镜

epi- 在上　epidermis　表皮

erythro- 红　erythrocyte　红细胞

ex- 出,外,离　excretion　分泌物

febri- 热,烧　febrifuge　退烧剂

fibrio- 纤维　fibroma　纤维瘤

gastr-,gastro- 胃　gastrospasm　胃痉挛

gluco-,glyco- 甜　glucocorticoid　糖皮质激素

-gram 标记,图画　electroencephalogram　脑电图

gyn-,gynae- 女人　gynaecologist　妇科医师

hem-,hemato- 血　hematoma　血肿

hemi- 半,单侧　hemiplegia　偏瘫

hepat-,hepato- 肝　hepatosis　肝病

hydro- 水　hydrothorax　胸腔积水

hyp-,hypo- 低,不足,减退　hypoxemia　低氧血症

-itis 炎,发炎　pacreatitis　胰腺炎

Lacto- 乳　lactosuria　乳糖尿

Laryng-,leuko- 喉　laryngotomy　喉切开术

Leuco-,levko- 白的　leukopenia　白细胞减少症

-logist 专家　pharmacologist　药理学家

mal- 不好　malformation　畸形

-megaly 巨大　hepatomegaly　肝肿大

-meter 量器　thermometer　体温计

mort- 死　mortal　致命的

multi- 多　multipara　经产妇

-necrosis 死的　osteonecrosis　骨坏死

neo- 新生的　neoplasm　瘤,赘生物

nephr-,nephro- 肾脏　nephrosis　肾病

nerv- 神经　nervous　易激动的

neuro- 肿瘤　myoma　肌瘤

-osis 病态　stenosis　狭窄

osteo- 骨　osteomyelitis　骨髓炎

patho- 病　pathogen　病原体

pedia-,pedo- 儿童　pediatrician　小儿科医师

-penia 不足,缺乏　granulocytopenia　粒细胞减少症

peri- 周围　periphery　末梢

poly- 多　polyp　息肉

psycho- 精神　psychosis　精神病

-ptosis 下垂　metroptosis　子宫脱垂

pyel-,pyelo- 肾盂　pyelonephritis　肾盂肾炎

pyo- 脓　pyorrhea　脓溢

re- 复,再　relapse　复发

recti-,recto- 直肠　rectoscope　直肠镜

-rhea,-rrhea 流　diarrhea　腹泻

sclero- 硬的　sclerosis　硬化

-scope　观察　cystoscope　膀胱镜

semi-　半　semi-liquid diet　半流质饮食

-storny　口　colostomy　结肠造口术

-therapy　治疗　physiotherapy　物理疗法

therm-,thermo-　热　thermoplegia　中暑

-tomy　切开　tracheotomy　气管切开

uro-　尿　urodynia　排尿痛

分子肿瘤学词汇(缩写)
解释及中英文对照

A

abl

编码酪氨酸激酶的 Abelson 前癌基因。在慢性髓性白血病(CML)中,典型的 t[9;22]易位,使 abl 与 bcr 并列形成 bcr/abl 融合基因。abl 原是负责 Abelson 小鼠白质病毒转化作用的基因。

ALL

急性淋巴性白血病,是以淋巴母细胞(不成熟的淋巴细胞的前身)失调增生和异常分化为特征的快速进展型白血病。占儿童期白血病的 80% 和儿童期全部癌症的 25%;在成人中,约占急性白血病的 20%。

AML

急性髓性白血病,是以不成熟的粒性白细胞失调性增生为特征的快速进展型白血病。占成人急性白血病的大多数。

APL

急性前髓细胞性白血病,是急性髓样白血病的一种独特的亚型(FABM3),具有 t[15;17][q22;q12 - 21]易位的特征,使染色体 15 上被称为 PML 的转录因子与维甲类细胞核受体 α[RARα]融合,导致在 APL 细胞中表达 PML/RARα 融合性蛋白。

Adaptor protein

适配子(衔接子)蛋白,一种不含有酶活性的蛋白质,但含有多种蛋白 - 蛋白相互作用域,如 SH2/SH3 域作为活化的细胞表面受体与各种细胞内信号转导蛋白之间的桥梁,把细胞膜活化复合物中的蛋白质连在一起。

Adeno-associated virus(AAV)

腺相关病毒,一种小的 DNA 病毒,能被基因处理而传送基因,结合多种细胞,包括癌细胞及免疫系统的细胞。

Adeno-carcinoma sequence

腺瘤－腺癌顺序演变,代表良性黏膜恶性转化各期的一连串形态变化。

Adeno-viral vector

腺病毒载体,一种基因被修饰过的腺病毒,其中一部人正常的病毒基因组已经缺失,以防止病毒的复制,从而被将要导入靶细胞的新基因所替代。

Adenovirus(Ad)

腺病毒,腺病毒家族中的任何一种,共有 45 种以上不同的品质高度特异的类型。与人呼吸道和眼的疾病有关(如角膜结膜炎)。腺病毒载体是最有希望的治疗癌症的基因导入方法。

Adoptive therapy

过继疗法,用经过体外处理的免疫细胞重染注射给对象的治疗方法。

Adult T cell leukemia(ATL)

成人 T 细胞白血病,一种在成年期发生的具有 T 细胞特征的白血病,由人类 T 细胞白血病病毒 1(HTLV－1)引起。

AIDS(Acquired Immuno-Deficiency Syndrome)

艾滋病(获得性免疫缺陷综合征),在感染人类免疫缺陷病毒(HIV)过程中细胞免疫进行性损伤引起的严重免疫功能失调和最终衰竭。

Allele loss

等位基因丧失。也称杂合性丧失(loss of heterozygosity,LOH),与同一对象的非肿瘤性 DNA 相比较,肿瘤 DNA 中杂合基因座上缺少或丧失两个区别的等位基因之一。

Allogeneic transplant

同种移植,从一个个体移植细胞、组织或器官给另一个同种个体,在受体中,细胞、组织和器官继续有功能和作用。

All-trans-retinoic acid(ATRA)

全反式维甲酸,是迄今在诱导急性前髓细胞性白血病临床缓解中最起作用的维甲类。维甲类是维生素甲的衍生物,并且是维甲类细胞核受体的配体,ATRA 反式激活 RAR 途径,但并不反式激活 RXR 途径。

Amplicons

扩增子,在 DNA 扩增中,被扩增的单位重复序列。

Amplification

扩增,对某种特定 DNA 片段拷贝数目增加的方法,有体内扩增和体外扩增两种。

Anchorage independent growth(AIG)

不依赖锚定的生长,肿瘤细胞在软琼脂中悬浮生长的能力。

Androgen receptor(AR)

雄激素受体,一种细胞内(可能细胞核内)蛋白质,以高亲和性和低能量结合活化雄激素(5α - 双羟睾酮);激素 - 受体复合物能与特异的 DNA 序列(雄激素反应成分,AREs)相互作用来调节靶细胞的雄激素特异反应基因表达。

Angiogenesis

血管生成,新血管的生成需要内皮细胞从原来的血管基底膜脱离,然后内皮细胞移动、增生、黏附及分化。

Antagonism

抗雌激素剂,一种用降低全身雌激素水平,或在肿瘤中阻止雌激素附着于受体的物质,如三苯氧胺。

Anti-oxidant

抗氧化剂,凡能与氧化剂反应或阻止其形成而阻止氧化的化学物质,如维生素 C 有助于阻止 DNA 的氧化。

Anti-oxidant nutrient

抗氧化营养素,具有中和破坏性自由基从而抑制氧化性损伤的营养物质,如 β 胡萝卜素及维生素 E 或维生素 C。

Antisense(therapy)

反义疗法,一种治疗癌症的技术,用一种寡核苷酸结合靶 RNA 以抑制特异基因的表达。

Antisense oligonucleotide

反义寡核苷酸,一种化学合成的单链核酸,长约 12~30 个核苷酸单位,通过碱基配对能结合 mRNA 上的某些互补区,导致抑制蛋白质的合成。

AP-1

一种转录因子,参与由 c-fos 和 c-jun 细胞基因组成的 DNA 修复及细胞增生信号转导途径。

APC-1

结肠腺癌性息肉病基因,是家族性腺瘤性息肉病的基因,在这种遗传性综合征中,APC 基因突变,导致大肠内形成成千上万个癌前期腺瘤,如不切除,其中一个或多个将可能进展成为恶性。

Apoptosis

凋亡,也称为"程序性细胞死亡"或"细胞自杀",是由基因介导的一系列变化,细胞依靠它来主动地引起自身的破坏。正常起消除老化细胞或未参与免疫反应的淋巴细胞的凋亡过程,如发生病理性干扰,可对肿瘤生成起作用。凋亡最初由特征性的形态变化来确定,包括:DNA 的程序性降解、染色质浓缩、细胞缩小和碎裂。它可以是生理性的,或由化疗药物及放射诱发(来自希腊文,apoptosis,描写深秋枯叶从树枝上掉落的现象)。

Askin tumor

胸壁的一种外周性原始神经外胚层瘤,原来曾认为它与 Ewing 瘤不同,但现在通过分子生物学分析认为它们是同一家族的成员。

Ataxia telangiectasis(AT)

共济失调性毛细血管扩张症,一种伴有体液和细胞免疫缺陷的常染色体隐性遗传性疾病。由于它是一种独特的进行性神经性疾病、免疫功能障碍、易患癌症的联合,加上在儿童期早年表现出来的发育障碍,故有研究的意义。

Autocrine growth factor

自分泌生长因子,由肿瘤细胞产生的一种作用于它自己同种细胞的促分裂的生长因子。

Autocrine motility factor

自分泌运动因子,由肿瘤细胞分泌的一种蛋白质因子,能刺激同种细胞的移动(自发性移动)。

Autophosphorylation

自身磷酸化,由底物的酪氨酸激酶催化磷酸从 ATP 转移到其自身序列中的酪氨酸侧链的酚羟基,以作为下游底物的停靠位点。

Autosomal

常染色体的,指与任何除 X 和 Y 染色体以外的染色体有关。

awd

果蝇异常翼盘基因,其突变或缺乏表达会引起蜕变后广泛的发育异常。

B

Balanced translocation

平衡易位,一种染色体易位,易位后的基因材料与原来相同。

Banding pattern

染色体带型,借助细胞学的特殊处理程序,使染色体显现出深浅不同的染色带。染色带的数目、部位、宽窄和着色深浅均具有相对稳定性,所以每一条染色体都有固定的分带模式,即称带型。

Base pair(bp)

碱基对,在 DNA 双螺旋中腺嘌呤[A]与胸腺嘧啶[T],或胞嘧啶[C]与鸟嘌呤[G]配对。

bax

bcl-2 基因家族的一个成员,是在凋亡的调节中的重要部分。bax 与 bcl-2 一起形成一氨基二聚体,阻断 bcl-2 的抗凋亡活性。

bcl – 2

一种细胞基因,其蛋白质产物[Bcl – 2]抑制凋亡。它是滤泡 B 细胞淋巴瘤的癌基因,染色体易位 t[18;14]使 bcl – 2 基因置于免疫球蛋白启动子的控制下,导致 bcl – 2 基因表达上调,以致凋亡受抑。

bcr

断裂点密集区基因,因一种特异的染色体易位在基因组所局限区好发而命名。慢性髓性白血病(CML)典型的 t[9;22]易位使 bcr 与 abl 前癌基因并列而形成 bcr/abl 融合基因,bcr 中的断裂点定位于主要的[M – bcr]和次要的[m – bcr]密集区。

bcr/abl

费拉德尔菲亚易位染色体 9 上的 c – abl 前癌基因第二外显子易位到染色体 22 上的断裂点密集区,连接 bcr 的第一、第二或第三个外显子而形成的嵌合基因,编码相对分子质量为 21000 的酪氨酸激酶,引起人的慢性髓性白血病(CKL)。另一种 bcr/abl 重排编码相对分子质量为190000 的酪氨酸激酶,引起人的急性淋巴细胞白血病(ALL)。

Beckwith-wiedemann Syndrome(BWS)

一种以发育异常及有关肿瘤为特征的先天性常染色体疾病。临床上与有些肿瘤有关:如 Wilms 瘤、横纹肌肉瘤、肝细胞瘤及肾上腺癌等。

Biomarker

生物标志物,任何用来检测接触致癌作用或预测癌倾向的不同生物学或生物化学指标。生物标志物是预后或诊断的参数。

Blocking agent

阻断剂,任何在致癌剂处理过程中被用来起抗癌作用的各种化合物。

Bloom syndrome(BS)

一种与基因损伤及某些早年发生的癌症(如白血病、淋巴瘤)有关的常染色体隐性(遗传性)疾病。

BRCA1 gene

一种位于染色体 17q21 上的乳腺癌易感基因,在容易早年发生乳腺癌和卵巢的家族中有突变。

Burkitt lymphoma

一种已知与 EB 病毒有关的 B 细胞淋巴瘤,与 c-myc 前癌基因的易位有关,是病毒感染与癌症危险相关的范例。

C

Cadherin

钙黏附蛋白,依赖钙的细胞表面分子家族之一,为细胞-细胞识别、组织形态发生、细胞-细胞黏附及维持细胞膜完整性所需。该家族的成员根据它首先被分离的组织而冠以一前缀(如 E-指上皮)。

Cancer

癌症,一种多步骤的基因性疾病,由一种或多种基因功能特殊改变所致,损伤细胞生长和分化的控制,结局为失控的细胞增生及转化成新生物。

Carcinogen

致癌剂,任何化学的、物理的或生物的能引起人和实验动物癌症的物质或其他曾在流行病学研究中被证明增加癌症的因子。

Carcinogenesis

致癌,或癌的发生,通过调节基因稳定性、细胞增生、细胞分化、细胞-细胞及细胞-基质黏附或其他靶的基因突变的积累而发生的上调增生和转移能力的过程,该过程经过一系列连续的分期由启动、促进和进展期而成为恶性肿瘤。

cdc gene

细胞分裂控制 2 基因,编码相对分子质量为 34000(p34cdc2)的基因,调节细胞进入有丝分裂,原本是从裂殖酵母中分离出来的。

cDNA

互补 DNA,在体外由逆转录合成的某一基因的 mRNA 的互补拷贝,cDNA 缺乏该基因的内涵子,但含有为产生功能蛋白质所需的全部编码信息。

Cell adhesion molecule(CAM)

细胞黏附分子,任何参与肿瘤细胞黏附其他肿瘤细胞、宿主细胞或细胞外基质(ECM)成分的不同分子家族的成员(如钙黏附蛋白),包括ICAMs(细胞间黏附分子),NCAMs(神经细胞黏附分子),及VCAMs(血管细胞黏附分子)等。

Cell-cell interaction

细胞－细胞相互作用,内皮细胞生长控制的机制涉及与其他相邻细胞及与周围细胞外基质的相互作用(细胞－基质相互作用)。它们对基本的细胞行为模式(如增生、分化和移动)起关键性作用。肿瘤细胞比正常细胞黏附性差,因此并不受相邻细胞或细胞外基质有效的调节。

Cell cycle

细胞周期,真核细胞分裂所遵循的一连串特异的事件。细胞周期由四期组成:

(1)有丝分裂期(M):在此期中发生细胞核和细胞质的分裂;

(2)第一间隙期(或生长期)(G1):是在有丝分裂(M)和开始DNA合成(S)期之间的阶段;

(3)合成期(S):在此期中发生DNA合成;

(4)第二间隙期(或生长期)(G2):是在DNA合成完成与有丝分裂之间的阶段。

此外,还有不再分裂或静止的阶段,细胞处于G0期。

Cell cycle regulation

细胞周期调节,也即细胞分裂过程的基本控制,前癌基因和肿瘤抑制基因的产物正常时参与这个过程,而癌基因活化和(或)肿瘤抑制基因功能丧失可导致细胞周期失去调节。

Cellular clone

细胞克隆,来源于单个细胞的一群细胞。

c – fos

一种细胞基因,其产物与c-jun一起作为参与DNA修复和细胞增生的信号转导途径中Ap－1转录因子的一种成分。

Check point

控制点,保证细胞周期中每一期在下一期开始前恰当地完成的一种机制。

Chemoprevention

化学预防,化学制剂能减少或阻断肿瘤出现的过程。这些防癌制剂的范围可自食物的某种成分至合成的化合物。一级化学预防涉及原发癌症患者;二级化学预防涉及曾经治疗或原发癌已缓解的患者。

Chemotherapy

化学疗法,应用化学制剂抑制或破坏癌细胞。这些制剂包括干扰 DNA 合成的药物,直接破坏 DNA 的药物,或以其他方法干扰或抑制细胞分裂的药物。

Chimeric gene product

嵌合性基因产物,由两个不同的基因在染色体易位时合在一起而产生的一种异常的蛋白质。

Chromosome

染色体,由含 DNA 和蛋白质的染色质组成的细胞核的结构。染色体包含基因。染色体的数目和形态在细胞分裂时最好研究,即在分裂中期和前期的较后阶段,当染色体收缩时容易被分辨。每个染色体含有一着丝粒(主缢痕)及两条臂,短的称 p,长的称 q。

Cis – acting(factor)

顺式作用(因子),描述一种只在其自己的 DNA 分子上影响 DNA 序列活性的基因座或蛋白质。

Cisplatin

顺式铂氨(顺氯氨铂),顺式－二氯二氨铂的常用名称,是广泛应用的抗癌药物,药典名"顺铂"。

c-jun

一种细胞基因,其产物与 c-fos 的产物一起参与 DNA 修复及细胞增生信号转导。

Clone

克隆,在动物细胞群培养中,来自单个细胞的一群细胞。在一个克隆中的细胞常相似,它们共同具有从其起源细胞遗传来的特性。

c-mos

mos 族的一种前癌基因,是第一个被分子克隆的前癌基因,其转化活性已被证明。

c-myb

禽类成髓细胞增多症病毒－转化基因,c-myb 的正常细胞性同源物,表达一种细胞核 DNA 结合蛋白质,被认为调节造血系统的细胞增生和分化。

c-myc

c-myc 基因是 myc 基因家族的重要成员之一,c-myc 基因既是一种可易位基因,又是一种多种物质调节的可调节基因,也是一种可使细胞无限增殖、获永生化功能、促进细胞分裂的基因,myc 基因参与细胞凋亡,c-myc 基因与多种肿瘤发生、发展有关。

Colony-forming unit(CFU)

集落形成单位,指多种造血前驱细胞生长和分化的糖蛋白质中的任何一种,包括红细胞生成素(EPO)、粒细胞集落刺激因子(G-CSF)、巨噬细胞集落刺激因子(M-CSF)、粒细－巨噬细胞集落刺激因子(GM-CSF)及最近鉴定的血小板生成素(TPO)及白细胞介素－3(IL－3)。

Combination chemotherapy

联合化疗,应用两种或多种不同的化疗药物来治疗癌症,其中每种化疗药物都有不同的细胞毒性靶子。

Combination index(CI)

联合指数,在联合化疗时,对某一效应测量的终点,定量测定药物相互作用的程度。

Complete carcinogen

完全致癌剂,能引起细胞启动和促进细胞转化和生长,并能介导细胞进展成为恶性肿瘤的致癌剂。

Complete response(CR)

完全有效,指疾病的所有的症状和体征经治疗后完全消失至少30天。在白血病时指母细胞在正常骨髓细胞中少于5%。

CpG island

CpG 岛,脊椎动物 DNA 中长度为 0.5~2 kb 的一个区,是基因组中富含 CpG 的单拷贝非甲基化基因座,在一些肿瘤基因中具有 CpG 岛结构,是发生甲基化的区域。

Crossover

交换,在两个 DNA 分子之间的精确的交换(相互交换,recipro-cal exchange)。

Cross-resistance

交叉耐药,曾接触过一种细胞毒性药物的细胞,对其未曾接触过的其他药物也显示耐药性的特性。

Cross-talk

交谈,串话与通讯,在一原发信号转导途径中,活化的信号分子能调节另一原发的信号转导途径中的信号分子的机制。

Cyclin

细胞周期蛋白质(周期素),与真核细胞的细胞周期呈同步周期性浓度升降的蛋白质,最先是从海胆胚胎中分离鉴定的,为相对分子质量 50000 蛋白质的一大家族,包括:周期蛋白质 A、B、D、E、G 及 H。它们与关键的蛋白质激酶(细胞周期蛋白依赖性激酶,cyclin-dependent kinases, CDKs)结合,并调节它们的酶活性,从而推动和协调细胞周期的进行。

Cyclin-dependent kinases(CDKs)

细胞周期蛋白依赖性激酶,是蛋白质激酶家族中的一员,依赖与周期蛋白的结合来执行其关键功能。不同的 CDK - 周期蛋白质复合物使特异的靶蛋白质磷酸化而激发细胞周期各期的进行。当缺乏它们的周期蛋白质搭档,或有 CDK 抑制物存在时,它们即失去活性。

Cyclin-dependent kinases inhibitors(CDKI)

能与 CDKs 联合并抑制其活性的相对分子质量小的蛋白质家族中的任何一种。

Cytochrome P450

细胞色素 P450,能氧化多种底物的含血红素的加氧酶超家族中的一员。

Cytogenetics

细胞遗传学,从细胞、特别是从染色体水平研究遗传的科学。

Cytokine

细胞因子,由许多不同类型的细胞分泌的一大类自分泌和旁分泌蛋白质激素中的任何一种。原来只包括调节免疫细胞活化、分化、生长、增生和功能的白细胞因子,现认为由多种细胞合成并具有伸展到多种细胞类型的作用。包括:集落刺激因子(CSFs)、白细胞介素、干扰素、趋化因子及神经因子等。

Cytoskeleton

细胞骨架,决定细胞形状的细胞超微结构成分。

D

dcc

结肠癌缺失基因,基因座为染色体 18q 的一种肿瘤抑制基因,在结肠癌中常缺失。

Death domain

死亡或者负责诱导凋亡的一种含 80 个氨基酸的序列,首先在 TN-FR60 和 Fos 中被确定。

Death-regulating gene

死亡调节基因,促进或抑制不同类型程序性细胞死亡的几种基因的共同命名(如:thanatogenes,死亡基因;necrogenes,坏死基因)。

Deletion(del)

缺失,指由相同染色体臂内的两个断裂而引起的基因物质的丧失(interstitial deletion,中间缺失)。一个断裂则可引起末端缺失(terminal deletion),即在断裂点的远侧丧失染色质,在理论上,真正的末端缺失是少见的,因为它们是不稳定的,并同端粒(telonere)的缺少一起导致染色体的逐渐缩短。端粒是位于每条染色体的末端、在 DNA 复制时维持染色体结构完整的特殊结构。

denovo methylation

从头甲基化,在 GpC 序列上原先未甲基化的位点上重新开始的甲基化。它发生于发育过程中,特别是在位于雌性哺乳动物无活性的 X 染色体的基因上,也常发生于癌细胞中。

Dietary chemoprevention

饮食化预防,根据与降低癌症的关系采用某些食物(如:绿色蔬菜、柑橘类水果、粗粮面包),并根据与癌症的危险关系排除某些食物(如:高脂肪菜肴)的饮食方案。

Differentiation

分化,使有多种发育潜能的前驱细胞成为身体组织和器官表型上成熟细胞的复杂过程(如由造血前驱细胞分化为成熟的外周血细胞)。分化涉及细胞间和细胞内信号机制,以及通过在 DNA 水平上(转录性控制)或在 mRNA 或蛋白质合成和稳定性水平上(转录后控制)进行控制来调节基因的表达。

Differentiation antigen

分化抗原,在正常细胞上作为其分化的一部分而表达的抗原。

Differentiation therapy

分化疗法,诱导肿瘤细胞成熟来控制恶性细胞失调生长的癌症疗法。

DNA

脱氧核糖核酸,DNA 加合物,由化学物质与 DNA 形成共价性结合的产物。

DNA amplification

DNA 扩增,为一特异蛋白质编码的基因的拷贝数选择性地增加而其他基因并未按比例增加的过程。在自然条件下,基因扩增是通过从染色体切除基因的重复序列再在质粒中进行染色体外复制或通过将核糖体RNA 的全部重复序列生成 RNA 转录物再转录生成原来 DNA 分子的额外拷贝而实现的。在实验室已建立了不等交换、从裂解细胞提取 DNA或经过滚环复制生成染色体外序列进行人工基因扩增。例如在爪蟾卵子发生时,编码 rRNA 的基因数增加约 4000 倍。

DNA binding domain(DBD)

DNA 结合域,在转录因子中存在并负责结合 DNA 反应元件的域(如在维甲类受体或其他固醇类受体超家族成员中),也称为 DNA 结合基序

(DNA binding motif)。

DNA cross-linking

DNA 交联,在相同的或互补的 DNA 链上残基之间的共价连接。

DNA damage

DNA 损伤,由接触致癌剂引起的基因组损伤,导致编码序列中的异常,如:点突变、扩增、缺失、加成(addition)或染色体含量的异常(非整倍性)。

DNA diagnosis

DNA 诊断,扩增细胞、病毒或细菌的 DNA 节段,根据限制性片段长度多态性或 DNA 测序所作的诊断。

DNA fingerprinting

DNA 指纹分析,用标记的 DNA 片段(探针)与从细胞中抽取的 DNA 杂交的技术。用特异的限制性核酸内切酶使抽取的 DNA 部分水解,产生大小和相对分子质量不同的片段混合物,凝胶电泳分离后再转移到的一张膜上,并与探针杂交,如选择的探针核酸内切酶合适,DNA – DNA 结合的外形轮廓显示出每个体细胞株独特的"指纹"。

DNA footprinting

DNA 足印分析,在 DNA 上确定转录结合位点的技术,将 DNA 纯化的样本与曾经和 DNA 结合蛋白质培育过的作比较。

DNA lesion

DNA 病变,DNA 中受损的脱氧核苷酸,在 DNA 复制时能导致突变或细胞死亡,常见的 DNA 病变如单链断裂、氧化或烷化的碱基。

DNA methylation

DNA 甲基化,将一个甲基结合到 DNA 的胞嘧啶残基上形成 5 – 甲基胞嘧啶。

DNA nethyl transferase

DAN 甲基转移酶,将甲基从 5 – 腺苷甲硫氨酸转移到胞嘧啶 5 – 位上去的酶。

DNA mismatch

DNA 错配,指双链 DNA 中的一个非互补的碱基对。

DNA mismatch repair gene

DNA 错配修复基因,编码参与检测、切除和修复 DNA 复制差错的高度保守的基因中的一员。

DNA promoter

DNA 启动子,位于基因 3 端的 DNA 非转录区,在对不同信号的反应中,它调节该基因的转录,例如结合转录因子。

DNA regulatory element

DNA 调节元件,DNA 分子上的一个位点,在那里结合固醇类受体和影响下游转录事件。

DNA repair

DNA 修复,是细胞对 DNA 受损伤后的一种反应,这种反应可能使 DNA 结构恢复原样,重新能执行它原来的功能;但有时并非能完全消除 DNA 的损伤,只是使细胞能够耐受这 DNA 的损伤而能继续生存。也许这未能完全修复而存留下来的损伤会在适合的条件下显示出来(如细胞的癌变等),但如果细胞不具备这修复功能,就无法对付经常发生的 DNA 损伤事件,就不能生存。所以研究 DNA 修复也是探索生命的一个重要方面,而且与军事医学、肿瘤学等密切相关。

DNA repair pathways

DNA 修复途径,从基因组中去除内源性和外源性 DNA 损伤的一般机制的统称,包括:直接的损伤修复、碱基切除修复、核苷酸切除修复、错配修复及双链断裂修复。

DNA response element

DNA 反应元件,在基因启动子内负责特性结合转录因子的基序(例如:维甲类受体或固醇类受体超家族的另一成员)。

DNA strand break

DNA 链断裂,双链 DNA 分子中的一条链或两链上共价 DNA 基架的断裂。

DNA tumor virus

DNA 肿瘤病毒,含有 DNA 的任何致瘤性动物病毒。

Dominance

显性,某些等位基因掩盖或压倒相应的(隐性)等位基因表达的倾向。

Dominant mutation

显性突变,一个等位基因的突变产生改变的蛋白质,其本身无功能,但具有灭活正常野生型蛋白质功能的能力。

Dominant-negative mutant

显性阴性(失活)突变型,一种突变的蛋白质具有显性阻断完整的野生型蛋白质功能的能力,这常常是通过在突变型和野生型之间形成无功能的二聚体或去除限制性辅助因子的作用来实现的,显性阴性突变型常在癌症生物学中出现。

Double minute chromosomes(DMs)

双微染色体,在核分裂中期制备的染色体中见到的微小成对的染色质小体;一般用姬姆萨或其他染色均不佳,它们不含着丝粒,被认为是常染色质。

Drug resistance

抗药性(耐药性),细胞耐受对以前几代致死剂量的治疗药物攻击的能力。

Dysplasia

异型增生,表现为形态和生化异常的细胞癌前期病变。

Dysregulation

调节异常,异常的或不确定的调节,如:细胞周期的调节异常。

E

E2A

在急性淋巴性白血病[ALL]中易位的一种癌基因。

E2F

宿主转录因子的一种,首先在腺病毒 E2 启动子中描述的一种成分,迄今描述与 5 种 E2F 蛋白质密切相关的家族。

Ecology study

生态学研究,一种流行病学研究,试图用分析群体作为观察单位来证实某一危险因素(例如吸烟)与某种疾病之间的关系(也称集合分析,相关性分析)。

egr

一种由哺乳类动物细胞被辐射后激活产生的早期反应基因。

Endogenous DNA damage

内源性 DNA 损伤,由可能产生突变性病变的氧化过程所引起的 DNA 的自发性脱氨基、烷化、碱基丧失和结构改变。

Endonuclease

内切核酸酶,在凋亡细胞中起降解染色体 DNA 作用的酶。

Enhancer

增强子,能增强真核细胞启动子表达水平的顺式作用 DNA 序列,能不依赖启动子有关定向、距离和位置起作用,也称为增强子 DNA,增强子元件。

env

逆转录病毒的包膜基因,是制造病毒颗粒的细胞编码埋在病毒脂质包的包膜糖蛋白,该蛋白也负责细胞表面受体,导致病毒进入细胞。

Environmental carcinogen

环境致癌剂,存在于周围环境中能引起癌症的物质,如:石棉。

Epidemiology

流行病学,是研究特定人群中疾病、健康状况的分布及其决定因素,并研究防治疾病及促进健康的策略和措施的科学。

Epidermal growth factor(EGF)

表皮生长因子,刺激和维持许多细胞类型增生的多肽类生长因子。各种上皮性恶性肿瘤在它们的细胞表面呈现 EGF 受体增加,如乳腺癌与肺癌。

Epitope

表位,被特异抗体或 T 细胞识别的抗原分子上的一个靶区。一个抗原分子可含有多个针对不同单克隆抗体的不同表位。

Epstein-Barr virus(EBV)

具有 DNA 型遗传信号的 γ 疱疹病毒。其原始宿主是人。这种到处存在的病毒主要感染 B 细胞并在缺乏免疫监视时使它们转化。它与传染性单核细胞增多症、鼻咽癌及多种其他肿瘤有关。

ER(estrogen receptor)

雌激素受体。

erb

成红血细胞增多症病毒的基因,为 erbA,erbB,erbB-2 等癌基因家族之一,在不同的癌中被扩增(原来被鉴定为禽类成红血细胞增多症病毒的决定簇)。

ets

参与 Ewing 瘤易位的癌基因家族的成员,包括 erg 及 fli-1。

Ewing sarcoma

尤文肉瘤,儿童和青年人的一种骨肿瘤,过去多被认为是一种独特的疾病,但现在的描述为一组具有共同基因异常和治疗反应的骨和软组织的恶性肿瘤(由 James Ewing,1866—1943,英国病理学家发现)。

Ewing translocation

Ewing 易位,累及染色体 11 和 22 长臂的染色体断裂和融合所引起的细胞遗传学异常。这种易位 t[11;22][q24;q12]曾在很高百分比的 Ewing 肿瘤中观察到。

ews

从 Ewing 融合性基因中克隆出来的一种独特的基因,现在发现涉及多种恶性肿瘤。

Exogenous DNA damage

外源性 DNA 损伤,由接触致癌物和物理性损伤如紫外线和电离辐射所引起的 DNA 损伤。

Extracellular matrix

细胞外基质,占据细胞之间空隙的不溶性超分子复合物,由几类有特殊结合作用和跨越组织中很大距离的大分子组成。

F

Familial aggregation

家族性聚集,某一种疾病的病例在一个家族或同个家族中聚集。这可以来源于基因的作用,或来自亲属共同的环境接触,或来自这些因素的联合。

Familial cancer

家族性癌,在同一家族的不同的成员发生几率明显增高或归咎于共同的环境条件而发生的癌症。

Familial adenomatous polyposis(FAP)

家族性腺瘤样息肉病,一种少见的遗传性显著的家族性结肠癌综合征,它约占全部结肠癌的1%。典型 FAP 的特征是:青春期在全结肠内弥漫地分布着成百上千个腺瘤,如不进行预防性切除,至40岁左右,其中一个或多个腺瘤会发生癌变,FAP 是由位于染色体 5q 上的 APC 基因的突变所致。

Farnesylation

法尼基化,一种使蛋白质获得非极性法尼基而变得更容易结合细胞膜的化学变化。

Fibroblast growth factor(FGF)

成纤维细胞生长因子,能刺激多种细胞增生,结合肝素的生长因子家族中的一员,已知有9种,它们的过度表达会导致恶性转化。

FISH(Fluorescence in situ hybridization)

荧光原位杂交,把一种标记的 DNA 序列结合至显微镜切片上的染色体 DNA,并用荧光色素检测的技术。

fli－1

在 Ewing 瘤中与 ews 基因融合的最常见的基因(80% 病例)(原先描述为 Friend 红白血病病毒的基因组整合位点)。

G

G0

指细胞周期的静止期,那时既不复制 DNA 也不进行细胞分裂。

G1

指细胞周期的第一个间隙(或生长)期,是在有丝分裂(M)和 DNA 合成期(S)之间的阶段。

G1 arrest

G1 期停顿,细胞周期在 G1 期进行至 S 期过程中的一个延缓。

G2

指细胞的第二个间隙(或生长)期,是在 DNA 合成完成和有丝分裂之间的阶段。

G2 arrest

G2 期停顿,细胞周期从 G2 期进展到 M 期的过程中的一个延缓。

GADD45

p53 介导的对 DNA 损伤反应中的一个可诱导的 DNA 修复成分。p53 诱导 GADD45 的表达,其基因产物与 PCNA(增殖细胞核抗原)有关,PCNA 是一种参与 DNA 修复的蛋白质。

gag

编码一种多蛋白质(polyprotein)(小鼠白血病病毒中的 p165)的小鼠逆转录病毒的结构基因,组成大部分病毒衣壳,并被病毒蛋白质酶分解成四种肽:MA(基质蛋白),p12,CA(衣壳蛋白及)NA(核壳蛋白)。

gag-pol

由 gag 开放读框组成的逆转录病毒的基因,可融合更大的下游开放读框,在它们中间有一个终止密码子。

Gain of function

增添功能,即突变给予一种基因产物以新的生化功能,癌基因的突变性活化导致增添功能,促进异常的细胞生长。

Ganciclovir（GCV）

9 - （1,3 - 二羟 - 2 - 丙氧甲基）鸟嘌呤,一种药物前体。当被单纯疱疹病毒胞苷激活时,它对正在分裂的细胞有毒性。

Gene

基因,参与制造多肽链的一段 DNA;它包括:外显子,即在 mRNA 中被保持的编码区;内含子,即 mRNA 被剪切的核苷酸序列。

Gene amplification

基因扩增,在细胞基因组中某一特殊基因的拷贝数增加,在癌症中是常见的基因改变。由这些扩增基因编码的蛋白质常以高水平表达。基因扩增包括 DNA 的延伸区域,常跨越几个相邻的基因,扩增的基因可定位于一染色体内（常以串联重复的方式）或与染色体外环形 DNA 或微小染色体相连。

Gene conversion

基因转变,在同源基因座之前的非相互（nonreciprocal）传递信号,受体等位基因的序列信号被供体等位基因中的序列信号所替代,供体等位基因并无改变。

Gene expression

基因表达,机体的基因物质的表现。

Gene knockout

基因剔除,把特殊的突变引入内源性基因以灭活（或剔除）该基因的过程。

Gene penetrance

基因外显率,具有特殊基因型的家族成员中表现某一特殊疾病的预期表型特征者的比例。

Gene targeting

基因导向,即改变细胞中某特殊 DNA 或 RNA 分子的结构和含量,从而选择性改变基因表达的措施。

Gene therapy

基因治疗,把一基因转移或表达于一细胞内的治疗策略。被转移的基因可恢复某种正常的功能,或给细胞增加新的功能。原来认为仅对遗传性疾病有用,现在知道可对所有缺乏有效治疗的疾病有用。

Genetic

基因的,遗传学的,包括:(1)由于基因改变而涉及的或有关细胞内遗传性的变化;(2)与遗传学有关的。

Genetic engineering

遗传工程,基因工程,为了医学的或工业的目的,利用含遗传(基因)的物质来改变活细胞基因组的或生物学特性的工程。

Genetic instability

基因不稳定性,细胞在分裂过程中无能力阻止基因组 DNA 的增添、缺失和重排,是癌症中常见的基因改变。

Genetic mutation

基因突变,机体中遗传物质(DNA)的一级序列的任何变化(除免疫系统重排外),是癌症中常见的基因改变。

Genetics

遗传学,研究遗传特征的传递和表达的科学。

Genetic variant

遗传变异体,包括:(1)具有特异基因突变的细胞株,导致表达不同于野生型的表型;(2)具有这种突变的机体。

Gene transfer

基因转移,为治疗的目的,把基因转移入细胞并使其表达,所转移的基因可给细胞恢复正常的功能或增加新的功能。

Genome

基因组,指(1)一个细胞全部细胞核 DNA 含量;(2)一个个体或物种所具有的全套基因。

Genomic imprinting

基因组印记,在配子发生中出现的基因选择性差异表达,限制从常染色体基因表达为父方或母方的等位基因。

Genomic instability

基因组不稳定性,与某些 DNA 修复缺陷有关的隐性可遗传性特征,这种特征是癌细胞在进展过程中所获得的,可导致比正常自发率更高的体细胞突变。

Genotype

基因型,存在于每个细胞中的特殊成套的等位基因,也即一个机体的基因组成。

Glutathione transferase

谷胱甘肽转移酶,起酶的作用,并在解毒过程中作为结合蛋白质的多功能蛋白质家族中的一员,它能防止致癌过程的启动;但另一方面,也可参与激活有些致癌剂和抗癌药物的耐药性。

Glycoprotein

糖蛋白质,与碳水化合物共价结合的蛋白质,可以分类为 O – 联的(碳水化合物连接丝氨酸或苏氨酸的羟基),及 N – 联的(碳水化合物连接天冬酶的酰胺氮基)。在癌中常用糖蛋白质发生改变。

Glycosylation

糖基化,最常见的一种蛋白质翻译后修饰,在内质网中进行,由寡糖结合天冬酰胺、丝氨酸或苏氨酸残基。糖基化改变也是恶性细胞的一种特征。

G – protein

G 蛋白,一种能以 GDP(无活性)或 GTP(有活性)的方式结合鸟嘌呤核苷酸,并参与调节细胞功能的蛋白质。

Growth factor

生长因子,一种能通过高亲和性结合细胞膜受体而影响细胞增生和分化的分子,常为一多肽,大多数已知的生长因子是细胞增生的刺激性因子,但也有作为抑制性因子的。

Growth factor receptor

生长因子受体,细胞表面与生长因子结合的特殊位点。

Growth suppressor

生长抑制因子,一种抑制细胞生长的因子。

H

HAMA

人体小鼠抗体,患者被反复注射小鼠源性单克隆抗体后形成的抗体。

Haptotaxis

趋触性,趋向结合底物而移动的过程,是肿瘤细胞的一种移动方式。

Heat shock protein(Hsp)

热休克蛋白质,由热休克和其他蛋白质毒性应激转录性诱导的高度保守的一组蛋白质的一种。它们在蛋白质折叠、运输、装配和分解中起作用。

Hela cells

Hela 细胞,已建株的人癌细胞,来源于宫颈癌患者的癌组织,自 1951年以来在培养中维持至今(以细胞来源的患者姓名 Henrietta Lacks 命名)。

Helicase

解旋酶,能使 DNA 双螺旋分子解开的酶。

Hematopoietic stem cell(HSC)

造血干细胞,能产生造血细胞谱系并能维持长期造血的、系统中最原始的细胞。

Hematopoietic support

造血支持,采用自体骨髓移植、输入外周血干细胞和集落刺激因子等措施以对抗癌症化疗诱发的骨髓抑制。

Hepatocyte growth factor(HGF)

肝细胞生长因子,能刺激肝细胞增生的一种生长因子。

HER

与 neu 癌基因同源的人类基因,已知在明显比例的乳腺癌中扩增。

Hereditary cancer

遗传性癌,与接受亲代突变的基因有关的癌症类型。

Hereditary nonpolyposis colon cancer（HNPCC）

遗传性非息肉病性结肠癌,一种遗传性癌综合征,受累的个体遗传了参与 DNA 错配修复基因中某一种突变,从而表现为高发生率和早年起病的结肠癌和其他癌症。

Heterogeneity

异质性,在不同肿瘤和一种肿瘤的细胞群之间生物学特征的变异。

Heterozygosity

杂合性,具有一对或几对不相似的等位基因的特性。

Heterozygous

杂合的,指具有某一基因的一个野生型拷贝或等位基因,及一个突变的等位基因。

Homogeneously-staining region（HSR）

均匀染色区,染色体在姬姆萨染色时染成均匀颜色的伸展区,而非正常时呈不规则颜色的条带状。

Homozygote

纯合子,在特殊的基因上携带两个相同等位基因(从每个亲代获得一个)的个体。

Homozygous

纯合的,指具有某一基因的两份完全相同的拷贝(等位基因),不论是突变型还是野生型。

H-ras

编码一种相对分子质量为 21000 的小 G 蛋白质的原癌基因,它是控制细胞生长和分化的信号转导途径的关键因素。H-ras 和其他 ras 基因家族成员的突变参与广泛范围的人类肿瘤的发病。

Hybridoma

杂交瘤,一种通过融合而形成的杂交细胞,是由正常细胞和具有某种缺陷的肿瘤细胞杂交而获得

Hypermethylation

甲基化过度,给一个 DNA 区域一个别的 CpG 位点增加甲基化的过

程。

Hypomethylation

甲基化过低,给一个 DNA 区域或一个别的 CpG 位点减少甲基化的过程。

I

ICAM

细胞间黏附分子。

IGF(Insulin-like Growth Factor)

胰岛素样生长因子,在胚胎发育和出生后的生长生理中起关键作用的肽类激素。IGF-I 和 IGF-Ⅱ既能起循环内分泌激素的作用,也能作为有旁分泌和自分泌作用的局部产生的生长因子。它们除了在正常组织中广泛地表达外,也在广谱的癌细胞类型中检测到。

Immortalization

永生化(无限增殖化),细胞在培养中无限生长的能力,它们在单层中能继续无限地群体倍增,而不进入衰老期。

Immune-response genes

免疫反应基因,控制淋巴细胞对特异抗原免疫反应的 MHC(主要组织相容性复合体)基因。

Immunoglobulin gene

免疫球蛋白基因,指导产生免疫球蛋白轻链和重链的基因。

Immunotherapy

免疫疗法,诱导在细胞水平上的变化以改变机体对抗原的反应的疗法。

Immunotoxin

免疫毒素,来自单克隆抗体的导向毒素,可以由化学接头使抗体或抗体片段连接毒素进行化学合成,或由抗体的可变区和恒定区克隆到一表达的载体而产生。

Inactivation

灭活,使蛋白质不能执行其正常生化功能的过程。这或能由引起氨基酸替化的突变,或因与另一个蛋白质相互作用而发生。

Insertional mutagenesis

插入性致突变,将病毒的 DNA 插入到宿主的基因组内与宿主的序列共价连接,这种病毒的整合导致某个各细胞基因的功能改变或表达。

in situ hybridization

原位杂交,即结合 – 互补的放射性标记的 RNA 或 DNA 片段而将特异的基因或 DNA 序列在染色体内定位的方法。

Integrin

整合蛋白,介导细胞与细胞外基质或其他细胞接触的细胞表面受体家族之一。

Intercellular adhesion molecule(ICAM – 1)

细胞间黏附分子,在抗原递呈细胞和有些肿瘤细胞上发现的一种细胞表面分子,是白细胞上 LFA – 1 整合蛋白的配体,在淋巴细胞结合抗原递呈细胞中起作用。

Interferon

干扰素,由淋巴细胞和非淋巴细胞产生的能影响蛋白质合成和细胞免疫的一类小分子可溶性蛋白质。

Interleukin

白介素,是指在白细胞或免疫细胞间相互作用的淋巴因子,它和血细胞生长因子同属细胞因子。两者相互协调,相互作用,共同完成造血和免疫调节功能。白细胞介素在传递信息,激活与调节免疫细胞,介导T、B 细胞活化、增殖与分化及在炎症反应中起重要作用。

Intermediate endpoint

中间终点,在化学防癌试验中任何生物学或遗传学指标变化,能被用作预测癌症发生率下降的标志。

Intron

内含子,基因中非编码的间插序列。

Inversion(inv)

倒位,由染色体内两个断裂引起的染色体节段的 180 度旋转。在着丝点旁倒位中,断裂发生在同一染色体臂上(即着丝点不在倒位节段内);在着丝点周围倒位中,断裂发生在着丝点的对侧(即在短臂上)。

Isozyme

同工酶,某种酶的多种形式,它们氨基酸组成和理化特性不同,但催化相同的反应。

J

Juxtamembrane domain

近膜域,在受体酪氨酸激酶中连接跨膜域和激酶域的长度可变的序列。

K

Karyotype

核型(染色体组型),代表某一细胞群体的染色体组,按其大小、着丝点的位置及个别染色体的分带形式排列。正常人的核型含 46 个染色体,包括 22 对的称为常染色体(自第 1 至第 22 对)的同源染色体和一对称为 X 和 Y(在女性为 XX,在男性为 XY)的性染色体。核型的描述包括下列项目,用逗号(,)分开:染色体总数、性染色体结构,及在异常核型,还包括性染色体异常及常染色体异常。

Kilobace(kb)

千碱基,核酸大小的单位,等于 1000 个 DNA 的碱基对或 1000 个 RNA 的碱基。

Kinase

激酶,任何一个把磷酸基从核苷三磷酸转移到另一个分子的酶。

Kinase domain

激酶域,酪氨酸激酶的约 300 个氨基酸的部分,包含磷酸转移所需的全部催化机制。它包含 12 个可识别的保守的亚域。

Knockout mouse

基因剔除小鼠,特殊的基因被剔除的(基因缺失的)实验小鼠,通常由同源重组来剔除。

Knudson hypothesis

Knudson 假说,由 Alfred Knudson 提出的假说,解释视网膜母细胞瘤的遗传型和非遗传型的差异;即两种类型具有共同的基因缺陷,这导致鉴定 Rb 基因和肿瘤抑制基因的普遍性概念。

K-ras

一种前癌基因,为 ras 基因家族的一个成员,已知在相当高比例的肺癌、结肠癌及胰腺癌中有突变。

L

LAK cells

淋巴因子活化的杀伤细胞,由淋巴细胞与白介素 – 2 培育形成,显示不受 MHC 限制的杀伤肿瘤细胞的活性(LAK 活性)。

Li-Fraumeni syndrome(LFS)

Li-Fraumeni 综合征,一种罕见但有意义的家族性综合征,与广谱的肿瘤,包括:乳腺癌、软组织肉瘤、白血病和脑膜瘤有关。对有危险的家族,在 30 岁以前发生某些侵袭性癌的机会接近 50%。高百分率的 LFS 家族在一等位基因中携带种系 p53 突变(由 Federick P. Li 和 Joseph F. Fraumeni 研究确定)。

Ligand

配体,结合特异受体并参与激活此受体的分子(如结合类固醇受体并激活它的激素)。

Ligand binding domain(LBD)

配体结合域,蛋白质内的一个负责结合其配体的域(如维甲类受体或其他固醇类受体超家族成员内结合维甲酸或激素的域)。

Linkage analysis

连锁分析,用来比较家族中受累和非受累个体之间某一特殊染色体区基因遗传性的统计学方法,以评估这些标志是否与某一疾病相关联。

L-myc

myc 前癌基因家族之一,在小细胞肺癌的细胞株和肿瘤中常有扩增。

Locus

基因座,染色体上某一特殊基因正常定位的区域或位点。

Long arm(q)

长臂,染色体上两个主要节段中较长者。

Loss of heterozygosity(LOH)

杂合性丧失,导致某一基因正常的两个成对等位基因出现不同的基因组变化,常反映丧失该基因的一个等位基因的部分或全部基因组序列。LOH 与存在肿瘤的抑制基因(如 p53)有关。在两个等位基因都存在的情况下,会导致抑制恶性肿瘤的发生。而当一个等位基因明显异常或缺失时,不再发生抑制亚性状态,细胞就转化为癌细胞。

Lynch syndrome

Lynch 综合征,一种少见的但有遗传学意义的家族性癌综合征,如遗传性非息肉病性结肠癌,HNPCC(由 Henry T. Lynch 首先描述)。

M

M

M 期,指细胞周期的有丝分裂期。

Macronutrient

大量营养物,饮食中大量存在的为维持健康所需的物质(如:蛋白质、脂肪、碳水化合物及纤维)。

Marker

标志,一种已知在染色体上的定位并已确定表型的基因,因此能被用研究和确定另一种基因位置的参考。

MCC

MCC 基因,参与结肠家族性息肉病发生的一种癌基因,并与胃肠道、卵巢、乳腺、肺和前列腺癌的发生也有关。

mdm-2

小鼠双微基因 2,其人类的同源物有结合灭活 P53 蛋白质的功能。

Membrane activation complex

膜活化复合体,是配体刺激受体酪氨酸激酶(RTKs)或受体相关的酪氨酸激酶后形成的活化信号蛋白质的大聚体。

men－2

多发性内分泌肿瘤基因,在不同的肿瘤(如:甲状旁腺、胰腺、垂体及肾腺的肿瘤)中发现有改变的一种肿瘤抑制基因。

Metabolic activation

代谢激活,一种致癌剂被转变成更具有活性并可结合 DNA 的形式的过程。

Metabolic detoxification

代谢性解毒,一种致癌剂被转变为不能和 DNA 起作用的物质而被排出的过程。

Metastasis

转移,肿瘤细胞通过淋巴管或血液循环从原发部位扩散至其他邻近或远隔部位并形成新的肿瘤的过程。

Metastasis suppressor gene

转移抑制基因,指一些基因编码的蛋白酶能够直接或间接地抑制具有促进转移作用的蛋白,从而降低癌细胞的侵袭和转移能力的一类基因。凡是能抑制肿瘤转移形成的基因均可命名为转移抑制基因。肿瘤抑制基因主要是抑制肿瘤细胞的恶性表型;而肿瘤转移抑制基因主要是抑制肿瘤细胞的转移表型。

Micronutrient

微量营养物,在饮食中微量存在为维持健康所需的物质(如:维生素或微量矿物质素)。

Microsatellite

微卫星体,由一连串高度重复的 DNA 序列组成的基因组的一个区,能产生正常的基因多态性。

Microsatellite instability

微卫星体不稳定性,同一个患者的正常组织和肿瘤组织之间 DNA 微卫星体长度的差异,提示在肿瘤组织中发生了突变。

Microtubule

微管,真核细胞骨架的一种主要成分,主要由 α、β 微管蛋白异二聚体自己联合形成中空的圆柱形多聚体,该圆柱体由 13 条原丝组成,总直径为 25 nm。

Minisatellite

小卫星体,头尾串联的短 DNA 序列基序(14 ~ 100 bp)。单位总数的变化会在某一小卫星体基因座产生许多等位基因。

Missense mutation

错义突变,密码子中一个碱基的变化,导致编码氨基酸的变化。

Mitogen

促细胞分裂原,任何刺激细胞增生(致细胞分裂)的因子。

Mitosis

有丝分裂,包含复制的染色体的分开和分离的细胞分裂过程。

Modified antisense oligonucleotide

修饰的反义寡核苷酸,人工合成的,与靶基因或 mRNA 某一区段互补的核酸片断,可以通过碱基互补原则结合于靶基因/mRNA 上,从而封闭基因的表达。

包括:反义 DNA,反义 RNA,其来源可有人工合成和体内表达两类。

Molecular epidemiology

分子流行病学,根据分子生物学资料确立某种疾病的危险因素的科学。

Monosomy

草本性,缺失成对染色体中一个成员的染色体结构。

mos

Moloney 小鼠肉瘤基因,一种在性腺组织和早期胚胎发育中高度表达的前癌基因,其产物是减数分裂中细胞周期的调节物。mos 基因是致癌转化基因的原型。

MPF maturation(or mitosis)-promoting factor

成熟(或分裂)促进因子,推动细胞周期的有丝分裂期进行的因子,由周期蛋白质 B 和 CDC2 组成。

mRNA (messenger RNA)

信使 RNA,编码合成某种蛋白质所必需信息的任何单链 RNA 分子。

Multidrug resistance(MDR)

多药耐药性,由于生化或基因的变化而引起的肿瘤细胞能耐受多种不同药物的作用而生存的能力,按狭义地讲,MDR 指对不同结构和细胞毒性靶子的药物的抵抗(耐药性)。

Multidrug resistance gena(mdr-1)

多药耐药性基因,与发生多药耐药性有关的基因,它编码一种需能量的排出泵(P - 糖蛋白质),对疏水性细胞毒性药物起作用,如:多柔比星(阿霉素)、长春新碱、依托泊苷及紫杉酚。在许多肿瘤细胞株和肿瘤标本中 P - 糖蛋白质表达升高。

Multistage(multistep) carcinogensis

多阶段(多步骤)致癌,由于基因组损伤积累导致正常细胞进行性异型增生和异常生物行为而演化成癌细胞的学说。

Mutagenesis

致突变,DNA 改变的过程,一种基因性变化。

Mutagen

突变原(诱变剂),损伤 DNA 可导致细胞分裂时突变的物质。

Mutant

突变体(突变株,或突变型),已发生改变的基因,或由这种改变而致的产物。

Mutation

突变,常由基因毒性剂引起的 DNA 的特殊改变,但也可由复制过程中的错误或不能修复错误的酶性改变所致,它们可表现为碱基的替换、缺失、基因物质的转座等。

Mutator

增变基因，或增变株，指一种基因，其编码产物可引起整个基因组突变，这种基因的表达参与 DNA 复制和修复的基因。

myc

myc 基因，骨髓瘤病毒基因，包括：c－myc，L-myc，N-myc 的前癌基因家族之一。在人类和其他动物广泛类型肿瘤中扩增。有证据表明，myc 基因的正常功能对启动和维持正常细胞的增生是关键的。

N

Nerve growth factor（NGF）

神经生长因子，参与感觉和交感神经元发育和维持的一种蛋白质。

neu

neu 基因，一种癌基因，其产物与酪氨酸激酶活性有关，在某些结直肠肿瘤和其他癌症中扩增（因它来源于神经胶质细胞瘤而命名 neu）。

NF－1

NF－1 基因，在 I 型神经纤维瘤病中发现改变的一种肿瘤抑制基因。

NF-k B（nuclear factor-k-gene binding）

k 基因结合核因子，由电离辐射诱导的一种早期反应基因（因最初发现它可与免疫球蛋白的 k 链基因结合而命名 NF-k B）。

nm－23

nm－23（non－metastatic）基因，即 23 号非转移性基因，根据它在高转移小鼠 K－1753 黑素瘤细胞株中与低转移细胞株相比降低表达而被鉴定的一种转移抑制基因。

N-myc

N-myc 基因，myc 家族的一种前癌基因，在神经（母细胞）和肺癌中发现扩增，与生存期短相关。

Northern blot（ting）or Northern analysis

Northern 印迹（或分析），将特异的 RNA 从琼脂胶转移至硝酸纤维素滤膜上与互补 DNA 序列杂交的分子技术。

N-ras

N-ras 基因,ras 基因家族的一个成员,已在胃肠道癌和甲状腺癌、黑色素瘤、白血病和淋巴瘤中发现了这种前癌基因的点突变。

Nuclear protein

核蛋白质,由某些基因家族(如:c-myc,c-fos,p53)编码的多肽类,其中有些能激活转录性启动子或结合 DNA。

Nuclear receptor

细胞核受体,参与对所有固醇类、甲状腺激素、维甲酸类、维生素 D3、低血脂因子等配体反应的转录因子之一。当被配体活化时,这些核蛋白质二聚化体,结合 DNA,并能激活有限数目的原始靶基因的转录。

Nucleotide excision repair

核苷酸切除修复,一种重要的 DNA 修复途径,主要负责修复由接触环境因素(如嘧聚体、多环芳香碳氧化合物等)引起的庞大的 DNA 病变。

O

Oncogene

癌基因,在不同的水平上影响细胞增生的异质性基因类之一。当它们突变而病理性激活后可引起或参与肿瘤形成。

Oncogene activation

癌基因活化,使一种(正常)前癌基因的编码序列结构性改变或其表达的调节改变而转化成癌基因的过程。

Oncoprotein

癌基因蛋白质,癌基因的蛋白质产物,能增强正常细胞恶性程度从而转化成肿瘤细胞。

Open reading frame

开放读框,一套核苷酸三联体所编码的氨基酸,无终止密码,故能被翻译成蛋白质。

Overexpression

过度表达,基因不恰当地转录(在 mRNA 水平上)或翻译(在蛋白质水平上)成基因产物,破坏细胞周期的正常调节,并与恶性肿瘤生长有关。

Oxidative stress

氧化性应激反应,过多地产生氧化剂和(或)其消除障碍,伴细胞还原能力的下降。

P

p

指染色体的短臂。

P16

这是一种细胞周期中的基本基因,直接参与细胞周期的调控,负调节细胞增殖及分裂,在人类50%肿瘤细胞株中发现有纯合子缺失,突变,认为p16是比p53更重要的一种新型抗癌基因。有人把它比作细胞周期中的刹车装置,一旦失灵则会导致细胞恶性增殖,导致恶性肿瘤发生。P16基因已经在肺癌、乳腺癌、脑肿瘤、骨肿瘤、皮肤癌、膀胱癌、肾癌、卵巢癌、淋巴瘤和黑色素瘤中发现纯合子缺失以及无义、错义及移码突变,表明p16基因以缺失,突变方式广泛参与肿瘤形成,检测p16基因有无改变对判断患者肿瘤的易感性以及预测肿瘤的预后,具有十分重要的临床意义。

P21

一种能抑制多种周期蛋白质依赖性激酶的基因产物,它本身是一种很强的细胞周期抑制剂,p53可诱导p21的表达,并与PCNA(增生细胞核抗原)有联系。

P21 – ras

由ras基因家族三种成员所编码的相对分子质量为21000的蛋白质。

P34

一种周期蛋白依赖性激酶,能与周期蛋白质B复合并被它激活,对G2 – M转变起作用,在细胞周期中其波动性不大。

p53

一种肿瘤抑制基因,是迄今在人类癌症中最常见突变的基因;其功能缺失可导致子细胞的基因组不稳定性并诱发肿瘤,也可阻断主要的凋亡途径。而且,某些 p53 的突变型能起直接转化癌基因的作用。

P190bcr/abl

嵌合性 bcr/abl 基因的相对分子质量为 190000 的产物,是一种能引起人急性淋巴母细胞性白血病(ALL)的酪氨酸激酶。

P210bcr/abl

嵌合性 bcr/abl 基因的相对分子质量为 21000 的产物,是一种能引起人慢性髓性白血病(CML)的酪氨酸激酶。

Packaging cell

包装细胞,制造病毒蛋白质但不携带病毒载体的细胞,其基因组能被这些病毒蛋白质所识别。

Packaging signal

包装信号,病毒或载体 RNA 基因组的一个节段,有被病毒结构蛋白质所识别,并能导致基因组整合到病毒或载体颗粒内。

Paracrine effect or stimulation

旁分泌作用(或刺激),一种肿瘤细胞产生的促分裂生长因子,可激活和刺激位于其相邻细胞上相应受体的机制。

PCNA

增殖细胞核抗原,一种与周期蛋白质依赖性激酶复合物有关的细胞核蛋白质,参与 DNA 复制和修复,并与 p53 诱导的蛋白质 GADD45p21 有关。

P-glycoprotein

P - 糖蛋白质,与多种自然产生的药物及其衍生物的多药耐药性(MDR)有关的相对分子质量为 170000 的糖蛋白质;它通过参与排出药物的"泵"机制限制细胞内药物的积聚。

Phase Ⅰ、Ⅱ、Ⅲ clinical trails

Ⅰ、Ⅱ、Ⅲ期临床试验,为某一治疗药物设计来制订安全和毒性范围的一系列的试验,包括:Ⅰ期测定其耐受剂量范围和临床毒性;Ⅱ期测定其在有限的人群中的可能效率；Ⅲ期测试其在较大的研究人群中的效率。

Phase Ⅰ or Ⅱ drug-metabolizing enzymes

Ⅰ期药物代谢酶是指引入羟基或环氧化基激活生物异源物质的细胞色素 P450 和其他酶类。Ⅱ期药物代谢酶是指以内源性配体结合活化分子或水解、还原或其他反应破坏反应中心来解毒的酶类。

Phenotype

表型，由基因的活动及其与环境的相互作用而使细胞、组织或机体表现出来的分子的、形态的行为特征。

Philadelphia chromosome

弗拉德尔菲亚染色体，一种异常的人染色体，是由 t[9；22][q34；q11]交互易位所致，作为慢性髓性白血病(CML)的细胞遗传学标志。它是第一个被鉴定的与某种特异的疾病有关的染色体异常(以发现它的城市命名)。

Phosphatase

磷酸酶，催化从蛋白质、脂肪或碳水化合物去除磷酸基的酶，大多数蛋白质磷酸酶是对磷酸酪氨酸残基或磷酸丝氨酸 - 磷酸苏氨酸残基特异的。

Phosphorylation

磷酸化，磷酸基从 ATP 转移至蛋白质上的酪氨酸、丝氨酸或苏氨酸残基，而使许多蛋白质的活性改变的过程。磷酸化构型改变使有些蛋白质活化或失活，或促进具有磷酸氨基酸和具有磷酸结合区的蛋白质之间的相互作用。

Platelet-derived growth factor(PDGF)

血小板来源的生长因子，最初从血小板提纯的一种生长因子，能刺激多种细胞的生长，包括平滑肌细胞、成纤维细胞及胶质细胞。它是由两种多肽，PDGF - A 和 PDGF - B，联合成二聚体构型而成。在星形细胞瘤和其他肿瘤中 PDGF 过度表达。

Polymerase chain reaction(PCR)

聚合酶链(式)反应，是一种分子生物学技术，用于放大特定的 DNA

片段。可看作生物体外的特殊 DNA 复制。

Polynuclear aromatic hydrocarbon

多核芳香烃,在有机物不完全燃烧时形成的由两个以上的缩合苯环组成的化合物。

Posttranslational modification

翻译后修饰,在翻译后共价附加碳水化合物、脂肪酸、脂类或磷酸到蛋白质的特异氨基酸上去。

Primar target gene

初级靶基因,一种直接受细胞体的配体控制(增加或减少)表达的基因,这种基因的调节区(启动子)含有受体结合位点:激素反应元件。有此初级靶基因控制二级靶基因表达的转录因子。

Programmed cell death(PCD)

程序性细胞死亡,(1)广义的,指细胞死亡作为一种正常的过程,去除外来的或多余的细胞以腾出空位置给新的细胞;(2)狭义的,指细胞凋亡,由基因调节的细胞主动地激发其自身损伤的过程。

Progression

进展,转化的细胞扩展成巨大的原发性肿瘤细胞群的能力。并演化成能转移、扩散至远隔靶器官的变异体。

Proliferation

增生,由分裂过程增加细胞数目,在正常细胞繁殖中它是严格地受调节的,但在癌细胞中它被不恰当地调节。

Promoter gene

启动子基因,起启动某种表型表达作用的基因。

Promotion

(1)促进,启动的细胞长成良性肿瘤或癌前病变的可逆性过程;(2)启动,将一 DNA 序列定位于邻近可指导和控制转录的基因主物的编码序列。

Protein expression library

蛋白质表达文库,cDNA 群体融合于噬菌体或质粒,表达载体的开放读框而形成的"文库"。载体被基因工程化表达为细菌的 DNA 为 RNA

和蛋白质。其形成的噬菌体斑或细菌集落是能用蛋白质或核酸探针来筛选,以鉴定编码特异结合蛋白质的 cDNA。

Protein kinase(Pk)

蛋白质激酶,催化蛋白质、脂类或磷水化合物磷酸化的酶。大部分蛋白激酶对酪氨酸或丝氨酸－苏氨酸残基是特异的。

Protein kinase C

蛋白质激酶 C,广泛存在于许多信号转导途径中心部分的蛋白质,并将磷酸基结合大量靶蛋白质。

Proteoglycan

蛋白聚糖,也叫蛋白多糖,一种长而不分支的以黏多糖为主体,在糖的某些部位上共价结合若干肽链而生成的复合物。

Protooncogene

前癌基因,一种细胞基因,在其自然状态下并非癌基因,但在具有突变、缺失或过度表达时变成癌基因能力的基因,从而加强正常细胞转化成肿瘤细胞,也即作为癌基因前驱的正常基因。

Provirus

原病毒,整合到宿主细胞染色体的病毒基因组。

PSA

前列腺特异抗原,由前列腺分泌至腺腔中并在前列腺液中随射精而排出的蛋白质水解酶,在疾病破坏前列腺正常结构时(如在癌症、良性前列腺增生或前列腺炎)能引起 PSA 漏出导致血液中可测得其水平。测定血液中 PSA 浓度被用作检测前列腺癌和追踪疗效的标志。

Q

q

指染色体的长臂。

R

raf

raf 基因,能激活一种蛋白质丝氨酸/苏氨酸激酶产物的前癌基因。

ras

ras 基因,鼠肉瘤病毒基因,编码 GTP 酶的基因家族中的一员(H-ras,K-ras,N-ras),该酶位于质膜或在胞质内;ras 基因是在人肿瘤中最常见活化的癌基因之一。

Ras protein

Ras 蛋白质,Ras 是大鼠肉瘤(rat sarcoma,Ras)的英文缩写。Ras 蛋白是原癌基因 c-ras 的表达产物,相对分子质量为 21kDa,属单体 GTP 结合蛋白,具有弱的 GTP 酶活性。Ras 蛋白的活性状态对细胞的生长、分化、细胞骨架、蛋白质运输和分泌等都具有影响,其活性则是通过与 GTP 或 GDP 的结合进行调节。

Reactive oxygen species

活性氧品系,在细胞内产生的作为生化过程中间代谢物的过氧化氢(H_2O_2)、超氧阴离子(O^-)和羟自由基(OH^-)。

在失控情况下(如炎症),它们能引起细胞内可逆性或不可逆性 DNA、蛋白质或脂类的损伤,增加细胞内氧化应激反应,导致基因表达改变,累积起来,这些过程可致癌。

Receptor

受体,细胞特定位点上的一种分子或分子复合物,常位于细胞膜上,能结合配体引起一些细胞性变化。

Receptor tyrosine kinase(PTK)

受体酪氨酸激酶,是一种生长因子跨膜受体的酪氨酸特异的蛋白质激酶,在其胞质部分具有内在的可被配体刺激的酪氨酸激酶活性。

Recessive

隐性,在一杂合子个体中,等位基因的表型被显性(充分表达的)等位基因所掩盖。

Recessive mutation

隐性突变,必须在一基因的两个等位基因都发生突变才引起表型变化的突变(例如:肿瘤抑制基因)。

Reciprocal translocation

(染色体)交互易位,两条染色体发生断裂后相互交换无着丝粒断片形成两条新的衍生染色体为相互易位。

Recombinant DNA

重组 DNA,由不同来源的 DNA 在体外组合而成的杂交 DNA 分子。

Recombination

重组,(1)在 DNA 分子之间交换信息;(2)减数分裂中,染色体独立聚合或交联而引起的后代中基因的重新组合。

Replication error phenotype(REP +)

复制错误表型,由 DNA 串联的重复序列扩充或收缩而表现为微卫星体不稳定性的细胞克隆。

Restriction fragment length polymorphism

限制性片段长度多态性,由影响限制性酶的位点或影响酶位点之间 DNA 插入或缺失区的突变所引起的群体中的个别成员基因变异。其结果是由 DNA 的 Southern 印迹检测的手段的长度变异。

Restriction Point

限制点,在细胞周期 G1 后期中的一个点,在通过它之后,细胞就定向另一轮周期。

Retinoblastoma gene(RB)

RB 基因,最初在视网膜母细胞瘤中被鉴定有突变的基因,其产物在细胞周期的控制中起关键作用,是肿瘤抑制基因的原型。

Retinoblastoma protein

Rb 蛋白质,Rb 基因的产物,是一种细胞核磷酸蛋白质,通过其抑制 G1/S 期转变的作用可抑制细胞增生。

Retinoic receptor(RAR)

维甲酸受体,类固醇超家族细胞核受体的成员之一,有三种 RAR 基因:RARα、RARβ、RARγ。RARα 在急性前髓细胞性白血病的 t[15;17]易位中发现重排。全反式维甲酸(ATRA)是 RAR 配体。

Retroviral vector

逆转录病毒载体,一种基因修饰过的逆转录病毒,通常来自 MuLV(小鼠白血病病毒)家族,其中一部分正常的病毒基因组已失去防止病毒的复制,并被一种新的或将运送给靶细胞的基因所替代,常被用于癌症的基因疗法。

Retrovirus

逆转录病毒,一种有包膜的含 RNA 的病毒,通过稳定地被整合的 DNA 前病毒形式复制,这种被整合形式的表达是在长末端重复序列(LTR)的控制之下,LTR 是被整合的前病毒的两端重复的增强子或启动子成分。逆转录病毒具有使前癌基因转变成癌基因的能力,故直接参与大范围的动物肿瘤的生成。

Reverse transcription

逆转录,由逆转录酶介导,应用逆转录病毒 RNA 基因组作为模板来合成 DNA。

RSV

Rous 肉瘤病毒,由 Francis Peyton Rous 首先分离的急性转化性逆转录病毒,其早期研究提出病毒与癌症相联系,并鉴定癌基因原型 src。

RT-PCR

逆转录－聚合酶联反应,利用逆转录酶从 mRNA 产生 cDNA 模板的一种转录的试验。应用特殊的寡核苷酸引物,退火,利用一种耐受热的聚合酶延伸来扩增 cDNA 模板的拷贝数。该试验对检测低水平的 mRNA 有用。

S

S

指细胞周期中的合成期,在此期中,正在增生的细胞合成新的 DNA。

Saccharomyces cerevisiae

酿酒酵母,发酵或酿酒用的酵母菌,广泛用于遗传学研究。

Scaffold protein

支架蛋白质,在信号转导途径中以组件方式同时与几种激酶联合的蛋白质,允许按顺序激活每一种酶。

SCE(Sister chromatid exchange)

姐妹染色单体交换,在姐妹染色单体之间相互重组。

Secondary prevention

两级预防,在致癌过程的促进期中进行干预的防癌策略。例如:在吸烟者或石棉工人中进行的化学预防。

Segregation analysis

分离分析法,统计学方法之一,用于为某一特征或表型(如一种疾病)在家族性资料中的发生形式制作模型。用它来确定几种遗传和环境模型的竞争中哪一种符合该资料,和哪一种可以被摒弃。

Selectin

选择蛋白质,一种细胞黏附分子受体,能识别和结合由凝集素样和上皮性生长因子组成的糖类,并能黏附癌细胞和在转移过程中起作用。已知有若干种:L-(淋巴细胞)、E-(内皮细胞)及 P-(血小板)选择蛋白质。

Signaling cascade

信号级联放大反应,信号转导过程中一种分子常被蛋白质激酶所活化,并连接最接近的活化下游分子,使信号放大转导。

Signaling pathway

信号途径,一种细胞外情况(如一生长因子结合其受体)被翻译成基因表达变化的分子机制,常通过蛋白质激酶活性和转录因子等一系列分子的相互作用来实现。

Signaling protein

信号蛋白,在细胞中被选择性激活以转导从特殊受体发出信号的蛋白质,细胞中含有一大组各种参与生长因子、激素神经递质等不同信号级联反应和介导特异细胞功能的信号蛋白质。

Signal transduction

信号转导,将细胞表面启动的信号转导到细胞内部以引起特异的细胞反应的一系列生化反应。

Signal transduction molecule

信号转导分子,由生长调节分子控制的细胞内调节途径中形成的连接的分子(如:激酶、GTP 结合分子、适配分子等)。

Silent mutation

沉默突变,一种基因已有改变但未引起其正常表型的变化。

Single strand conformation polymorphism(SSCP)

单链构象多态性,一种由变性链形状的变化及其结果引起的在电泳凝胶上移动性的改变来检测短的 DNA 节段中单个点突变的技术。

Somatic cell

体细胞,不参与产生配子的细胞,即任何不同于性细胞的细胞。

Somatic (cell) hybridization

体细胞杂交,又称体细胞融合,指将两个 GT 不同的体细胞融合成一个体细胞的过程。融合形成的杂种细胞,兼有两个细胞的染色体。

Southern blot(ting)or Southern analysis

Southern 印迹(DNA 印迹)或分析法,将变性的 DNA 从一种琼脂糖凝胶转移至一滤纸上,并与一互补核酸杂交的方法。

src

肉瘤病毒基因,一前癌基因家族(c-src,v-src,erb),其蛋白质产物能刺激位于细胞表面或胞质内的蛋白质酪氨酸激酶,是第一个被鉴定的病毒性癌基因。

Src homology(SH)domain or region

SH 同源域,一种参与特殊的蛋白质与蛋白质相互作用的蛋白质基序,与 Src 蛋白质的氨基酸序列相似,并出现在多种细胞内信号分子中,如 SH2 域和 SH3 域。

Src protein

Src 蛋白质,一组参与许多细胞表面受体信号转导途径的细胞内酶,是前癌基因 src 家族的产物。

STAT(Signal transducting activator of transcription)

转录的信号转导活化蛋白质。

Stem cell

干细胞,某一细胞谱系中未分化的细胞,能产生该谱系新的后代细胞的前驱细胞。

Suicide gene

自杀基因,使细胞对正常情况下很少毒性的药物特别敏感的基因,敏感性常由于使该药物从无活性的形式转变成有活性的形式的能力所致。

Suppressor gene

(1)抑癌基因(或肿瘤抑制基因);(2)抑制基因,任何能抑制某种表型表达的基因。

Surrogate endpoint

替代终点,在预防试验中作为一种靶子以代替癌症发生率的生物学标志。

Synergism

协同作用,在化疗中产生比预期相加的作用更大的效应。

T

Tamoxifen

三苯氧胺,一种抗雌激素,$C_{26}H_{29}NO$,常被用于乳腺癌的防治。

Target cell

靶细胞,一种表达与 I 类 MHC(主要组织相容性复合物)分子有关的病毒性或肿瘤性抗原的细胞。

Targeted toxin

导向毒素,一种合成的含有毒性域和导向域的分子,导向域以亲和性结合细胞表面决定簇,于是毒性域引起毒素固定的细胞死亡。

Taxol

紫杉醇,一种自然来源的抗肿瘤药物,能稳定微管和抑制真核细胞分裂。

Telomere

端粒,使染色体终端保持稳定的由特异核苷酸重复序列形成的复杂结构。

Tertiary prevention

三级预防,针对癌前病变的致癌过程作为目标进行干预的防癌策略。

TGF(Transforming growth factor)

转化生成因子,由某种细胞产生的能转化细胞表型的多肽类因子。有两类结构和功能不同的 TGFs:TGF-α 和 TFG-β。TGF-α 在乳腺癌中表达失去调节;TGF-β 则为细胞增生的强抑制剂。

TNF(Tumor necrosis factor)

肿瘤坏死因子,由免疫细胞产生的锚定在膜上的细胞因子家族中的一员,通过相应的特异性细胞表面受体能和谐地调节自然的和获得的宿主抵抗感染和恶性肿瘤的能力。

TNF receptor associated factor(TRAF)

肿瘤坏死因子受体相关因子,与肿瘤坏死因子受体超家族成员胞质区结合的一组信号转导蛋白。包括 TRAF1 ~ 6,可调节配体 – 受体结合后的信号转导。

Transcription

转录,(1)从基因组 DNA 模板构建 mRNA 的过程;(2)在细胞周期的合成期复制 DNA。

Transcription factor(TF)

转录因子,结合特异扩增 DNA 序列并调节相邻的基因从 DNA 转录为 mRNA 的蛋白质。

Transfection

转染,由纯化的 DNA 或 RNA 把异种基因物质引入细胞内的技术。通过病毒核酸进入细胞而实现的遗传转移。

Transformation

转化,细胞不能对正常生长调节起反应,而获得失控增生状态的过程,与肿瘤细胞有关。

Transgene

转基因,引入小鼠胚胎的基因,使它能被该小鼠的每个细胞携带,并被其后代所遗传,这样就建立了一个转基因小鼠系。

Translocation

易位,一种获得的能在显微镜下检出的染色体结构的异常,累及染色体两条 DNA 链的相继断裂,以及并列从另一个染色体的基因物质来修复断裂,易位常在癌细胞中发现,并常是特殊性癌的标记。

Tubulin

微管蛋白,一种高度保守的相对分子质量为 50000 的蛋白质,由两个亚单位 α 和 β 组成。

Tumor suppressor gene

肿瘤抑制基因,一种基因产物,正常时参与细胞生长和分裂的负调节,因此抑制癌的生长。其功能的丧失常由于缺失或突变,对异常生长及转化起作用。

Tyrosine kinase(TK)

酪氨激酶,催化高能磷酸根从 ATP(腺苷三磷酸)转移到蛋白质上的酪氨酸残基,于是调节靶细胞的活性。绝大多数的人类肿瘤都有异常高水平的 TK 活性。

U

Unbalanced translocation

不平衡的易位,染色体的易位导致基因物质的净增或净失。

V

VCAM-1

血管细胞黏附分子-1,在血管内皮上表达的细胞黏附分子,它与不同的恶性肿瘤特别是恶性黑素瘤有关。

Vector

把物质(一般是遗传物质)转入宿主细胞或生物的运载体。一般而言,载体有两种类型——病毒或 DNA 类。DNA 载体是可以自我复制的环状结构,易于携带遗传物质和纯化。用一般的实验室技术可以将它们转入细胞体内。这些载体具有不同的特征,包括质粒、黏粒和酵母人工染色体。经过生物工程处理成无害的组合病毒也可携带遗传物质并在实验室内将其转入细胞或整个宿主生物体,后者即基因治疗的一个例子。

W

Western blot(ting) or Western analysis

Western 印迹(或分析),用凝胶电泳和特异性抗体鉴定蛋白质及其相对分子质量的技术。

Wild type

野生型,(1)授予细胞正常表型的正常的或未突变的基因或基因型;(2)基因的正常蛋白质产物(称为"野生"是因为它是在自然中最常发现的基因译本)。

WT - 1

一种在 Wilms 瘤中发现有突变的抑癌基因。

X

Xenograft

异种移植,从一种物种移植细胞到另一种物种(如人的肿瘤细胞移植裸小鼠)。

Z

Zinc finger

锌指,蛋白质的 DNA 结合域,由含四个半胱氨酸的残基的一段氨基酸组成,它们被一锌离子配位,形成一带正电荷的环。此锌环或锌指在特异的蛋白质 – DNA 结合中起重要作用,并且是在转录因子中发现的共有基序。

仪器仪表常用术语中英文对照

性能特性 performance characteristic：确定仪器仪表功能和能力的有关参数及其定量的表述。

参比性能特性 reference performance characteristic：在参比工作条件下达到的性能特性。

范围 range：由上、下限所限定的一个量的区间。注："范围"通常加修饰语。例如：测量范围，标度范围。它可适用于被测量或工作条件等。

测量范围 measuring range：按规定准（精）确度进行测量的被测量的范围。

测量范围下限值 measuring range lower limit：按规定准（精）确度进行测量的被测量的最小值。

测量范围上限值 measuring range higher limit：按规定准（精）确度进行测量的被测量的最大值。

量程 span：范围上限值与下限值的代数差。例如：范围为 -20 ℃ 至 100 ℃ 时，量程为 120 ℃。

标度 scale：构成指示装置一部分的一组有序的标度标记以及所有有关的数字。

标度范围 scale range：由标度始点值和终点值所限度的范围。

标度标记 scale mark：指示装置上对应于一个或多个确定的被测量值的标度线或其它标记。注：对于数字示值，数字本身等效于标度标记。

零［标度］标记 zero scale mark，同义词：零标度线：标度盘（板）上标有"零"数字的标度标记或标度线。

标度分格 scale division：任何两个相邻标度标记之间的标度部分。

标度分格值 value of scale division，又称格值：标度中对应两相邻标度标记的被测量值之差。

标度分格间距 scale spacing length of a scale division：沿着表示标

度长度的同一线段上所测得的任何两个相邻标度标记中心线之间的距离。

标度长度 scale length：在给定的标度上，通过所有最短标记中点的线段在始末标度标记之间的长度。注：此线段可以是实在的或假想的曲线或直线。

标度始点值 minimum scale value：标度始点标记所对应的被测量值。

标度终点值 maximum scale value：标度终点标记所对应的被测量值。

标度数字 scale numbering：标在标度上的整组数字，它对应于标度标记所确定的被测量值，或只表示标度标记的数字顺序。

线性标度 linear scale：标度中各分格间距与对应的分格值呈常数比例关系的标度。注：标度分格间距为常数的线性标度称为规则标度。

非线性标度 nonlinear scale：标度中各标度分格间距与对应的分格值呈非常数比例关系的标度。注：某些非线性标度有专门的名称，例如对数标度、平方律标度。

抑零标度 suppressed-zero scale：标度范围内不包含与被测量零值相对应的标度值的标度。例如：医用温度计的标度。

扩展标度 expanded scale：标度范围内，不成比例的扩展部分占了大部分标度长度的标度。

测量仪器仪表的零位 zero of a measuring instrument：当测量仪器仪表工作所需的任何辅助能源都接通和被测量值为零时，仪器仪表的直接示值。①在测量仪器仪表使用辅助电源的情况下，此术语通常称为"电零位"。②当仪器仪表的任何辅助能源都切断而未工作时，经常采用"机械零位"这个术语。

仪器仪表常数 instrument constant：为求得测量仪器仪表的示值，必须对直接示值相乘的一个系数。注：当直接示值等于被测量值时，测量仪器仪表的常数为1。

特性曲线 characteristic curve：表明仪器仪表输出量稳态值与一个输入量之间（其它输入量均保持为规定的恒定值）函数关系的曲线。

在规定特性曲线 specified characteristic curve：在规定条件下，表明仪器仪表应有的输出量稳态值与一个输入量之间函数关系的曲线。

调整 adjustment：为使仪器仪表处于正常工作状态和消除偏差以适

合于使用所进行的操作。

用户调整 user adjustment:允许用户进行的调整。

校准 calibration:规定条件下,为确立测量仪器仪表或测量系统的示值或实物量具所体现的值与被测量相对应的已知值之间关系的操作。

校准曲线 calibration curve:在规定条件下,表示被测量值与仪器仪表实际测得值之间关系的曲线。

校准循环 calibration cycle:仪器仪表校准范围极限间的上行校准曲线和下行校准曲线的组合。

校准表格 calibration table:表示校准曲线的数据表格形式。

参考文献

1. 药立波. 医学分子生物学. 北京:人民卫生出版社,2011.
2. 陈维益. 英汉医学辞典. 上海:上海科学技术出版社,2009.
3. 安鸿志. 新编抗肿瘤药物手册. 河南:河南科学技术出版社,2002.
4. 王晓鹰. 英汉医学词典. 北京:外语教学与研究出版社,2002.
5. 谢启文. 实用医学词典. 北京:人民卫生出版社,2008.
6. 金有豫. 中国药学大辞典. 北京:人民卫生出版社,2010.